Bases Científicas do Treinamento de Hipertrofia

de Hipertrofia

Paulo Gentil

6ª edição

Bases Científicas do Treinamento de Hipertrofia

de Hipertrofia

Paulo Gentil

6ª edição

G338b

    Gentil, Paulo.
      Bases científicas do treinamento de hipertrofia/ Paulo Gentil. – 6. ed. – Charleston, SC: Createspace, 2019.
    258 p.; 22cm.

    ISBN 9781079059465

      1. Hipertrofia. 2. Força muscular. 3. Treinamento de força. I. Título.

                         CDD – 796.41
                         CDU – 796.4

O autor

O professor Paulo Roberto Viana Gentil é graduado em Educação Física pela Universidade de Brasília, tendo complementado sua graduação com cursos de Pós-Graduação lato sensu em Musculação e Treinamento de Força e em Fisiologia do Exercício, Mestrado em Educação Física pela Universidade Católica de Brasília e Doutorado em Ciências da Saúde pela Universidade de Brasília.

Com mais de duas décadas de experiência prática, atuou como professor e coordenador em diversas academias, participou de preparação de atletas de nível nacional e internacional, além de ser presidente do Grupo de Estudos Avançados em Saúde e Exercício (GEASE).

O autor é reconhecido como um importante pesquisadores na área de treinamento, com mais de 120 artigos científicos publicados nos mais importantes periódicos do Mundo, em cooperação com pesquisadores de diversos Países. Dentre suas atuações está a de editor e revisor de periódicos científicos, além de estar no corpo de Diretores e ser membro fundador do Strenght and Conditioniung Society.

Além disso, o professor realiza palestras e treinamentos em diversas cidades brasileiras e outros Países como intuito de disseminar a aplicação prática do conhecimento científico.

Agradecimentos

Em primeiro lugar, agradeço à minha família, a concretização desse livro, assim como todas as minhas realizações são e serão sempre dedicadas a vocês.

Aos meus pais, Paulo (*in memorian*) e Ilma, a quem devo minhas qualidades e realizações. Por mais que passasse o resto da minha vida escrevendo agradecimentos, eu jamais faria justiça à importância que tiveram, e têm, em minha vida.

À minha irmã, Cristiane, minha amiga mais antiga e certamente quem mais conviveu, e viveu comigo.

Ao meu filho, Paulinho, que me fez querer ser uma pessoa melhor e me ensinou que amor não tem limites.

Aos meus amigos, que sempre me acompanharam, mesmo que não fisicamente. Temo citar nomes, pois poderia cometer injustiças ao omitir o nome de alguém, mas assim que puder lhes direi isso pessoalmente.

Prefácio

Foi extremamente gratificante acompanhar o sucesso do livro Bases Científica do Treinamento de Hipertrofia. Observei que apesar do contínuo interesse nesse livro, com o passar dos anos tornou-se evidente a necessidade de atualizar o material antes de uma nova impressão. Nos últimos anos uma quantidade considerável de conhecimento tornou-se- disponível por meio de novos estudos sobre mecanismos básicos e sobre aspectos aplicados do treinamento de força para a hipertrofia. Vale lembrar que muitos desses estudos recentes foram produzidos pelo próprio Professor Paulo Gentil e seu grupo de pesquisas. Assim, conhecendo o Paulo por muitos anos sabia que ele não iria se acomodar. Foi então que recebi com muita alegria a notícia de que o Professor Paulo Gentil estaria lançando a 6ª Edição do seu livro. A 6ª Edição do livro Bases Científica do Treinamento de Hipertrofia consegue ensinar e unir de uma forma simples e direta a teoria científica e a prática. Esse livro vai servir de guia para profissionais das diferentes áreas da saúde e professores que trabalham em academias e clubes tanto na área da saúde quanto na performance. Além disso, o livro pode ser utilizado como livro texto em cursos de Graduação, Pós-graduação Lato-Sensu, Mestrado e Doutorado por estudantes envolvidos em nas mais diferentes áreas das Ciências da Saúde.

Essa nova edição de Bases Científica do Treinamento de Hipertrofia é dividida em seis capítulos. No primeiro capítulo o livro trata de conceitos básicos, da fisiologia muscular aplicada e dos princípios do treinamento desportivo aplicados ao treino de hipertrofia. No segundo e terceiro capítulo apresenta de uma forma clara e de fácil leitura as alterações neuromusculares e morfológicas que ocorrem com o treinamento de força e principalmente a alterações nas estruturas dos músculos que ocasionam a hipertrofia muscular. Após a teoria básica dos primeiros capítulos, o quarto capítulo apresenta de forma brilhante as técnicas e métodos de treinamento e divide os treinamentos de acordo com seus diferentes estímulos metabólicos e tensionais, e assim ele consegue de forma didática apresentar nesse mesmo capítulo os diferentes métodos e formas de treinamentos e suas associações com seus diferentes estímulos. No quinto capítulo o livro passa para a elaboração e prescrição do treino de força e hipertrofia. Nesse capitulo ele aborda de forma clara como controlar as diferentes variáveis agudas que devem ser manipuladas durante o treino de força. Importante ressaltar que o controle de variáveis agudas foi enriquecido e virou um capítulo novo nessa nova edição. O último capítulo não poderia deixar de apresentar as aplicações práticas agrupando todo o conteúdo do livro e fechando de forma brilhante essa nova edição.

Podemos ainda resumir alguns pontos importantes que foram inovados nessa edição. O Professor Paulo trouxe atualizações, especialmente em hipóteses que foram comprovadas por estudos do seu grupo de pesquisa. Um dos pontos em que esse livro trouxe grande contribuição para o treinamento de força foi a compreensão das vias que geram a hipertrofia e sua divisão em metabólicas e tensionais. Quando a 1ª edição foi escrita isso estava em seu início, mas as pesquisas mais recentes deixaram isso mais claro, além de trazer informações importantes sobre os mecanismos fisiológicos envolvidos em cada via. Outros fatores que também foram contemplados nessa nova edição foram a evolução de estudos de treinamento de força na área da genética e da epigenética. A questão da dose resposta do exercício recebeu bastante atualização na literatura e agora está sendo definida de uma maneira mais clara e ainda mais distante do senso comum. Outro ponto que se destaca nessa nova edição é a questão da escolha dos exercícios em treinamento de força que foi também motivada pelos estudos do grupo do Professor Paulo. Merece destaque também os pontos sobre amplitude de movimento, periodização e intervalo entre os treinos, que foram bastante enriquecidos com estudos publicados após as edições anteriores. Assim, após a ler a 5ª edição do livro Bases Científica do Treinamento de Hipertrofia não poderia deixar de recomendar essa leitura para todos os profissionais que estão envolvidos na área da saúde e principalmente profissionais que de alguma forma estão envolvidos com a prescrição de exercícios e do treinamento de força.

Prof. Dr. Martim Bottaro

Índice

Introdução

O treinamento com pesos é, sem dúvidas, uma das atividades físicas mais estudadas da História e a que vem merecendo maior atenção da comunidade científica recentemente. No entanto, a maioria das publicações tem enfoque clínico ou desportivo, deixando os profissionais parcialmente desamparados quando estão diante da prescrição para atender o objetivo mais comum entre os praticantes de musculação: o estético.

Atualmente, o treinamento de força conta com publicações de grandes pesquisadores e diversos estudos vêm sendo divulgados. Ainda assim, dentro da sala de musculação a atividade é dominada por dogmas, práticas infundadas e conceitos sem bases científicas.

O objetivo desta obra é iniciar o preenchimento dessa lacuna, aproximando conceitos e descobertas científicas atuais da realidade de academias e ginásios para fornecer ao profissional de Educação Física subsídios para orientar a prescrição de treinos.

Espero sinceramente que, antes de um modelo a ser seguido, este livro seja uma referência para discussões críticas e construção de novos conhecimentos, pois, na minha visão, um livro não encerra o processo de aprendizagem, mas sim o inicia e alimenta.

CAPÍTULO 1
Princípios básicos

1.1 Princípios do treinamento desportivo aplicados ao treino de hipertrofia

Princípio da adaptação

Nosso organismo vive em estado dinâmico de equilíbrio, fruto da constante interação com o meio. Sempre que um estímulo externo o afasta deste equilíbrio os padrões de organização do sistema são mudados para se ajustarem à nova realidade - tendência chamada auto-organização. Essa tendência em superar desafios externos por meio de mudanças estruturais é a base do princípio da adaptação dentro do treinamento desportivo.

No treinamento de força, por exemplo, a sobrecarga imposta pelos exercícios afetará o funcionamento do organismo por meio do rompimento de sarcômeros, diminuição das reservas energéticas, acúmulo de metabólitos e outras alterações fisiológicas que fazem emergir a necessidade de um novo estado de organização que nos torne aptos a sobrevivermos adequadamente nas novas condições, caracterizadas pela imposição de sobrecargas constantes, como no treinamento de longo prazo. Este novo estado de equilíbrio é promovido por processos específicos que levarão a alterações estruturais como: aumento da secção transversa das fibras, maior eficiência neural, hiperplasia, mudanças nos tipos de fibras, aumento das reservas de energia, etc.

Muito mais que um princípio, a adaptação pode ser considerada uma lei, tanto que há autores que não a colocam como um dos princípios e sim como uma lei que rege o treinamento, da qual derivam os princípios propriamente ditos (Weineck, 1999; Zatsiorsky, 1999).

É importante frisar aqui que a adaptação não é imposta pelo meio, mas estabelecida pelo próprio sistema (Capra, 2000), portanto, os resultados do treinamento não são consequência somente dos estímulos oferecidos, mas sim da reação do organismo a estes estímulos.

Princípio da continuidade

O estado de equilíbrio de nosso sistema é dinâmico e instável, adaptando-se constantemente às demandas internas e externas. Conforme se detecta que um arranjo estrutural está inadequado à situação atual, mudanças são sinalizadas por mecanismos de realimentação. Desta forma, para que um determinado estado sistêmico seja mantido é necessário que se forneçam continuamente estímulos que o justifiquem.

Dentro do treinamento desportivo, tal efeito é basilar para o princípio da continuidade, o qual determina que o treinamento deve ser repetido e ter sua estruturação ajustada incessantemente para que sejam assegurados os resultados de longo prazo.

No treinamento de força objetivando ganhos de massa muscular isso é particularmente evidente, pois a massa muscular mantida por grande parte dos praticantes excede em muitas vezes a quantidade necessária para realizar as atividades diárias "comuns", além disso, a construção do tecido muscular é altamente exigente em termos metabólicos, aumentando a necessidade de consumo calórico, algo que seria pouco útil para a sobrevivência em condições primitivas. Deste modo, tão logo os estímulos sejam interrompidos, o corpo cuidará de se livrar do que for considerado dispensável.

Princípio da especificidade

O novo estado de equilíbrio promovido pelas adaptações será baseado nas demandas atuais, ou seja, as mudanças estruturais serão específicas para os estímulos oferecidos. Dentro do treinamento desportivo, esta tendência está ligada ao princípio da especificidade.

No entanto, não se deve fazer uma associação linear entre o estímulo oferecido e a adaptação estrutural. Em nosso sistema, as reações passam por diversos processos não lineares, levando a respostas crônicas que, muitas vezes, se distanciam do efeito agudo do estímulo. Podemos citar como exemplo estudos nos quais treinos anaeróbios acarretaram maiores aumentos na capacidade aeróbia que treinos aeróbios propriamente ditos (Viana *et al.*, 2018) e, dentro do treino de força, estudos em que a utilização de cargas mais elevadas e/ou realização de maior trabalho mecânico não promoveu maiores ganhos de força e hipertrofia (Takarada *et al.*, 2000; Assunção *et al.*, 2016; Fisher *et al.*, 2017; Fisher & Steele, 2017).

Assim, para aplicar o princípio da especificidade, o treinador deve ter conhecimento das reações particulares inerentes à intervenção que está planejando e não simplesmente fazer uma associação linear de causa e efeito entre os fatores aparentes.

Princípio da individualidade

Em organismos com arranjos similares, as mudanças estruturais induzidas pelos mesmos estímulos externos terão grande grau de similaridade. Podemos citar, por exemplo, a tendência do músculo esquelético de todos os mamíferos a hipertrofiar diante da sobrecarga crônica. No entanto, os detalhes desta nova configuração estrutural e sua regulação exata terão grande variação, mesmo entre dois elementos da mesma espécie. Tal singularidade de comportamento é conhecida no treinamento desportivo como princípio da individualidade.

Não devemos, todavia, deturpar o princípio da individualidade sugerindo que há total imprevisibilidade de comportamento em respostas a idênticos estímulos e, com isso, positivar uma postura irresponsável que nega o uso do método científico. Deve-se ter em mente que individualidade não significa que dois seres humanos têm adaptações totalmente divergentes aos mesmos estímulos, mas sim que a quantificação destas respostas não pode ser extrapolada.

Fora aberrações genéticas, os seres humanos em geral tendem a respostas semelhantes, o que não renega o princípio da individualidade. Um exemplo é a tendência geral de nosso organismo em responder de forma mais expressiva a estímulos de maior intensidade e menor duração impostos dentro de limites controlados, como nos casos de aumento de massa muscular (ver seção 5), densidade mineral óssea (Whalen *et al.*, 1988; Coupland *et al.*, 1999; Mosti *et al.*, 2013), perda de peso (Boutcher, 2011; Gentil, 2014) e outros. Apesar desta regra geral, a definição dos estímulos que serão eficientes tanto em sua qualidade quanto em sua quantidade será, em grande parte, determinada pelas características individuais grandemente influenciadas pela estrutura genética (Bray, 2000).

Quando da elaboração de um treino, o treinador deve ter conhecimento das tendências de comportamento geral dos sistemas e obter informações específicas pelo método científico, devendo usar o princípio da individualidade para orientar a intervenção para a realidade específica sem esperar que a resposta seja igual em todas as pessoas. De acordo com Zatsiorsky (1999), a tentativa de imitar programas de treinamento feitos por outras pessoas normalmente se mostra infrutífera porque apenas as ideias gerais devem ser aproveitadas e não todo o protocolo.

Princípio da sobrecarga

O estabelecimento de um novo arranjo estrutural é iniciado toda vez que nosso organismo é afastado de seu equilíbrio. A sobrecarga pode ser interpretada como a magnitude deste desvio, determinada por aspectos qualitativos e quantitativos. Assim, o conceito de sobrecarga não é relativo aos fatores externos que atuam no sistema, mas sim à forma como o organismo responde a tais fatores.

No treinamento de força voltado para hipertrofia, o foco do princípio da sobrecarga tem sido desviado dos aspectos qualitativos para os aspectos quantitativos, sendo comum, por exemplo, aplicar o princípio do "quanto mais, melhor", voltando a atenção para a quantidade de estímulos (séries, repetições e, principalmente, cargas utilizadas), ao invés das alterações promovidas pelos estímulos – o que acaba por transformar o princípio da sobrecarga no princípio da carga. Entretanto, a sobrecarga que um treino proporcionará ao sistema não poderá ser entendida unicamente contabilizando o peso utilizado ou a quantidade de séries e repetições realizadas, mas principalmente qualificação das alterações fisiológicas proporcionadas, o que pode ser suscitado por fatores como: amplitude de movimento, forma de execução, tipos de contração, método de treinamento, intervalo de descanso...

A sobrecarga tem limites que devem ser respeitados, pois a capacidade de nosso corpo retornar ao equilíbrio é limitada. Estímulos que causam desvios pouco significativos não promoverão mudanças estruturais relevantes e correm o risco de serem inócuos, já os estímulos que promovem desvios acima da capacidade auto-organizadora serão lesivos. Desta forma, a sobrecarga do treino deve se dar em uma margem controlada para que se alcance um estado desejável e saudável.

1.2 Conceitos básicos do treinamento de força

Força

Na Mecânica Física, força é a interação entre corpos que produz variações em sua velocidade, isto é, provoca aceleração (movimento). É calculada pela equação:

Força = massa x aceleração

Dentro do treinamento com pesos, a força muscular pode ser conceituada como quantidade de tensão que um músculo ou grupamento muscular pode gerar em um padrão específico e determinada velocidade de movimento (Kraemer & Hakkinen, 2004).

Repetições

Uma repetição é a execução completa de um ciclo de movimento, geralmente composta por duas fases: concêntrica e excêntrica. No caso do treinamento isométrico, podemos definir repetição como a ação muscular em determinado ângulo (Fleck & Kraemer, 2004; Kraemer & Hakkinen, 2004).

Repetição Máxima (RM) é o número máximo de repetições completas que podem ser executadas com determinada carga (Steele *et al.*, 2017). Muitas vezes é impossível estipular com exatidão a carga ideal para dado número de repetições, neste caso, torna-se mais adequado trabalhar com margens de repetições, por exemplo, entre 10 e 12RM. Esse sistema é muito útil e prático tanto para iniciantes quanto para avançados, permitindo adequação diária da carga utilizada (Tan, 1999).

Série

É a execução de um grupo de repetições desenvolvidas de forma contínua, sem interrupções relevantes (Fleck & Kraemer, 2004).

Carga

É a massa, normalmente expressa em quilos (Kg), utilizada para oferecer resistência à execução de um exercício. A carga pode ser definida em termos absolutos ou relativos:
- Carga absoluta é a quantidade total de carga utilizada em um exercício;
- Carga relativa é o percentual da carga utilizada em relação à máxima suportável. Ex: se um indivíduo consegue realizar um exercício com 100 Kg e o faz com 80 kg, ele está utilizando uma carga absoluta de 80 kg e uma relativa de 80%.

Intervalo entre séries

Intervalo entre as séries é o período que se deve levar entre o fim de uma série e o início de outra. Este fator é extremamente importante para o sucesso do exercício, pois por meio dele podemos regular os estímulos fisiológicos que desejamos obter. As diferentes formas de manipular os tempos de intervalo serão discutidas detidamente na seção 6.5.

Velocidade de execução

Velocidade de execução é o tempo que se leva para completar cada fase de uma repetição. Para ajudar na prescrição de treinos é proposta uma simbolização da velocidade de execução baseada no conceito de tempo exposto por Charles Poliquin (Poliquin, 1997).

A proposta é designar a velocidade de execução de quatro dígitos, sendo o primeiro para designar a fase excêntrica; o segundo, a transição entre a fase excêntrica e concêntrica; o terceiro, a fase concêntrica; e o quarto, a transição entre a fase concêntrica e a excêntrica. Observe o exemplo abaixo:

Exercícios	Séries	Repetições	Intervalo	Velocidade
Cadeira extensora	3	5-7 RM	3'	4020
Mesa flexora	3	5-7 RM	3'	4020

A velocidade 4020 pode ser traduzida da seguinte forma:

4 – quatro segundos na fase excêntrica;

0 – sem pausa na transição entre a fase excêntrica e a concêntrica;

2 – dois segundos na fase concêntrica;

0 – sem pausa na transição entre a fase concêntrica e a excêntrica.

Além dos números, usa-se a letra "X" para expressar que determinada fase deve se dar na maior velocidade possível. Por exemplo, 40X0, significa que a fase excêntrica leva 4 segundos e a concêntrica é explosiva, sem transição entre as fases.

A orientação correta quanto à velocidade específica em cada movimento é extremamente importante, tanto que a maior parte dos estudos tem explicitado os tempos da fase concêntrica e da excêntrica em sua metodologia. No entanto, o tempo de transição entre as fases também deve ser designado, pois uma simples pausa de dois segundos entre cada repetição pode ser a diferença entre um treino eficiente e um sem resultados significativos em termos de hipertrofia (Schott *et al.*, 1995).

As bases para se prescrever a velocidade de movimentos serão explanadas na seção 6.7.

Intensidade

Normalmente a intensidade é associada à quantidade total de carga levantada, podendo ser expressa em termos absolutos (quilos ou libras) relativos (% de RM) ou pela potência realizada (Tan, 1999; Fleck & Kraemer, 2004; Kraemer & Hakkinen, 2004). Entretanto, essa abordagem sofre sérias limitações (Fisher & Smith, 2012; Steele, 2014; Gentil *et al.*, 2017).

Em nossa abordagem, o termo intensidade está mais próximo do conceito de qualidade, sendo definido como a alteração aguda que o treino promove no equilíbrio do sistema dentro de determinada unidade quantitativa (tempo, repetições, séries....). A título de exemplo, mantidos constantes os demais fatores, uma série de dez repetições com carga de 100 quilos para o supino será mais intensa que outra com 70 quilos. Ressalte-se, porém, que o conceito de intensidade não é relacionado somente a carga, mas sim a todo o conjunto de variáveis, como velocidade, amplitude, tempo de descanso, método de treinamento, estado atual do organismo.... por exemplo, para duas cargas iguais, a realização de um exercício com maior amplitude de movimento será mais intensa que um movimento realizado com amplitude reduzida.

Volume

Volume de treinamento é uma medida da quantidade total de trabalho realizada, expressa em Joules. Algumas maneiras simplificadas de se calcular o volume são o produto repetições x séries e o produto repetições x séries x carga(Tan, 1999; Fleck & Kraemer, 2004). No entanto, para a aplicação no treinamento de força com fins de hipertrofia, propomos abordagem mais simples. Nesse caso, o volume é caracterizado como a quantidade de séries executadas, podendo ser calculado por exercícios, por grupamento muscular, por treino, por semana....

Interdependência volume intensidade

A magnitude do volume e da intensidade depende da manipulação das variáveis do treinamento. Um incremento no volume normalmente provoca alterações na intensidade e vice-versa. Na maioria das vezes, o aumento dos estímulos de um proporcionará a diminuição no outro (Tubino, 1993).

O resultado do produto volume x intensidade não é um modelo matemático simples, no qual a ordem dos fatores é desprezível. No treinamento desportivo em geral observa-se que um aumento exagerado de volume é mais propício a trazer resultados negativos que o aumento da intensidade (Lehmann *et al.*, 1992), assim, o equilíbrio entre os dois deve ser planejado com observação de alguns limites.

Referências bibliográficas

Assunção AR, Bottaro M, Ferreira-Junior JB, Izquierdo M, Cadore EL & Gentil P (2016). The chronic effects of low- and high-intensity resistance training on muscular fitness in adolescents. *PLoS One*; DOI: 10.1371/journal.pone.0160650.

Boutcher SH (2011). High-intensity intermittent exercise and fat loss. **2011,** 868305.

Bray MS (2000). Genomics, genes, and environmental interaction: the role of exercise. *J Appl Physiol* **88,** 788–792.

Capra F (2000). *O ponto de mutação: a ciência, a sociedade e a cultura emergente*, 20th ed. Editora Cultrix, São Paulo.

Coupland CA, Cliffe SJ, Bassey EJ, Grainge MJ, Hosking DJ & Chilvers CE (1999). Habitual physical activity and bone mineral density in postmenopausal women in England. *Int J Epidemiol* **28,** 241–246.

Fisher J & Smith D (2012). Attempting to better define "intensity" for muscular performance: is it all wasted effort? *Eur J Appl Physiol* **112,** 4183–4188.

Fisher J, Steele J & Smith D (2017). High- and Low-Load Resistance Training: Interpretation and Practical Application of Current Research Findings. *Sport Med* **47,** 393–400.

Fisher JP & Steele J (2017). Heavier and lighter load resistance training to momentary failure produce similar increases in strength with differing degrees of discomfort. *Muscle Nerve* **56,** 797–803.

Fleck SJ & Kraemer WJ (2004). *Designing Resistance Training Programs*, 4th edn. Human Kinetics, Champaing, IL.

Gentil P (2014). *Emagrecimento: Quebrando Mitos e Mudando Paradigmas*, 3rd edn. Create Space, Charleston.

Gentil P, Arruda A, Souza D, Giessing J, Paoli A, Steele J, Fisher J & Steele J (2017). Is there any practical application of meta-analytical results in strength training? *Front Physiol*; DOI: 10.3389/fphys.2017.00001.

Kraemer WJ & Hakkinen K (2004). *Treinamento de força para o esporte*. Artmed Editora, São Paulo.

Lehmann M, Gastmann U, Petersen KG, Bachl N, Seidel A, Khalaf AN, Fischer S & Keul J (1992). Training-overtraining: performance, and hormone levels, after a defined increase in training volume versus intensity in experienced middle- and long-distance runners. *Br J Sport Med* **26,** 233–242.

Mosti MP, Kaehler N, Stunes AK, Hoff J & Syversen U (2013). Maximal Strength Training in Postmenopausal Women With Osteoporosis or Osteopenia. *J Strength Cond Res* **27**, 2879–2886.

Poliquin C (1997). *The Poliquin Principles*. Dayton Writers Group, California.

Schott J, McCully K & Rutherford OM (1995). The role of metabolites in strength training. II. Short versus long isometric contractions. *Eur J Appl Physiol Occup Physiol* **71**, 337–341.

Steele J (2014). Intensity; in-ten-si-ty; noun. 1. Often used ambiguously within resistance training. 2. Is it time to drop the term altogether? *Br J Sport Med* **48**, 1586–1588.

Steele J, Fisher J, Giessing J & Gentil P (2017). Clarity in reporting terminology and definitions of set endpoints in resistance training. *Muscle Nerve* **56**, 368–374.

Takarada Y, Takazawa H, Sato Y, Takebayashi S, Tanaka Y & Ishii N (2000). Effects of resistance exercise combined with moderate vascular occlusion on muscular function in humans. *J Appl Physiol* **88**, 2097–2106.

Tan B (1999). Manipulating resistance training program variables to optimize maximum strength in men: a review. *J Strength Cond Res* **13**, 289–304.

Tubino G (1993). *Metodologia científica do treinamento desportivo*, 11th edn. Ibrasa, São Paulo.

Viana RB, de Lira CAB, Naves JPA, Coswig VS, Del Vecchio FB & Gentil P (2018). Tabata protocol: A review of its application, variations and outcomes. *Clin Physiol Funct Imaging*, DOI: 10.1111/cpf.12513.

Weineck J (1999). *Treino ideal*, 9th edn. Editora Manole, São Paulo.

Whalen RT, Carter DR & Steele CR (1988). Influence of physical activity on the regulation of bone density. *J Biomech* **21**, 825–837.

Zatsiorsky VM (1999). *Ciência e prática do treinamento de força*. Phorte Editora, São Paulo.

CAPÍTULO 2
Fisiologia aplicada

2.1 - Estrutura e organização da fibra muscular

O músculo esquelético é composto por diversas camadas, tendo como sua menor estrutura funcional a fibra muscular, uma célula multinucleada, fina e longa. O diâmetro da fibra varia entre 10 e 80 micrômetros e, na maioria das vezes, esta possui o mesmo comprimento do músculo, sendo constituída de diversas unidades funcionais denominadas sarcômeros.

Quimicamente, a célula muscular contém cerca de 75% de água, 20% de proteínas (miofibrilas, enzimas...) e 5% de sais inorgânicos e demais substâncias (ATP, creatina, cálcio...) (McArdle *et al.*, 2008).

A fibra muscular possui uma membrana externa (sarcolema) envolvendo os núcleos e o sarcoplasma. O sarcoplasma é o meio líquido onde se localizam as enzimas, proteínas contráteis, partículas de gordura, fosfato de creatina, glicogênio, retículo sarcoplasmático, mitocôndrias e outras organelas. As principais estruturas componentes da fibra muscular são:

Sarcolema

O sarcolema é a membrana externa da fibra, responsável pelo controle da entrada e da saída de substâncias como íons de sódio e potássio. Ao final de cada fibra, as camadas superficiais dos sarcolemas se fundem entre si e com fibras tendinosas, formando os tendões, que unem músculos e ossos.

Sarcoplasma

O espaço interno da fibra é formado por uma matriz líquida denominada sarcoplasma. Neste líquido estão suspensas as miofibrilas e grandes quantidades de potássio, magnésio, fosfatos, enzimas, retículos sarcoplasmáticos, mitocôndrias....

Mitocôndrias

As mitocôndrias são estruturas em forma de bastonetes cuja principal função é a síntese de ATP. A mitocôndria possui duas membranas envolventes, uma externa, lisa e uma interna, com dobras projetadas para o interior da organela. Nesta membrana interna sucede a cadeia de transporte de elétrons, importante cadeia de reações para a ressíntese de ATP.

As mitocôndrias possuem DNA próprio, sendo capazes de codificar algumas de suas proteínas, o que as torna autorreplicativas, ou seja, podem se multiplicar quando há maior necessidade de energia, independentemente das demais organelas.

Retículo sarcoplasmático

Nas células musculares, o retículo endoplasmático é adaptado para as necessidades específicas da fibra e recebe a denominação de retículo sarcoplasmático. Esta estrutura é constituída de uma rede entrelaçada de canais tubulares e vesículas envolvendo as miofibrilas. O retículo sarcoplasmático proporciona à fibra sua integridade estrutural, além de armazenar grandes quantidades de cálcio, usado no processo de contração muscular.

A extremidade lateral de cada túbulo do retículo sarcoplasmático termina em uma vesícula denominada vesícula terminal, onde íons de cálcio são armazenados. Uma rede de túbulos, denominada túbulos T, atravessa a fibra, correndo perpendicularmente às miofibrilas. Ao longo do sarcômero há encontros regulares (duas vezes em cada sarcômero) entre os túbulos T e as vesículas terminais. Estes encontros recebem o nome de tríade por envolverem três estruturas: dois túbulos e uma vesícula terminal. Estas estruturas são extremamente importantes por conduzirem o potencial de ação que chega à membrana externa para o interior da célula, liberando posteriormente os íons de cálcio para iniciar o processo de contração muscular.

Enzimas

Para que a vida seja possível é necessário que as reações ocorram em sentidos e velocidades específicos, gerando os produtos necessários. As enzimas são as responsáveis por atender essa necessidade, atuando em praticamente todas as reações celulares (Marzocco & Torres, 1999).

Ribossomos

Os ribossomos são grandes estruturas onde ocorre a síntese proteica.

Miofibrilas

Cada fibra muscular tem cerca de 80% de sua área coberta por centenas a milhares de miofibrilas (Alway *et al.*, 1988), as quais têm a importante função de atuar no processo de contração muscular. Cada miofibrila é constituída por milhares de moléculas de proteínas polimerizadas denominadas filamentos, que podem ser finos, de actina (cerca de 30.00 filamentos), ou grossos, de miosina (cerca de 15.000 filamentos)(Guyton & Hall, 2000). É importante não confundir filamentos com moléculas. Um aglomerado de moléculas forma os filamentos, os filamentos de actina, por exemplo, são compostos por diversas moléculas de actina, troponina e tropomiosina.

Dentro do sarcômero, os filamentos de miosina estão dispostos no centro, e os de actina estão lateralizados, unidos à linha Z. Estes filamentos são mantidos em suas posições devido a um aglomerado de moléculas de outra proteína, a titina. Em uma visão mais geral, observa-se que a fibra muscular possui faixas de coloração mais claras alternadas por faixas escuras. As faixas escuras são os trechos onde os filamentos de actina e miosina se sobrepõem, também denominadas bandas A, por serem anisotrópicas à luz polarizada, dentro destas bandas há a zona H, na região central do sarcômero, onde há somente filamentos de miosina. As faixas claras são denominadas bandas I por serem isotrópicas e contêm somente filamentos de actina (figura 1).

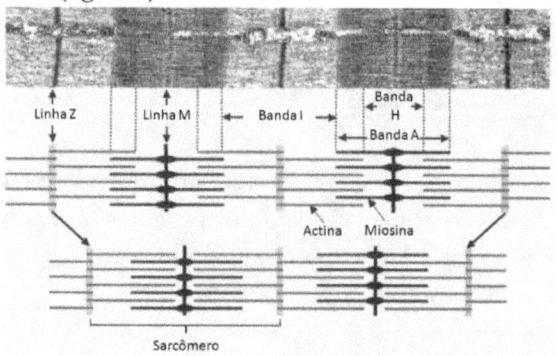

Figura 1: sarcômero

Filamentos de actina

Para visualizar os filamentos de actina, pode-se imaginá-los como dois colares de pérolas trançados. Cada pérola corresponderia a uma molécula de actina, que tem forma globular. A actina tem locais específicos em que a cabeça da miosina se encaixa para iniciar o processo de contração muscular denominados sítios ativos (figura 2).

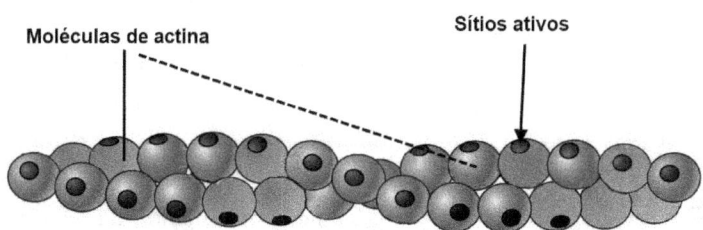

Figura 2 - filamento de actina, com ilustração dos sítios ativos.

Outras proteínas importantes são a troponina e a tropomiosina; esta última pode ser visualizada como uma fita que cobre os sítios ativos da actina quando o músculo está em seu estado relaxado (figura 3). A troponina se liga à tropomiosina e ajuda a liberar os sítios ativos na presença de cálcio, deslocando-a (figura 4).

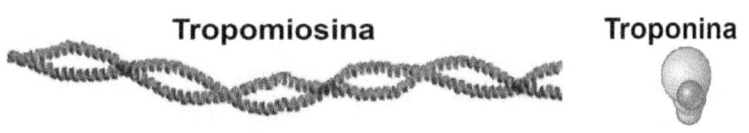

Figura 3 - tropomiosina e troponina

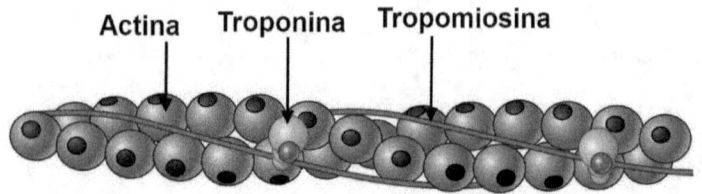

Figura 4 - filamento de actina com o complexo troponina tropomiosina.

Filamentos de miosina

Os filamentos de miosina são compostos de milhares de moléculas de miosina, ilustrados com a forma de um taco de golfe com duas "cabeças" (figura 5). Cada molécula é composta por duas miosinas de cadeia pesada e quatro de cadeia leve. As duas miosinas de cadeia pesada se entrelaçam formando a "cauda". No final da molécula, elas se separam e embolam tomando um aspecto globular, que constitui as "cabeças". Duas moléculas de miosina de cadeia leve unem-se a cada cabeça, ajudando a controlar sua função durante a contração muscular (Guyton & Hall, 2000) (figura 6).

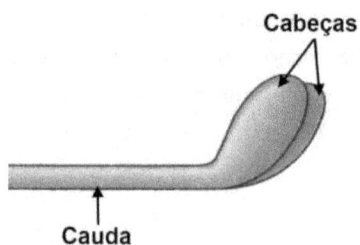

Figura 5 - molécula de miosina com suas cabeças.

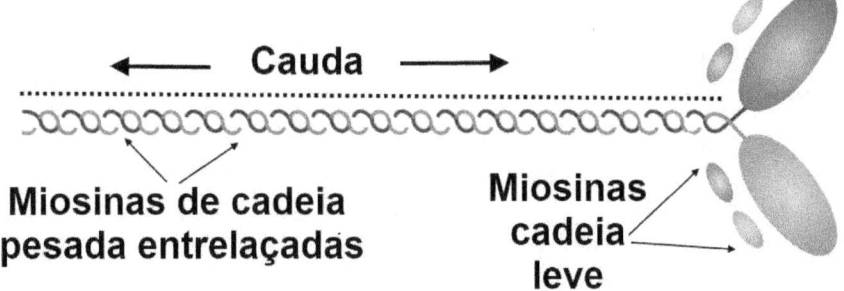

Figura 6 - miosinas de cadeia leve e pesada

As moléculas de miosina são unidas pelas bases e suas cabeças são os locais que se encaixarão com os sítios ativos da actina, possuindo locais específicos para ligação de moléculas de ATP e ação da enzima ATPase (figura 7).

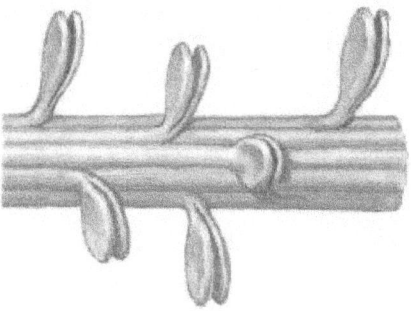

Figura 7 - filamento de miosina

Núcleos

Nossas células (eucariontes) possuem membrana nuclear que separa o material genético do sarcoplasma. Esta membrana apresenta algumas aberturas por onde ocorre grande parte da troca entre os meios intra e extranuclear.

Dentro do núcleo há um emaranhado de cromossomos denominado cromatina. Os cromossomos, por sua vez, são formados basicamente por histonas e ácido desoxirribonucleico (DNA). As mensagens genéticas contidas no DNA determinarão, em grande parte, as características do organismo.

2.2 - Síntese proteica

As proteínas são o principal componente orgânico da fibra muscular, daí a importância da síntese proteica para a organização estrutural e funcional do músculo. O nosso DNA contém as informações necessárias para sintetizar todas as proteínas do nosso corpo, no entanto, a escolha de qual proteína será produzida depende das necessidades do organismo. A título exemplificativo, caso seja necessário tornar o músculo mais forte, pode-se produzir miosina e actina, por outro lado, caso seja necessário melhorar a capacidade oxidativa, serão sintetizadas proteínas mitocondriais (Wilkinson *et al.*, 2008).

Para a síntese de proteínas alguns componentes são essenciais, dentre os quais, destacaremos:

- RNA mensageiro (RNAm) - carrega a mensagem (sequências de bases nitrogenadas) que será traduzida como proteína;
- RNA transportador (RNAt) - transporta os aminoácidos, contém sequências de três bases que se ligam ao RNAm;
- RNA polimerase - enzima que inicia a cópia da sequência de bases do DNA, formando o RNAm;
- Ribossomos - local onde ocorre a produção das proteínas. O ribossomo é composto de duas subunidades (grande e pequena) que se unem para síntese proteica e se separam após seu término;
- Aminoácidos - blocos que formam as proteínas.

Esse processo ocorre dentro da célula e é divido em duas fases (figura 8):

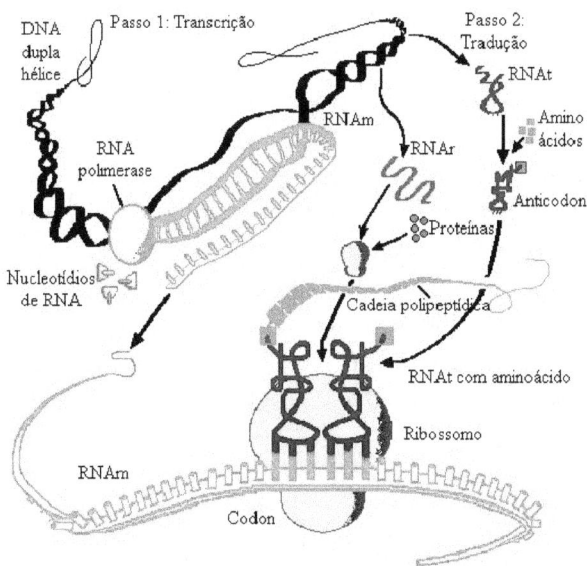

Figura 8: Síntese proteica

Transcrição - fase na qual a mensagem contida em determinada parte do DNA é copiada para o RNAm.

1. Uma enzima chamada RNA polimerase se liga ao DNA e outra chamada helicase destrói as ligações de hidrogênio que conectam as fitas de DNA, desfazendo a dupla hélice;

2. Com a separação das fitas de DNA, as bases nitrogenadas (timina, adenina, citosina e guanina) ficam expostas e a RNA polimerase inicia a cópia do trecho. Bases equivalentes se ligam às bases contidas no DNA (lembrando que a guanina se liga à citosina, citosina à guanina, adenina à timina e uracila à adenina), formando uma sequência de bases denominadas RNAm. No RNAm, cada sequência de três bases é denominada códon;

3. Após a transcrição, o RNAm sai do núcleo e migra para o citoplasma.

Tradução (alongamento) - fase na qual a mensagem contida no RNAm é traduzida como uma sequência de aminoácidos, dando origem à proteína (figura 9):

19

1. O RNAm sai do núcleo e liga-se a um ribossomo pelo códon inicial. Após a ligação, o ribossomo desliza, de modo que o próximo códon fique exposto;

2. No citoplasma há moléculas de RNAt transportando aminoácidos em uma das extremidades; na outra, há uma sequência de três bases chamada anticódon;

3. Quando um códon se encontra exposto sobre o ribossomo, o RNAt contendo o anticódon complementar liga-se a ele, trazendo assim uma molécula de aminoácido. Por exemplo, um códon que contenha UUA receberá o anticódon AAU que transporta a leucina, enquanto o códon GCU recebe o RNAt com o anticódon CGA, que transporta a valina;

4. Conforme a fita de RNAm desliza sobre o ribossomo, formam-se ligações entre os dois aminoácidos e o RNAt é liberado com a exposição do códon seguinte e conexão de outro RNAt e seu aminoácido. O processo prossegue até se obter a sequência de aminoácidos desejada;

5. O processo finaliza com um códon de terminação, liberando a cadeia polipeptídica do ribossomo.

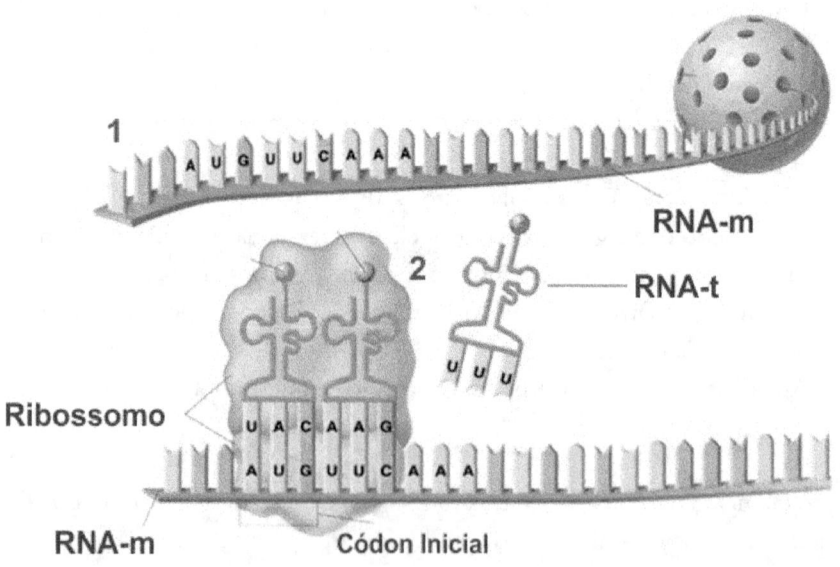

Figura 9: Fase de tradução da síntese proteica

Desse modo, podemos resumir a síntese proteica como um processo no qual uma dada sequência de bases no DNA é transcrita em forma de RNAm, cuja mensagem é traduzida em sequência de aminoácidos transportados pelo RNAt que dará origem a uma proteína (figura 8). Por exemplo, a sequência TCG do DNA é transcrita como AGC no RNAm, que é traduzida como serina (anticódon UCG). Assim, a mensagem para síntese de uma molécula de miosina, a qual tem 1147 aminoácidos, seria carregada por um RNAm com 3441 bases nitrogenadas (1147 x 3).

Em um organismo maduro saudável, a síntese proteica ocorre constantemente em taxas proporcionais à degradação (*tunrover*), ou seja, a todo momento se está destruindo e construindo proteínas em uma taxa estimada de 1,2% ao dia (Atherton & Smith, 2012), o que serve para renovar suas estruturas, substituindo tecidos velhos por novos. Porém, diante de estímulos adequados, a síntese excederá a degradação, ocasionando balanço positivo com consequente aumento do volume proteico da célula.

É importante lembrar que existem RNAs mensageiros específicos para cada proteína a ser produzida (desde subtipos de miosina até receptores androgênicos) e o tipo e a magnitude do estímulo determinará a transcrição de RNAm a ser realizada. Desta forma, um tipo de treino pode aumentar a síntese de proteínas participantes do metabolismo oxidativo, e outro, a de miosina de cadeia pesada. Após um treino de endurance, por exemplo, também haverá aumento da síntese proteica, mas aumenta-se a síntese de proteínas mitocondriais, enquanto na musculação o aumento é da síntese de proteínas miofibrilares (Wilkinson *et al.*, 2008).

2.3- Estruturas e processos da contração muscular

Célula nervosa

A célula nervosa é composta de três componentes básicos (figura 10) - dendrito, corpo celular e axônios (Weineck, 2000), cujas funções são as seguintes:

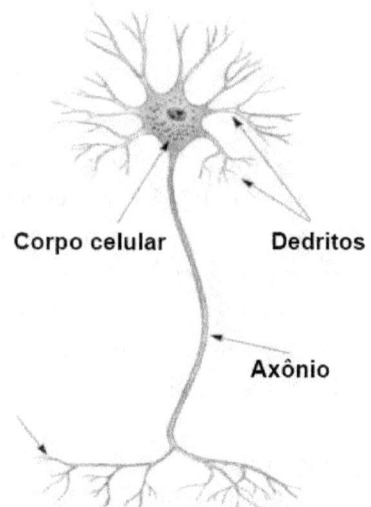

Corpo celular   **Dedritos**

Axônio

Figura 10: célula nervosa

- Dendritos: recebem a informação proveniente de outros neurônios e a transmitem ao corpo da célula;
- Corpo da célula: processa a informação, podendo modificá-la ou mesmo inibi-la;
- Axônio: leva as informações do corpo da célula para outros locais.

Alguns axônios podem conter bainhas de mielina em seu corpo, uma substância lipídica que serve como isolante, evitando a transmissão dos impulsos aos neurônios adjacentes e auxiliando o processo de condução do impulso nervoso. Esta bainha é formada por estruturas especializadas, denominadas células de Schwan. A bainha de mielina não acompanha todo o corpo do axônio, deixando espaços descobertos que são chamados nódulos de Ranvier. Desta forma, o impulso nervoso "salta" os espaços mielinizados até os nódulos em um processo denominado condução saltatória, que faz com que os axônios com bainhas mielinizadas alcancem velocidade de condução até 50 vezes maiores que os não-mielinizados (60 a 100 m/s para a primeira e 0,5 a 10 m/s para a segunda).

Condução do impulso nervoso

O impulso nervoso é conduzido pela ação da bomba de sódio-potássio. Quando um neurônio está em "repouso", há um diferencial de cargas entre os ambientes internos e externos, com o externo mais positivo, situação chamada potencial de repouso da membrana. Este potencial deve-se à concentração iônica, os íons de Sódio (Na^+) e Potássio (K^+) encontram-se principalmente fora e dentro da célula, respectivamente. Note que nenhum dos ambientes possui carga negativa, o meio intracelular é negativo em relação ao meio extracelular, mas ambos possuem carga positiva devido à maior quantidade de Na^+ fora da célula do que de K^+ dentro.

A condução do impulso nervoso torna a membrana permeável aos íons de Na^+ e K^+ e possibilita movimentação no sentido da área de menor concentração para a área de maior concentração, ou seja, os íons de Na^+ entram e os de K^+ saem da célula, despolarizando a membrana. Esta reversão do potencial elétrico, denominada despolarização, dura alguns milissegundos até que a membrana torne-se novamente impermeável. Para que os íons de Na^+ e K^+ retornem à sua concentração anterior ao impulso deve entrar em ação a bomba de sódio-potássio, que age ativamente consumindo ATP. Nesse ponto, aparece outra vantagem dos neurônios mielinizados, pois o processo de repolarização só acontecerá nos nódulos de Ranvier, uma vez que os trechos mielinizados são isolantes, assim, há menor demanda de energia e menor gasto de tempo.

Além da presença das bainhas de mielina, outro fator que interfere na condução do impulso é o diâmetro do axônio. Em fibras mielinizadas a velocidade de condução cresce na mesma proporção em que há aumento do diâmetro, já nas amielínicas a velocidade sobe na proporção do quadrado do crescimento do diâmetro (Fleck & Kraemer, 2004).

Normalmente, as fibras de condução mais rápidas (mielinizadas e de maior diâmetro) possuem limiares de excitabilidade mais altos, levando-as a serem recrutadas mais tardiamente. Isto faz com que, em situações normais, as unidades motoras compostas prioritariamente por fibras tipo I sejam recrutadas primeiro em relação às com predominância de tipo II, ao que se dá o nome de princípio do tamanho no recrutamento (Fleck & Kraemer, 2004).

Chegada do impulso nervoso à junção neuromuscular

O ponto de encontro do neurônio com a fibra muscular é denominado junção neuromuscular (figura 11). A junção neuromuscular é composta por:

- Axônio;

- Membrana pré-juncional (axônio);

- Vesículas sinápticas – contêm acetilcolina;

- Fenda sináptica – espaço entre o axônio e a fibra muscular;
- Membrana pós-juncional (fibra muscular) – contém receptores de acetilcolina.

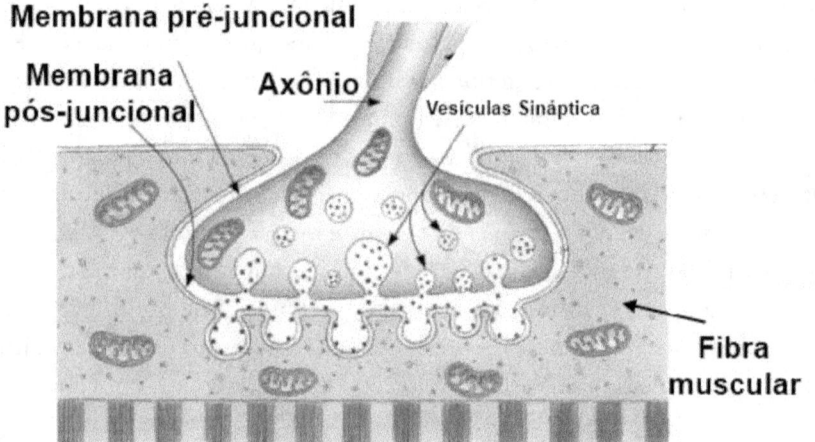

Figura 11: junção neuromuscular

Quando o impulso nervoso chega à junção neuromuscular, abrem-se os canais de Cálcio (Ca+) ao longo da membrana do terminal nervoso, fazendo com que estes íons ingressem na célula. A concentração aumentada de Ca+ faz com que as vesículas sinápticas migrem para a membrana pré-juncional e liberem acetilcolina na fenda sináptica. Em seguida, a acetilcolina se liga a receptores específicos na membrana pós-juncional, causando aumento da permeabilidade da membrana e permitindo a propagação do impulso ao longo do sarcolema através da abertura dos canais de sódio e potássio, levando à sua despolarização. Ou seja, a acetilcolina permite que o impulso nervoso atravesse a fenda sináptica, sendo por isso um neurotransmissor.

A fibra continuará a ser ativada até que a acetilcolina seja degradada pela acetilcolinesterase presente na membrana pós-juncional, o que leva cerca de 5 milissegundos para ocorrer. Os subprodutos da degradação da acetilcolina podem ser captados pelo axônio e usados na ressíntese do neurotransmissor. Tendo em vista que o tamanho do axônio é comparativamente bem inferior ao da fibra muscular, seu impulso iônico não seria forte o suficiente para se propagar por uma fibra, desta forma, a acetilcolina funciona como um "amplificador" do impulso que está sendo propagado.

Contração muscular

A teoria mais aceita para a contração muscular é a teoria do filamento deslizante proposta por Huxley. Segundo esta proposta, o encurtamento do músculo deve-se ao deslizamento dos filamentos com diminuição do comprimento do sarcômero. Desta forma, durante a contração, as linhas Z são tracionadas para o centro do sarcômero e as faixas H e I diminuem consideravelmente sua área. Neste processo, a faixa A se mantém inalterada.

Didaticamente, a contração muscular pode ser dividida nos seguintes passos:

1 – influxo de cálcio

Em estado de repouso, há baixa concentração de cálcio no meio intracelular. No entanto, quando o impulso nervoso é propagado pelo retículo sarcoplasmático, passando pelos túbulos T e chegando à cisterna terminal, os íons de cálcio são liberados no sarcoplasma.

2 – liberação do sítio ativo da actina

Estes íons de Ca^+ se ligam à troponina e levam à alteração da configuração do complexo actina-miosina, com movimentação da tropomiosina e exposição dos sítios ativos da actina.

3 – união da miosina à actina

Com a exposição do sítio ativo, a ponte cruzada da miosina liga-se a ele.

4 – deslizamento da actina sobre a miosina

Com a ligação da ponte cruzada ao sítio ativo da actina, há ativação da enzima ATPase presente na cabeça da miosina, que hidrolisa o ATP em ADP e Pi (fosfato inorgânico). A conformação da ponte cruzada se altera e faz com que a molécula de miosina tracione o filamento de actina para o centro do sarcômero.

5 – a ligação do ATP à ponte cruzada

Quando o ATP se liga à ponte cruzada há separação da miosina e actina, desta forma, para que a ponte cruzada se solte dos sítios ativos, há necessidade da presença de ATP.

6 – retorno do cálcio para o retículo sarcoplasmático

Os Ca^+ retornam à cisterna terminal do retículo sarcoplasmático por transporte ativo por meio de bombas de íons. Com a saída dos íons de cálcio, o complexo troponina-tropomiosina volta a cobrir os sítios ativos de actina.

Este processo se repete várias vezes por segundo em cada sarcômero, tanto que em determinado momento somente cerca de 50% das cabeças de miosina estão acopladas aos sítios ativos da actina (McArdle *et al.*, 2008).

Uma única fibra de 100 micrômetros de diâmetro e apenas 1 cm de comprimento pode conter cerca de 32 bilhões de filamentos de miosina (McArdle *et al.*, 2008), abarcando, cada um, milhares de pontes cruzadas. A capacidade de uma fibra gerar força e velocidade depende diretamente do número de conexões-desconexões entre os filamentos de actina e miosina, o que é influenciado pela atividade da enzima ATPase.

Rigor mortis

Após a morte, a síntese e o fornecimento de ATP são interrompidos, impossibilitando a ocorrência do desacoplamento entre os filamentos de actina e miosina, o que faz o músculo se manter fortemente contraído em um estado denominado rigor mortis.

Unidade motora

A unidade motora (UM) é a unidade funcional da atividade neuromuscular e corresponde ao conjunto formado por um neurônio e as fibras por ele inervadas. O número de fibras que compõem uma unidade motora determinará tanto sua capacidade de realizar força quanto a precisão de seus movimentos. No músculo ciliar, por exemplo, as unidades motoras contêm cerca de 10 fibras, enquanto no gastrocnêmio este número pode chegar a 1.000 (Fleck & Kraemer, 2004). As unidades motoras também podem variar de acordo com a característica das fibras que a formam, podendo ser predominantemente de fibras tipo I ou tipo II.

Ao contrário do que se imagina habitualmente, a unidade motora não é composta de neurônios vizinhos, assim, fibras adjacentes não pertencem necessariamente à mesma unidade motora, o que permite que o músculo se contraia como um todo (Fleck & Kraemer, 2004).

Quando um estímulo é transmitido a uma unidade motora, todas as suas fibras se contraem ou todas se mantêm relaxadas, um fenômeno denominado lei do tudo ou nada. A gradação de força se dá não pelo número de fibras ativadas dentro de uma unidade motora, mas sim pelo número de unidades ativadas e pela atividade dos mecanismos de conexão-desconexão (também chamado contração-relaxamento).

2.4 – Fibras e proprioceptores

Fibras musculares

As fibras musculares são divididas basicamente em tipo I e tipo II.

As fibras tipo I são também chamadas fibras vermelhas (devido à alta concentração de mioglobina e elevada vascularização); lentas (por contraírem-se mais lentamente que as tipo II); ou oxidativas (possuem maior atividade de mitocôndrias e enzimas oxidativas). Essas fibras apresentam maior capacidade oxidativa e facilidade em obter ATP pelas vias aeróbias. As fibras tipo I são subdivididas em I e IC, sendo esta última uma variação de menor capacidade oxidativa raramente encontrada, mas que pode ter sua quantidade aumentada devido ao treinamento anaeróbio de alta intensidade (Fleck & Kraemer, 2004).

As fibras tipo II são chamadas fibras brancas, glicolíticas (concentração elevada de enzimas glicolíticas) ou rápidas (alta velocidade de contração).

As fibras tipo II possuem alta atividade da enzima ATPase, de modo que o ciclo de contração e relaxamento se repete mais vezes dentro de um dado período de tempo, o que lhe fornece maior capacidade de gerar força e velocidade, porém, acarreta esgotamento mais rápido das reservas energéticas, com menor resistência à fadiga. Estas características levam tais células a armazenarem maiores quantidades de ATP e fosfato de creatina e possuírem maior concentração de enzimas glicolíticas. Como as fibras tipo II são usadas preferencialmente em esforços "anaeróbios", sua densidade capilar é mais baixa e possuem concentrações reduzidas de mitocôndrias e mioglobina, além de menor atividade de enzimas oxidativas em comparação com as fibras tipo I (Wilson *et al.*, 2012). Pode-se dividir as fibras tipo II em IIB, IIAB, IIA, IIAC e IIC.

Apesar de existirem sete tipos de fibras, há somente três tipos de miosina de cadeia pesada (MCP): MCPI, MCPIIA e MCPIIB. As diferentes combinações destas variedades são responsáveis pelas características das fibras (Tan, 1999). Fibras IIAB parecem ser uma forma intermediária entre as IIA e IIB e aparecem na transição do processo de conversão de um subtipo em outro, apresentando as MCPIIA e MCPIIB. As fibras IIC são mais oxidativas que as IIA, possuindo MCPIIA e MCPI, no entanto, encontram-se em quantidades baixíssimas (0 a 5%) no corpo humano (Fleck & Kraemer, 2004; McArdle *et al.*, 2008). O tipo IIAC também seria um subtipo mais oxidativo, mas com maior quantidade de MCP tipo IIA em relação às fibras IIC.

	Fibra tipo I	Fibra tipo II
Atividade da ATPase	Baixa	Alta
Conteúdo de mioglobina	Alta	Baixa
Densidade capilar	Alta	Baixa
Densidade de mitocôndrias*	Alta	Baixa
Diâmetro dos motoneurônios	Menor	Maior
Enzimas glicolíticas	Baixa	Alta
Enzimas oxidativas	Alta	Baixa
Força	Baixa	Alta
Reservas de ATP e CP	Baixa	Alta

Reservas de glicogênio*	Sem diferença	Sem diferença
Reservas de gorduras	Alta	Baixa
Resistência à fadiga	Alta	Baixa
Velocidade de contração-relaxamento	Baixa	Alta

Tabela 2.1 – diferenças entre fibras tipo I e tipo II. *facilmente alterável com treino

Proprioceptores

Proprioceptores são receptores sensitivos localizados dentro de determinado órgão. No caso do sistema muscular, a contração e o alongamento de tendões e fibras são controlados por esses mecanismos, os quais alimentam constantemente o sistema nervoso com mensagens referentes à situação da estrutura. Mediante o conhecimento da situação de alongamento/contração de cada músculo envolvido em um movimento pode-se conhecer a posição deste membro no espaço.

Os proprioceptores servem também para avaliar os níveis de força e alongamento dos músculos, o que torna as contrações mais seguras e controladas.

Órgão tendinoso de golgi (OTG)

Como o nome indica, esta estrutura se localiza nos tendões. O neurônio sensitivo deste proprioceptor se estende até a medula espinhal, onde faz sinapse com os neurônios motores alfa tanto dos músculos que estão sob seu controle quanto dos seus antagonistas.

A principal função do OTG é controlar os níveis de tensão muscular. Quando a tensão em um músculo se torna excessiva a ponto de o sujeitar a uma lesão ocorre proporcional aumento da tensão no tendão. Essa tensão é detectada pelo OTG, que envia uma mensagem à medula e inibe a contração dos agonistas.

Fuso muscular

Os fusos localizam-se dentro de fibras musculares modificadas denominadas fibras intrafusais. Tais fibras são compostas de uma área sensória central envolta por fibras normais. As duas principais funções destes proprioceptores são: monitorar o grau de alongamento do músculo e iniciar uma contração para reduzir este estiramento quando necessário.

Na ocorrência de um estiramento súbito ou exagerado de determinado músculo, o nervo sensitivo do fuso leva um impulso elétrico para a medula espinhal, onde há sinapse com os neurônios motores alfa dos músculos em que está inserido. Com a chegada do impulso, os agonistas são ativados de forma a gerar uma contração no sentido contrário ao estiramento.

Referências bibliográficas

Alway SE, MacDougall JD, Sale DG, Sutton JR & McComas AJ (1988). Functional and structural adaptations in skeletal muscle of trained athletes. *J Appl Physiol* **64**, 1114–1120.

Atherton PJ & Smith K (2012). Muscle protein synthesis in response to nutrition and exercise. *J Physiol* **590**, 1049–1057.

Fleck SJ & Kraemer WJ (2004). *Designing Resistance Training Programs*, 4th edn. Human Kinetics, Champaing, IL.

Guyton AC & Hall JE (2000). *Textbook of Medical Physiology*, 10th edn. W.B. Saunders Company, Philadelphia.

Marzocco A & Torres BB (1999). *Bioquímica básica*. Guanabara Koogan, Rio de Janeiro.

McArdle W, Katch FI & Katch VL (2008). *Fisiologia do Exercício - Energia, Nutrição e Desempenho Humano*, 6th edn. Guanabara Koogan, Rio de Janeiro.

Tan B (1999). Manipulating resistance training program variables to optimize maximum strength in men: a review. *J Strength Cond Res* **13**, 289–304.

Weineck J (2000). *Biologia do esporte*, 2nd edn. Editora Manole, São Paulo.

Wilkinson SB, Phillips SM, Atherton PJ, Patel R, Yarasheski KE, Tarnopolsky MA & Rennie MJ (2008). Differential effects of resistance and endurance exercise in the fed state on signalling molecule phosphorylation and protein synthesis in human muscle. *J Physiol* **586**, 3701–3717.

CAPÍTULO 3
Adaptações morfológicas ao treinamento

3.1 – Hipertrofia

Hipertrofia muscular é o aumento volumétrico de um músculo devido ao aumento volumétrico das fibras que o constituem.

3.1.1 - Fatores atuantes

Células satélites

As células satélites são pequenas estruturas com alta densidade de material genético localizadas no espaço externo das fibras, entre a lâmina basal e o sarcolema. Diante de estímulos adequados, elas proliferam e se fundem entre si ou com fibras já existentes, o que pode ocasionar o surgimento de novas células ou de novos núcleos, respectivamente.

Com o aumento volumétrico da fibra, deve-se manter uma atividade genética adequada ao novo tamanho celular. No entanto, um núcleo tem a capacidade de responder apenas pela regulação de um espaço físico limitado. Isso torna essencial o aumento do número de núcleos para que o novo volume muscular seja sustentado e a célula mantenha-se funcionando adequadamente, fato caracterizado pela relação constante entre o tamanho da fibra e sua quantidade de núcleos (Brzank & Pieper, 1986; Alway *et al.*, 1988; Allen *et al.*, 1995; McCall *et al.*, 1998; Kadi *et al.*, 1999*a*; Kadi & Thornell, 2000; Pritzlaff-Roy *et al.*, 2002). Como os núcleos da fibra muscular adulta não têm capacidade de realizar mitose, sua multiplicação deve-se à fusão de células satélites (Antonio & Gonyea, 1993*a*).

A importância das células satélites pode ser verificada mediante estudos que inibiram sua atuação por meio da aplicação de radiação gama, que tem efeito inibitório sobre referidas células. Ao utilizar tal procedimento, é verificada inibição significativa da hipertrofia compensatória, podendo ser total (Rosenblatt & Parry, 1992) ou parcial (Barton-Davis *et al.*, 1999). Além disso, análises de cluster indicam que os indivíduos que obtiveram ganhos elevados de massa muscular possuem maior habilidade de aumentar a quantidade de células satélites comparados com os que não conseguiram obter bons níveis de hipertrofia após o treinamento resistido (Petrella et al., 2008).

A importância das células satélites na hipertrofia parece estar relacionada com o tipo de fibra e a fase da hipertrofia (Lowe & Alway, 1999). Em relação à tipologia, as fibras tipo II parecem ter maior dependência das células satélites e a inibição da atividade destas pode impedir totalmente sua hipertrofia (Adams et al., 2002). Sobre a fase, o papel das células satélites é mais evidente em um segundo momento da hipertrofia, justamente quando há necessidade de se aumentar a quantidade de material genético para manter o novo volume celular (Adams & Haddad, 1996; Adams et al., 2002; Haddad & Adams, 2002).

As células satélites podem ter relação com alguns fatores bem verificados na prática: a memória muscular e uma possível redução da capacidade de hipertrofiar na infância e com o avanço da idade.

Memória muscular é o termo corriqueiramente utilizado para designar a capacidade que um indivíduo treinado tem em recuperar o volume muscular quando retoma o treinamento após algum tempo de inatividade (Staron et al., 1991; Fleck & Kraemer, 2004). Entre outros fatores, a explicação para este fenômeno pode estar na diferença temporal entre a adaptação morfológica e a alteração na quantidade de núcleos, pois, supostamente, o número de núcleos só começaria a ser expressivamente reduzido após uma diminuição crônica e significativa do volume muscular, sendo um processo ainda mais lento que o ocorrido na hipertrofia (Wada et al., 2002). De fato, estudos anteriores verificam que a atrofia é mais rápida que a perda de núcleos, portanto, há uma diminuição do domínio mionuclear na fase inicial de perda de massa muscular que seria restabelecido com a retomada dos treinos (Zhong et al., 2005; Bruusgaard et al., 2012).

Em seres humanos, atividade e quantidade das células satélites são reduzidas tanto na infância quanto na velhice; o período intermediário parece ter uma maior vantagem neste sentido (Hawke & Garry, 2001; Charge et al., 2002), o que pode ter implicações na resposta ao treinamento resistido. Um estudo de Petrella et al. (2006) verificou que os maiores ganhos de massa muscular em jovens, em comparações com idosos, são devidos ao maior acréscimo de mionúcleos.

As células satélites sofrem influências de diversos fatores, entre os quais, podemos citar (Joubert & Tobin, 1989, 1995; Hawke & Garry, 2001):

- Interferência positiva: fatores de crescimento tipo insulina (IGF-1 e IGF-2), fator de crescimento hepatócito (HGF), fator de crescimento fibroblasto (FGF), células e fatores imunológicos (macrófagos, interleucina-6, plaquetas...), óxido nítrico (NO), testosterona;
- Interferência negativa: fatores de crescimento transformantes (TGF-β).

Além de potencializar de forma aguda alguns fatores que estimulam as células satélites, como lesões e IGF-1, que serão discutidos mais adiante, o treino de força também parece aumentar a quantidade total de células satélites em longo prazo (Kadi *et al.*, 1999*a*).

Insulina

A insulina é um hormônio composto por cinquenta e um aminoácidos organizados em duas cadeias polipeptídicas. Sua síntese ocorre nas células beta das ilhotas de Langerhan, do pâncreas (Marzocco & Torres, 1999). A insulina liberada no sangue segue basicamente em sua forma livre (sem ligações com outras moléculas) e tem uma meia vida muito curta, de cerca de 6 minutos, com remoção completa entre 10 e 15 minutos. Nesse tempo, o hormônio precisa se ligar aos receptores antes de ser degradado pela enzima insulínase no fígado, rins e músculos (Guyton & Hall, 2000). A insulina é provavelmente o hormônio mais anabólico de nosso corpo dada a sua elevada capacidade em aumentar o volume da maior parte dos tecidos por meio do acúmulo de proteínas, carboidratos e gorduras.

Não há comprovação de que o treino exerce influência direta sobre a liberação de insulina em humanos, no entanto, é bem verificado que um programa de exercícios físicos traz alterações em sua atividade e modifica a concentração de seus principais mediadores, entre os quais destacamos a proteína transportadora de glicose-4 (GLUT-4), a lipoproteína lípase (LPL) e as enzimas do metabolismo proteico.

Em condições normais, a membrana celular é pouco permeável à glicose, o que torna necessário um transportador para facilitar a entrada do nutriente na célula. Nas fibras musculares e adipócitos este papel é exercido pelo GLUT-4 em resposta à insulina e à contração muscular. Diversos estudos têm constatado que atividades físicas em geral aumentam a concentração de

GLUT-4 em até 100% e esta elevação pode mantida por até noventa horas (Kawanaka *et al.*, 1997; Greiwe *et al.*, 2000), um fenômeno também verificado com a musculação (Holten *et al.*, 2004). Tais alterações podem fazer com que a eficiência da insulina no transporte de glicose aumente em cerca de 200% três horas após o treinamento de força (Biolo *et al.*, 1999), permanecendo significativa mesmo após vinte e quatro horas (Koopman *et al.*, 2005). No entanto, um aparecimento expressivo de microlesões pode ter efeito antagônico, diminuindo a eficiência da insulina por reduzir o transporte de glicose (Asp & Richter, 1996).

Além da atividade do GLUT-4 nas células de gordura, o potencial lipogênico da insulina é exercido por outros fatores, como a lipoproteína lipase (LPL). Os triacilgliceróis são sintetizados no fígado e liberados para a corrente sanguínea na forma de lipoproteínas, a insulina ativa a LPL dos adipóticos. A LPL "quebra" os triacilgliceróis em ácidos graxos e, com isso, permite a entrada dos subprodutos nos tecidos e sua conversão novamente em triacilgliceróis, que serão acumulados como reservas de gordura (Guyton & Hall, 2000). A LPL sofre influência positiva do treinamento e sua atividade aumenta em até 240% após a realização de exercícios intensos (Greiwe *et al.*, 2000).

A insulina influencia positivamente no balanço proteico, mas sua atuação ainda não está totalmente clara. Alguns autores acreditam que os efeitos anabólicos estejam ligados ao IGF-1 e a fatores de iniciação eucarióticos (eIFs) (Farrell *et al.*, 1999). A elevação na síntese proteica promovida pela insulina após o treinamento de força não tem diferença estatisticamente significativa em relação à elevação promovida em repouso, o que não fornece base para sugerir uma melhora do efeito anabólico. Todavia, o treino de força potencializa o efeito anticatabólico da insulina, conforme verificado em estudo anterior (Biolo *et al.*, 1999). Uma suposição dos autores é que a insulina interfere na ação de determinadas enzimas proteolíticas (proteases lisosomais) que atuam mais evidentemente em condições extremas, como traumas, infecções e atividades físicas.

Hormônio do crescimento – GH

O hormônio do crescimento é formado por uma cadeia simples de 191 aminoácidos e é liberado pela parte anterior da glândula hipófise. Uma de suas principais características fisiológicas é a pulsatilidade, sua concentração sérica pode variar até 290 vezes em poucos minutos (Takarada *et al.*, 2000) . Alguns fatores que estimulam a liberação de GH são:

- Sono;
- Hipoglicemia;
- Refeições ricas em proteínas;
- Estresse (dor, calor, ansiedade...);
- Exercício (maior em treinos intermitentes e intensos);
- Outros agentes (serotonina, estrógenos, adrenalina, dopamina, glucagon, betabloqueadores, L-arginina...).

Estudos iniciais verificaram que pacientes com deficiência na hipófise possuíam baixa massa muscular e altos percentuais de gordura, com prejuízos também na função muscular. Esse estudos, apesar disso, verificaram que tais problemas eram revertidos com a administração do extrato de GH retirado da hipófise de cadáveres (Henneman & Henneman, 1960; Raben, 1962). Com o avanço da idade, há notável redução na concentração do GH, a qual pretende-se relacionar com debilidades nos tecidos muscular, ósseo, articular e nos órgãos. Já sua alta concentração pode levar a acromegalia e a distúrbios cardíacos e metabólicos. A deficiência de GH é verificada se os resultados dos testes (indução de hipoglicemia com insulina ou infusão de arginina) forem menores que 5 ng/ml para adultos e 10 ng/ml em crianças.

Existem basicamente duas hipóteses para explicar a atuação do GH:

- Hipótese da somatomediação.

O GH chegaria ao fígado e aos tecidos periféricos e causaria liberação e produção dos fatores de crescimento tipo insulina (IGFs), além do que poderia aumentar a quantidade de receptores para estes peptídeos, o que prolongaria a meia-vida dos IGFs.

Quanto à liberação de IGF-1, o hormônio do crescimento parece ser um fator endócrino extremamente eficiente, visto que aplicar GH eleva a quantidade sérica de IGF-1 cerca de 50 vezes mais do que injetar o próprio IGF-1 (Skottner *et al.*, 1987).

- Hipótese do duplo efeito.

Segundo esta teoria, além de agir indiretamente, o próprio GH atuaria diretamente nas células como fator de crescimento, provavelmente na diferenciação das células satélites (Green *et al.*, 1985; Adams & McCue, 1998).

Os achados iniciais levaram a crer que níveis elevados de GH estimulariam a hipertrofia muscular, no entanto, o quadro de deficiência encontrado nos casos clínicos não pode ser aplicável à realidade dos praticantes de musculação, de modo que a elevação dos níveis de GH acima dos valores normais não parece favorecer os ganhos de força e massa muscular. Estudos combinando o uso de GH e treinamento com pesos mostraram que, apesar do aumento na massa magra, não há melhoras nos ganhos de força com a utilização do hormônio (Yarasheski *et al.*, 1992, 1995; Deyssig *et al.*, 1993; Taaffe *et al.*, 1994).

A ocorrência frequente de aumento de massa magra sem ganhos de força levou à hipótese de que o aumento de peso advindo do uso de GH seria proveniente de proteínas não contráteis e retenção de fluidos. Essa hipótese foi comprovada por um estudo de Doessing *et al.* (2010), no qual a administração de GH em homens jovens por duas semanas (35 a 50µg/kg.dia) promoveu aumento da síntese de matriz de colágeno, mas não a de proteína miofibrilar, tanto antes quanto após o treinamento resistido.

De fato, ao estudar especificamente a musculatura esquelética, verificou-se que o hormônio do crescimento não é eficiente no aumento da massa muscular de seres humanos (Taaffe *et al.*, 1996; Welle, 1998), mesmo quando usado em doses elevadas por períodos de tempo prolongados e em pessoas debilitadas. Este fato está bem ilustrado no estudo de Lange *et al.* (2002), que acompanhou quatro turmas (controle, GH, GH + treino de força, placebo + treino de força) e verificou – por meio de DEXA, biópsias, ressonância magnética e aparelhos isocinéticos – que a utilização de GH não favorece de maneira significativa o ganho de massa muscular, independentemente de ser administrado isoladamente ou concomitante ao treino de força. Tais achados estão consolidados em diversas revisões de literatura que concluíram que o GH não promove melhoras relevantes nas alterações de performance, na massa muscular ou na perda de gordura, tanto isoladamente (Liu *et al.*, 2007), quanto em associação com o treinamento (Rennie, 2003; Gentil *et al.*, 2005; Liu *et al.*, 2008).

Efeitos do treinamento de força

Apesar de o treinamento com pesos não promover aumento nos níveis de repouso do GH (Staron *et al.*, 1994; McCall *et al.*, 1999), há pesquisas relacionando a magnitude da sua resposta aguda com as adaptações ao treino de força (McCall *et al.*, 1999; Eliakim *et al.*, 2001). Porém, correlação estatística não significa necessariamente existência de relação fisiológica de causa e efeito.

A subida na concentração de GH em virtude do treino de força possivelmente ocorre porque algumas alterações fisiológicas que estimulam a hipertrofia também são responsáveis pelo aumento de GH, como o acúmulo de metabólitos – que provavelmente estimulariam receptores químicos e iniciariam a ativação do eixo hipotálamo-hipófise. Este fato é amparado ao se verificar que protocolos de treinamento que resultam em maiores níveis de lactato são associados às maiores liberações de GH (Kraemer *et al.*, 1990; Schott *et al.*, 1995; Kang *et al.*, 1996; Takarada *et al.*, 2000; Durand *et al.*, 2003; Hoffman *et al.*, 2003; Smilios *et al.*, 2003; Bottaro *et al.*, 2009), como os com margens altas de repetições, descansos curtos entre as séries e realização de séries múltiplas (Kang *et al.*, 1996; Mulligan *et al.*, 1996; Gotshalk *et al.*, 1997; Bosco *et al.*, 2000; Bottaro *et al.*, 2009) .

Desse modo, o hormônio do crescimento poderia ser usado como indicador de detecção de uma alteração fisiológica que influenciaria na hipertrofia, mas sua resposta, por si só, não é necessariamente uma alteração fisiológica causadora da hipertrofia, conforme sugerido em pesquisas publicadas pela nossa equipe (Bottaro *et al.*, 2009).

IGF-1

Muitos efeitos do hormônio do crescimento são mediados pelos fatores do crescimento tipo insulina (IGFs), ou somatomedinas, dentre os quais o mais conhecido é o IGF-1. Dada a baixa afinidade do hormônio do crescimento com as proteínas plasmáticas, ele é rapidamente eliminado do sangue, com uma meia-vida de apenas 20 minutos; já o IGF-1 é liberado lentamente e se une a uma proteína específica, tendo meia-vida de cerca de 20 horas (Guyton & Hall, 2000).

Praticamente 90% do IGF-1 presente no corpo é sintetizado no fígado e liberado para a corrente sanguínea. Entretanto, algumas células têm capacidade de produzir e liberar este peptídeo diante de estímulos adequados, levando-o a também atuar de modo autócrino/parácrino. Apesar de ambas as formas terem composição físico-química extremamente similar, seus efeitos fisiológicos são bem diferentes.

Há situações nas quais, mesmo havendo concentrações normais de GH, o crescimento é impedido devido à deficiência em fatores de crescimento. Este é o caso de pigmeus africanos, que têm deficiência congênita em sintetizar IGF-1, o que resulta em baixa estatura mesmo que suas concentrações de hormônio do crescimento sejam normais ou altas (Guyton & Hall, 2000). Porém, a hipótese de que a baixa produção de IGF-1 hepático seja a grande responsável pelo crescimento anormal tem sido contestada. Yakar *et al.* (1999) apagaram o gene responsável pela produção de IGF-1 nas células hepáticas e encontraram desenvolvimento normal (estatura e tamanho de órgãos) em ratos, o que sugere que a deficiência no crescimento não é causada pela falta de IGF-1 circulante, mas sim pela diminuição de sua produção local. Deste modo, a deficiência genética encontrada em casos como os dos pigmeus poderia estar relacionada a uma falha generalizada na produção dos fatores de crescimento e não apenas à sua concentração sanguínea.

Isoforma endócrina

As observações quanto ao IGF-1 são as mesmas do GH, pois o efeito endócrino de ambos é muito parecido, promovem ganhos de massa magra sem favorecem a hipertrofia muscular (Yarasheski *et al.*, 1993a; Taaffe *et al.*, 1994; Waters *et al.*, 1996). Nesse sentido, estudos feitos em seres humanos e em animais verificaram que a concentração sanguínea de IGF-1 não está associada aos efeitos de treinamento (Eliakim *et al.*, 1997, 1998; West & Phillips, 2012; Morton *et al.*, 2016).

Por exemplo, Eliakim *et al.* (2001) encontraram correlação estatisticamente significativa entre o volume muscular da coxa e a concentração sérica de IGF-1 em mulheres jovens. No entanto, em resposta ao treinamento, houve aumento no volume muscular sem elevação nos níveis de IGF-1 para o grupo experimental, enquanto o grupo controle elevou as taxas de IGF-1 e não aumentou o volume da coxa. Uma situação "paradoxal", segundo os autores.

Isoforma parácrina/autócrina

Há relativa independência entre as duas formas de IGF-1. Apesar do hormônio do crescimento ser precursor da forma endócrina, ele não é determinante para a liberação da forma autócrina/parácrina. Estudos com animais hipofisectomizados (com a hipófise removida) mostraram que, mesmo com as concentrações sanguíneas de hormônio do crescimento e IGF-1 praticamente nulas, os músculos hipertrofiam em resposta à sobrecarga devido à liberação local de IGF-1 (DeVol *et al.*, 1990; Adams & Haddad, 1996). Tais achados levam à sugestão de que o IGF-1 estaria envolvido nos ganhos de massa muscular por meio de um processo de realimentação local, independentemente das concentrações séricas de IGF-1 e GH.

A atuação autócrina/parácrina do IGF-1 foi claramente demonstrada em estudos que abrangeram a aplicação localizada do peptídeo. Adams & McCue (1998) aplicaram IGF-1 de tal forma e com doses tão reduzidas que sua concentração não foi alterada no sangue nem nos músculos adjacentes. Neste experimento, houve aumento de 9% na massa do músculo analisado com a utilização de apenas 0,9 µg/dia, enquanto análises usando doses sistêmicas de 200 a 300 µg/dia não encontraram efeitos significativos.

A maioria dos estudos indica que o IGF-1 atua na regeneração muscular, primordialmente mediante estimulação de células satélites (Coleman *et al.*, 1995; Adams & Haddad, 1996; Forini *et al.*, 1996; Adams & McCue, 1998; Barton-Davis *et al.*, 1999; Tureckova *et al.*, 2001; Fernandez *et al.*, 2002) e ativação do eixo mTOR (Coffey & Hawley, 2007; Sandri, 2008; Zanchi & Lancha, 2008). **Ou** seja, para atuar, o IGF-1 deve estar presente em quantidades significativas nas adjacências da célula. Assim, algumas explicações para a baixa eficiência do IGF-1 sistêmico podem ser: alterações na configuração estrutural ocorrida durante sua passagem sanguínea, inativação pela coligação com determinadas proteínas ou dissolução, fazendo com que apenas quantidades reduzidas cheguem aos tecidos e dificultando que o IGF-1 liberado no sangue exerça seu potencial anabólico.

Além da hipertrofia, são atribuídos ao IGF-1 outros efeitos importantes, como regeneração de cartilagens articulares (Van den Hoogen *et al.*, 1998) e neurogênese (Doré *et al.*, 1997; Trejo *et al.*, 2001).

Efeitos do treinamento de força

Apesar do IGF-1 ser intimamente ligado ao GH em condições normais, os efeitos agudos e crônicos do treinamento de força nos níveis de IGF-1 não estão relacionados com a produção de hormônio do crescimento. Kraemer *et al.* (1995*a*) acompanharam as respostas hormonais pelas vinte e quatro horas seguintes a uma sessão de treinos intensos – com altas repetições e intervalos curtos de descanso – e verificaram que, apesar dos níveis de GH serem elevados em mais de dez vezes após o treino, os níveis de IGF-1 não foram diferentes em relação ao grupo controle em nenhum dos testes realizados ao longo de 24 horas, ao contrário do que acontece com a aplicação exógena de hormônio do crescimento.

Em termos agudos, o treinamento de força parece elevar os níveis locais e diminuir os níveis séricos de IGF-1 (Singh *et al.*, 1999; Bamman *et al.*, 2001; Eliakim *et al.*, 2001). Ao acompanhar os níveis de IGF-1 (por biópsias) durante a realização de treino de força, Singh *et al.* (1999) verificaram uma correlação positiva entre os níveis de IGF-1 local e o volume muscular. Neste experimento, os resultados mostraram que o treino resistido aumentou os níveis locais de IGF-1 em cerca de 500% e esta elevação foi positivamente relacionada ao aumento do volume muscular e estreitamente relacionada aos danos musculares e desenvolvimento de miosina. Em longo prazo, podemos supor que a hipertrofia, com consequente aumento no número de núcleos, promove elevações nas quantidades de IGF-1 autócrino/parácrino pela maior disponibilidade de material genético.

Testosterona

A testosterona é um hormônio esteroide responsável pelo desenvolvimento das características masculinas. Sua produção se dá principalmente nas células de Leydig, localizadas nos testículos, e ocorre de forma reduzida nos ovários e nas glândulas adrenais. Em homens, esta produção varia entre 2,5-11 mg/dia, já nas mulheres a produção é de cerca de 0,2 a 0,4 mg/dia (Rivarola *et al.*, 1966; Samojlik *et al.*, 1984; Kley *et al.*, 1985; Meikle *et al.*, 1988; Vierhapper *et al.*, 1997). A maior parte da testosterona nas mulheres é convertida em hormônios femininos nos tecidos adiposos pelo complexo enzimático aromatase (Basaria *et al.*, 2001).

A testosterona pode atuar por mecanismos diretos e indiretos.

- Mecanismo direto

A cadeia de reações da testosterona inicia-se quando suas moléculas penetram na célula. Dentro da célula, o hormônio se liga a um receptor androgênico e o complexo fica ativo por algumas horas. Ativado, o receptor migra para o núcleo celular e se encontra com outro receptor, este conjunto

41

(dois receptores mais uma molécula de testosterona) se une a determinadas regiões do DNA e leva à produção de RNAm. Após o fim da reação, os receptores se separam e voltam à inatividade.

A concentração de receptores androgênicos pode explicar a diferença no desenvolvimento de diferentes grupos musculares. Por exemplo, um estudo de Kadi *et al.* (2000) verificou que músculos da parte superior do corpo possuem maior quantidade de receptores androgênicos em comparação com músculos da parte inferior. Esse fato esclarece, por exemplo, a diferença de distribuição de massa muscular em homens e mulheres, pois a quantidade de receptores androgênicos poderia ser a justificativa para a diferença entre os sexos ser mais acentuada nos membros superiores do que nos inferiores, conforme verificado em diversos estudos (Janssen *et al.*, 2000; Abe *et al.*, 2003).

- Mecanismos indiretos

A atuação pelos receptores certamente é a mais conhecida, mas também há várias suposições e comprovações acerca de mecanismos indiretos, como:

Efeito anticatabólico

Os receptores androgênicos e os de glicocorticoides são bastante semelhantes, o que leva a testosterona a ter grande afinidade pelos receptores glucocorticoides (Danhaive & Rousseau, 1986, 1988). Sendo assim, os andrógenos acabam por competir com hormônios catabólicos (como o cortisol) pelos receptores, diminuindo a atuação dos últimos e, consequentemente, evitando a degradação proteica. Além desta competição, supõe-se que os andrógenos interfiram na produção de glicocorticoides (Hickson *et al.*, 1990).

Eixo IGF1-/Testosterona

Segundo esta hipótese, os andrógenos estimulam a produção local de IGF-1, independentemente de seus níveis sistêmicos e da liberação de Hormônio do Crescimento, além de diminuírem a concentração de IGFBP-4 (Urban *et al.*, 1995), o que aumentaria a atividade do IGF-1.

Células satélites e núcleos

Uma hipótese bem verificada e pouco conhecida é a da ativação de células satélites. Joubert participou de três estudos neste sentido, sendo que, em um deles, a administração de testosterona em ratos produziu hipertrofia acompanhada pela proliferação de células satélites nos três primeiros dias de tratamento, com aumento no número de núcleos nos segundo e terceiro dias. Ao final do trigésimo dia, o número de mionúcleos era 80% maior que o inicial (Joubert & Tobin, 1989). Em um estudo posterior, foi observado o período de "puberdade" dos ratos e verificou-se que nos machos ocorre aumento no número de células satélites poucos dias após o pico de testosterona, seguido da multiplicação de mionúcleos, com aumento superior a 50% (Joubert *et al.*, 1994). As suposições destes dois estudos foram confirmadas em 1995 em pesquisa na qual a aplicação de testosterona causou proliferação de células satélites em pouco mais de um dia, com subsequente aumento da quantidade de mionúcleos (Joubert & Tobin, 1995).

Esta hipótese foi verificada em humanos por meio de estudos transversais e longitudinais. Kadi *et al.* (1999*b*) verificaram, por biópsias, que levantadores de peso que relataram usar esteroides anabolizantes possuíam maiores quantidades de núcleos em comparação com atletas que diziam não tomar as drogas. Posteriormente, Sinha-Hikim *et al.* (2003) administraram diversas doses de testosterona por cinco meses em homens saudáveis e encontraram correlação direta entre a quantidade de hormônio e o número de células satélites.

Apesar de a testosterona ser importante para hipertrofia, deve-se ressaltar que ela não é essencial. Estudos realizados com inibição da produção de testosterona (Kvorning *et al.*, 2006), bem como comparações entre homens e mulheres (Dreyer *et al.*, 2010) comprovam que mesmo com quantidades extremamente baixas de testosterona é possível a obtenção de respostas ao treinamento resistido. Inclusive, para os membros inferiores, a presença da testosterona faria pouca diferença nos ganhos de massa muscular (Kvorning *et al.*, 2006).

Efeitos do treinamento

Os efeitos agudos que o treinamento de força exerce na concentração de testosterona ainda são controversos. Há alguns estudos relatando queda (Bosco *et al.*, 2000; Bamman *et al.*, 2001), aumento (Gotshalk *et al.*, 1997; Volek *et al.*, 1997; Kraemer *et al.*, 1999*b*, 1999*a*; Tremblay *et al.*, 2004) e alguns não encontraram diferenças significativas entre os níveis de testosterona pré e pós-treino (Bosco *et al.*, 2000; Smilios *et al.*, 2003; Wilkinson *et al.*, 2006). Normalmente, a crença é de que os métodos tensionais e de potência produzem maiores alterações nos níveis de testosterona (Kraemer *et al.*, 1990; Bosco *et al.*, 2000), no entanto, isto pode se estender a qualquer treino intenso, incluindo os metabólicos, pois o acúmulo de lactato também pode estimular a liberação de testosterona (Lin *et al.*, 2001).

Há suposições de que o trabalho realizado influenciaria nas concentrações hormonais, mas o efeito do volume do treinamento é controverso. Apesar de haver estudos mostrando que treinos de uma série produzem menos alterações nos níveis de testosterona que treinos de três séries (Gotshalk *et al.*, 1997), há experimentos que não encontraram diferenças entre a utilização de duas, quatro ou seis séries para cada grupo muscular (Smilios *et al.*, 2003).

Esta análise dos efeitos agudos deve ser vista com cautela para não se supervalorizar as elevações hormonais pós-treino, pois normalmente o pico hormonal dura poucos minutos e há tendência de queda posteriormente (Nindl *et al.*, 2001). Além disso, as alterações agudas na testosterona, bem como de GH e IGF-1, não são associadas a aumentos de síntese proteica (West *et al.*, 2009) nem aos ganhos de força e massa muscular obtidos com o treinamento (Wilkinson *et al.*, 2006; West & Phillips, 2012; Schroeder *et al.*, 2013; Morton *et al.*, 2016).

Em termos crônicos, as alterações na concentração de testosterona normalmente não se mostram significativas em função do treino de força (Kraemer *et al.*, 1995a, 1999b, 1999a; Potteiger *et al.*, 1995; Reaburn *et al.*, 1997; McCall *et al.*, 1999; Tremblay *et al.*, 2004), apesar de haver estudos com resultados contrários (Staron *et al.*, 1994). Contudo, há evidências de que o treino de força influencia na eficiência do hormônio por meio de alterações nos receptores e nas células satélites.

Nesse sentido, há pesquisas mostrando que, dois dias após uma sessão de musculação, a quantidade de RNAm para o receptor androgênico é duplicada (Bamman *et al.*, 2001). Além disso, atletas treinados em força apresentam maior quantidade de células satélites em comparação com pessoas não treinadas (Kadi *et al.*, 1999a). Tendo em vista que o receptor androgênico é sintetizado a partir dos próprios núcleos das fibras musculares, podemos supor que a hipertrofia em longo prazo, com consequente aumento no número de núcleos, promove elevações nas suas quantidades, incrementando a eficiência da testosterona.

Fatores genéticos

Apesar de os fatores ambientais terem grande importância na determinação de força e massa muscular, atualmente se reconhece que fatores genéticos são responsáveis por grande parte das variações nestes fenótipos (Maes *et al.*, 1996; Loos *et al.*, 1997; Thomis *et al.*, 1997; Carmelli & Reed, 2000; Wolfarth *et al.*, 2005; Stewart & Rittweger, 2006; Bray *et al.*, 2009; Rankinen *et al.*, 2010; Hagberg *et al.*, 2011). Estimativas anteriores revelaram que a herdabilidade pode explicar de 44 a 58% das variações interindividuais na força muscular (Beunen & Thomis, 2000, 2004; Tiainen *et al.*, 2009) e na massa magra (Arden & Spector, 1997), sendo a influência dos fatores genéticos maior em jovens do que em idosos (Stewart & Rittweger, 2006; Prior *et al.*, 2007).

Além de influenciar diretamente nos fenótipos musculares, os fatores genéticos também podem interferir na resposta ao treinamento (Thomis *et al.*, 1998; Beunen & Thomis, 2004; Brutsaert & Parra, 2006). Estimativas de Thomis *et al.* (1998) revelam que aproximadamente 20% das variações nos ganhos de força poderiam ser atribuídas a fatores genéticos.

Diante desses fatos, diversos autores, inclusive nosso grupo (Lima *et al.*, 2007; Gentil *et al.*, 2012) se dedicaram ao estudo das variáveis genéticas que poderiam influir nos fenótipos musculares. Todavia, os resultados não têm sido animadores, nos levando a concluir que, nas perspectivas atuais, não se pode sugerir que variações comuns em determinados genes influenciam de maneira relevante na magnitude das respostas ao treinamento.

Um exemplo são os polimorfismos no gene da alfa actina 3 (ACTN3). A ACTN3 é uma proteína importante para fixação dos miofilamentos, especialmente das fibras tipo 2. Um polimorfismo identificado em seu gene leva à ausência da proteína em algumas pessoas. Como a ACTN3 parece estar relacionada à integridade da fibra e à contração muscular, houve suposição de que a ausência da proteína poderia promover prejuízos na produção de contrações musculares intensas e, para reforçar a hipótese, foi verificado que atletas de força e potência raramente têm a mutação que conduz à ausência da proteína, enquanto a variação que induz à ausência da proteína é mais comum em atletas de resistência (Gentil & Bottaro, 2010). Para verificar se tais variações influenciariam nos ganhos de força e de massa muscular, conduzimos um estudo no qual 141 homens jovens realizaram musculação e tiveram seus DNAs analisados. De acordo com os resultados, não houve diferenças nos ganhos de força e de massa muscular entre os grupos (Gentil *et al.*, 2011), o que foi confirmado em estudos posteriores (Erskine *et al.*, 2013).

Trabalhos como esses trazem a sugestão de que a busca por genes individuais que exercem influência relevante nas adaptações fisiológicas é infrutífera, pois os genes atuam em redes complexas, não lineares e redundantes (Timmons, 2011).

No entanto, há algumas mutações raras que produzem efeito aparentemente relevante na massa muscular, como é o caso do gene miostatina.

Miostatina

A miostatina (gene GDF-8) é um gene que regula negativamente o crescimento muscular, ou seja, limita o tamanho do músculo, tanto pela atenuação da hipertrofia quanto da hiperplasia. Ainda não se sabe ao certo como a miostatina atua, mas há hipóteses relacionadas à indução da morte das células, inibição da proliferação de células satélites e/ou ação direta no metabolismo proteico.

Por meio de manipulação genética, McPherron *et al.* (1997) produziram ratos com deficiência na miostatina e verificaram que os animais "deficientes" eram muito maiores que os normais, com seus músculos chegando a ser de duas a três vezes mais volumosos sem que houvesse aumento correspondente na gordura. Em animais de maior porte, como os bois, a inibição da miostatina produz espécimes musculosos, mas a diferença para com animais sem mutação não é tão significativa quanto em ratos. A raça bovina *Belgian Blue*, por exemplo, possui mutação genética que a leva a ter de 20 a 25% mais músculos e menor quantidade de gordura intramuscular e tecidos conectivos (McPherron & Lee, 1997).

Pelo fato de a miostatina ter efeitos em uma grande variedade de espécies animais, tornou-se inevitável associar o ganho de massa muscular à atividade da miostatina em humanos. Esta poderia ser uma das explicações de como o fator genético determina a composição corporal dos indivíduos, teorizando que pessoas com maiores atividades de miostatina teriam dificuldade em obter hipertrofia em resposta ao treino.

Nesse sentido, estudo feito em Estocolmo, na Suécia, mediu a quantidade de miostatina em um grupo de homens saudáveis e em dois grupos com HIV positivo: um deles com perda de peso menor que 10% nos últimos seis meses e o outro com redução ponderal maior que 10% no mesmo período.

De acordo com os resultados, houve correlação negativa entre a miostatina e a quantidade de massa magra, tanto em indivíduos saudáveis quanto naqueles HIV positivos (Gonzalez-Cadavid *et al.*, 1998). Os maiores níveis de miostatina em portadores do vírus HIV (Gonzalez-Cadavid *et al.*, 1998), atrofias crônicas (Zachwieja & Yarasheski, 1999; Reardon *et al.*, 2001) e idades avançadas (Marcell *et al.*, 2001; Schulte & Yarasheski, 2001) fazem surgir especulações acerca das aplicações terapêuticas que a inibição da miostatina pode ter em estados catabólicos característicos de diversas patologias.

Algumas informações sobre as implicações das mutações no gene miostatina em humanos podem ser inferidas de um estudo publicado por pesquisadores ingleses que traz o relato de uma criança cuja mãe era atleta de força/potência e originária de uma família de pessoas notoriamente fortes (Schuelke *et al.*, 2004). A criança nasceu com uma aparência incomumente musculosa e análises genéticas revelaram perda de funcionalidade do gene miostatina. A criança foi acompanhada até os 4,5 anos e não havia alterações funcionais, endócrinas, motoras ou neurais. Nessa idade, a criança possuía extraordinária massa muscular e força, conseguindo sustentar halteres de 3 quilos na abdução de ombros.

A popularidade da descoberta deste gene trouxe reações em diversos segmentos: os profissionais da saúde procuraram uma maneira de reverter o catabolismo gerado por estados patológicos e pelo envelhecimento; os pecuaristas visualizaram uma forma de aumentar seus ganhos, produzindo animais maiores, e alguns segmentos do esporte procuraram uma maneira de obter melhores resultados desportivos e estéticos.

Outro ponto que gerará questionamentos é a distante, porém real, possibilidade da miostatina passar a ser manipulada em humanos mesmo antes do nascimento, originando uma linhagem de "super-seres". Isso traz à tona a questão ética da engenharia genética: até que ponto a ciência pode interferir no desenvolvimento de um indivíduo?

Efeitos do treinamento de força

Alguns estudos verificaram que a imobilização promove aumento da expressão do gene miostatina, enquanto a realização de treinamento resistido promove queda na sua expressão (Mascher *et al.*, 2008; Hulmi *et al.*, 2009; Troosters *et al.*, 2010; Brooks *et al.*, 2011; Jespersen *et al.*, 2011).

Os efeitos da perda de funcionalidade do gene miostatina estão bem definidos, entretanto, a associação de mutações de única base não são tão claras. Ivey *et al.* (2000) procuraram verificar os efeitos de diferentes genótipos da miostatina nos fenótipos musculares. O estudo envolveu um treinamento de musculação de nove semanas, tendo quatro grupos: homens jovens, homens idosos, mulheres jovens e mulheres idosas. De acordo com os dados obtidos, os diferentes genótipos de miostatina não influenciaram na resposta hipertrófica quando os todos foram analisados em conjunto. Resultados similares foram encontrados por Kostek *et al.* (2009), trazendo dúvidas quanto à associação dos polimorfismos no gene miostatina com a resposta ao treinamento resistido.

Epigenética

O fato de os genes não exercerem a influência esperada na resposta ao treinamento devolve a atenção aos fatores ambientais. Como o fenótipo é fruto da interação entre fatores genéticos e ambientais, fortaleceu-se a ideia de que um dado gene pode se expressar de maneira relevante ou, pelo contrário, deixar de atuar, dependendo dos estímulos oferecidos. Isso não significa que o DNA foi modificado e sim que a expressão de determinado gene foi alterada. Inclusive, essas mudanças na expressão genética podem ser transmitidas a gerações posteriores. A capacidade de modificar a expressão de um gene e transmiti-la às gerações seguintes é o que se chama epigenética. Atualmente, existem três mecanismos conhecidos para a epigenética (Baldwin & Haddad, 2010; Ehlert *et al.*, 2013):

- Alterações na estrutura da cromatina/histona;
- Metilação do DNA;
- RNA não condificante (micro-RNA, RNA antisenso…).

Interessante nessas descobertas com relação à epigenética é o fato de que se comprovou que uma pessoa não está presa à sua herança genética. Desta feita, mesmo havendo predisposição para determinada característica, se houver estímulos adequados, como os fornecidos por treino e alimentação, essa característica pode ser alterada e, mais ainda, as mudanças poderão ser transmitidas aos descendentes.

3.1.2 - Estímulos para a hipertrofia

Microlesões

As microlesões podem ser acarretadas por diversos fatores, como alongamentos, repetições excêntricas e hipóxia (Antonio & Gonyea, 1993*a*, 1993*b*). Apesar de serem mais evidentes em virtude de ações excêntricas, as contrações concêntricas também têm capacidade de induzir microlesões (Gibala *et al.*, 1995). Normalmente, as microlesões são notadas nas linhas Z, mas diversos outros pontos também são afetados, como: sarcolema, retículo sarcoplasmático, lâmina basal, mitocôndrias, tecido conectivo...

Para se compreender como as microlesões podem estar associadas à hipertrofia deve-se, em primeiro lugar, entender as consequências fisiológicas de uma lesão. Quando um tecido é lesionado, ocorre uma complexa sequência de reações, incluindo: dilatação dos vasos locais, aumento da permeabilidade dos capilares e migração de células do sistema imunológico.

Nos minutos iniciais após a inflamação, surge a primeira linha de macrófagos, que principiam a ação fagocitória. Depois da primeira hora, neutrófilos vindos do sangue iniciam a invasão da área inflamada, removendo corpos estranhos. Além de uma função fagocitória, os neutrófilos liberam proteases que ajudam na remoção de resíduos, mas que também liberam substâncias citolíticas e citotóxicas que podem causar danos em tecidos saudáveis (Schoenfeld, 2012). Apesar de ser discutível o papel direto dos neutrófilos na hipertrofia, é plausível que estas células sinalizem por meio de outras moléculas, como é o caso das espécies reativas de oxigênio, que podem ter um papel importante na hipertrofia (Schoenfeld, 2012). Há autores questionando a invasão de neutrófilos em células musculares de mamíferos submetidos a sobrecarga (Lapointe *et al.*, 2002), porém, subsistem controvérsias sobre o tema.

Praticamente simultânea à invasão de neutrófilos ocorre uma segunda ação dos macrófagos, originados de monócitos sanguíneos (Tidball, 2002). Esta segunda invasão de macrófagos se dá de forma gradual, demorando cerca de dois dias para tornar-se efetiva (Guyton & Hall, 2000; Hawke & Garry, 2001). A segunda linha de macrófagos parece ser essencial ao processo de regeneração por secretar fatores que regulam a inflamação e a atividade das células satélites, como interleucinas e fatores de crescimento (Russell *et al.*, 1992; Bodine-Fowler, 1994; Vierck *et al.*, 2000; Hawke & Garry, 2001; Tidball, 2002; Tidball &

Wehling-Henricks, 2007; Schoenfeld, 2012), **tanto que a ausência de macrófagos impede a regeneração muscular, enquanto uma resposta aumentada eleva a proliferação e a diferenciação das células satélites (Summan *et al.*, 2006; Tidball & Wehling-Henricks, 2007).**

A capacidade migratória das células satélites depende da integridade estrutural da fibra. Em lesões de maior porte, quando a lâmina basal é rompida, as células satélites podem migrar para fibras adjacentes. Já nas microlesões, quando os danos são limitados (sem atingir a lâmina basal), a migração ocorre do local intacto para os locais de lesão, atraídas por quimiotaxia. **Há suposição de que ocorre também inibição mecânica na atividade das células satélites devido à compressão a que elas estão sujeitas no estado de repouso, deste modo, a lesão removeria a inibição ao provocar edema, fazendo com que as células satélites migrem para o local do trauma e iniciem suas atividades regenerativas (Hawke & Garry, 2001). No entanto, deve-se lembrar que a ocorrência de traumas não é a única situação que pode levar à ativação das células satélites (Anderson, 2000).**

Apesar de haver diversos estudos a favor da teoria das microlesões, como o de **Singh *et al* (1999), o qual relacionou positivamente os aumentos de força com danos musculares, a sua importância para a adaptação ao treino vem sendo questionada (Damas *et al.*, 2018).**

Mecanotransdução

O termo "transdução" pode ser definido como a transformação de estímulos de certa natureza em estímulos de natureza diferente. No caso do músculo, definimos como mecanotransdução a conversão de um estímulo mecânico em sinais fisiológicos.

De acordo com Maughan *et al.* (2000), estímulos mecânicos podem gerar hipertrofia na ausência de inervação, hormônios ou nutrição adequada. Efetivamente, é verificado que, mesmo sem ocorrência de microlesões, é possível um músculo hipertrofiar em função da sobrecarga (Antonio & Gonyea, 1993*a*, 1993*b*).

Supõe-se que as alterações mecânicas sejam traduzidas por meio do citoesqueleto por diversos mecanismos (Carson & Wei, 2000; Maughan *et al.*, 2000; Burkholder, 2007; Hornberger, 2011; Prosser *et al.*, 2013): diretamente; através de integrinas; por canais de íons ligados à membrana; pelas proteínas quinases ativadas por mitógenos (MAP); ou pela via do eixo mTOR. Estas alterações iniciadas com o estímulo mecânico principiam uma cascata de reações que afetam as atividades das células satélites, dos ribossomos, fatores de iniciação eucarióticos (eIFs) e fatores de transcrição, produzindo uma expressão genética alterada que leva a maior síntese proteica.

A mecanotransdução é fortemente influenciada pelo tipo de ação muscular executada, sendo mais evidente em contrações excêntricas, isométricas, concêntricas e alongamentos passivos, respectivamente (Martineau & Gardiner, 2001).

Eixo mTOR

O complexo enzimático mTOR (sigla originalmente derivada de *mammalian target of rapamycin*) regula diversos processos fisiológicos importantes, como o crescimento, proliferação, motilidade e sobrevivência das células. Sua regulação se dá por fatores como sobrecarga, insulina, fatores de crescimento e aminoácidos (Coffey & Hawley, 2007; Sandri, 2008; Philp *et al.*, 2011). O mTOR recebe esse nome por ser seletivamente inibido pela rapamicina, uma droga imunossupressora usada em transplantes, para evitar que o organismo rejeite o novo órgão.

A via envolvida na ativação do complexo mTOR, conhecida como eixo mTOR, é uma importante reguladora da resposta do músculo esquelético à sobrecarga. A ativação do eixo passa por diversas reações enzimáticas, que podem ser resumidas nos passos ilustrados na figura 12. Os estímulos iniciais resultam na ativação da fosfatidilinositol 3 quinase (PI3K), a qual produz um intermediário que inicia a fosforilação da proteína quinase B (Akt). No corpo humano, a Akt apresenta três variações, a Akt1, Akt2 e Akt3, sendo que as duas primeiras são as mais expressas no músculo esquelético, ao passo que a terceira é expressa principalmente no cérebro (Sandri, 2008). A Akt1 está associada ao desenvolvimento muscular, enquanto a Akt2 é ligada ao metabolismo de glicose (Yang *et al.*, 2004; Nader, 2005; Taniguchi *et al.*, 2006).

A ação da Akt na hipertrofia muscular está associada a diversos processos. Por exemplo, a Akt bloqueia a glicogênio sintase quinase 3β (GSK3β), uma enzima que inibe a ação do fator de iniciação eucariótico 2B (eIF2B), o qual está envolvido na síntese proteica (Coffey & Hawley, 2007; Sandri, 2008). Adicionalmente, por mecanismos indiretos, a Akt ativa o mTOR, que abrange dois complexos proteicos: o mTORC1 e o mTORC2. O mTORC1 é o responsável pelo aumento da síntese proteica e age por meio da fosforilação da S6K1 e da 4E-BP1, ativando o primeiro e inibindo o segundo. As células dos mamíferos expressam duas formas de S6K: a S6K1 e a S6K2. A S6K1 é responsável pela regulação do tamanho da fibra muscular e tem complexos nucleares (p85s6k) e citosólicos (p70s6k), sendo que os últimos são essenciais para hipertrofia muscular (Coffey & Hawley, 2007). O 4E-BP1, que é um inibidor da eIF4E, ativa a iniciação da tradução. O mTORC2, por sua vez, sinaliza novamente para o Akt, que promove inibição da atividade das proteínas da família FoxO, as quais são importantes sinalizadores catabólicos (Coffey & Hawley, 2007; Sandri, 2008). Desse modo, verifica-se que a ativação do eixo mTOR produz tanto respostas anabólicas quanto anti-catabólicas.

Como dito anteriormente, a ativação do eixo mTOR pode ocorrer por meio de fatores de crescimento, como o IGF-1, e até mesmo diretamente pela aplicação de sobrecarga (Bolster *et al.*, 2003; Zanchi & Lancha, 2008). Deve-se lembrar que, nesse último caso, há possibilidade da mecanotransdução direta, de modo que a ativação do mTOR ocorre independentemente da fosforilação de PI3K e Akt (Hornberger & Esser, 2004; Hornberger *et al.*, 2004; Philp *et al.*, 2011).

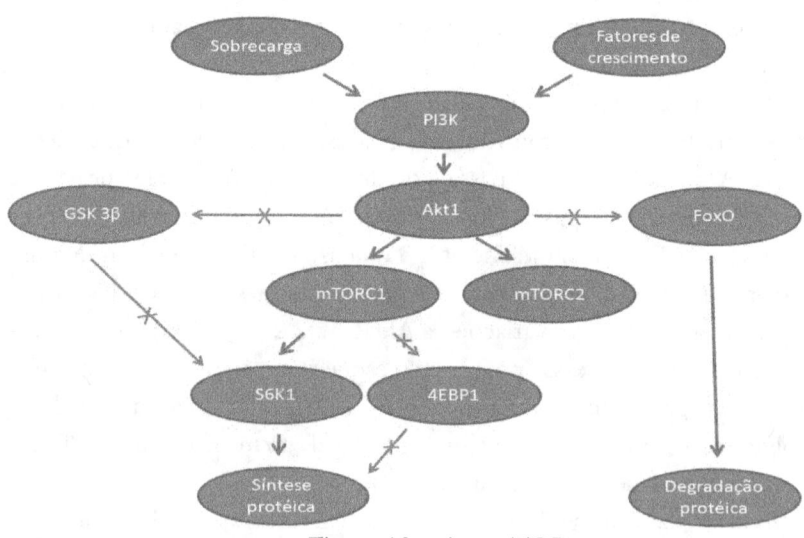

Figura 12 - eixo mTOR

Síntese proteica

Sabe-se que o treino de força produz alterações agudas (direta e/ou indiretamente) na atividade do RNAm de determinadas proteínas, especialmente proteínas contráteis. Apesar do fenômeno ainda não estar claramente definido, os avanços no conhecimento do eixo mTOR têm trazido elementos interessantes para elucidar esse efeito. Análises iniciais mostram que o exercício não parece aumentar a quantidade de RNAm (transcrição), mas sim a velocidade do processo de tradução, ou seja, a velocidade com que o maquinário ribossômico decodifica a fita de RNAm (Chesley *et al.*, 1992; MacDougall *et al.*, 1995; Farrell *et al.*, 1999). Além das alterações no eixo mTOR, a maior disponibilidade de aminoácidos proporcionada por alterações no fluxo sanguíneo também pode ser relevante (Biolo *et al.*, 1995).

Apesar das alterações na síntese proteica se iniciarem durante ou imediatamente após o treino, elas só se refletem em maior síntese proteica depois de algumas horas, tornando-se mais significativa entre 2 e 4 horas. De acordo com estudos sobre o tema, de 3 a 4 horas após uma série de musculação a síntese proteica estará entre 50% e 100% acima dos valores normais, atingindo o pico em cerca de 24 horas (109% a mais que os valores de repouso). Porém, estes níveis decrescem rapidamente, chegando a uma elevação de apenas 14% (diferença sem significância estatística) após 36 horas (Chesley *et al.*, 1992; Biolo *et al.*, 1995; MacDougall *et al.*, 1995; Dreyer *et al.*, 2010). A despeito de o catabolismo também aumentar logo após o treino de força (Biolo *et al.*, 1995), é possível que o somatório dos balanços proteicos positivos seja importante na hipertrofia (Yarasheski, 2003).

Estes efeitos agudos da síntese proteica normalmente são estudados em jovens do sexo masculino, mas há evidências de que ocorrem da mesma forma em mulheres e em idosos (Yarasheski *et al.*, 1993*b*, 1995).

Alterações de osmolaridade

Osmolaridade é a medida usada para quantificar a magnitude da pressão osmótica exercida pelos líquidos corporais determinada pela concentração de partículas neste líquido. Estudos iniciais demonstram que a queda na osmolaridade, com ocorrência de inchaço celular por meio de hiperidratação, é um importante sinalizador anti-catabólico (Haussinger *et al.*, 1990, 1993).

Posteriormente, Berneis *et al.* (1999) realizaram um estudo em humanos para verificar a influência da osmolaridade no metabolismo proteico. Foram induzidas três situações: 1-restrição de líquidos e infusão de sódio; 2-ingestão deliberadamente alta de água e infusão de solução salina hipotônica e; 3-ingestão normal de água. Segundo os resultados, a diminuição de osmolaridade encontrada na segunda situação (alta ingestão de água e infusão hipotônica) ocasionou a diminuição no catabolismo proteico, o que favorece um balanço de nitrogênio positivo.

Quando o estado metabólico celular é alterado pelo exercício, o funcionamento da bomba de íons fica prejudicado. Os íons de sódio, que normalmente são retirados do espaço intracelular, passam a se acumular e a causar movimentação osmótica de água para dentro da célula, o que faz a célula aumentar transitoriamente de volume. Resta saber se esta alteração osmótica produzida pelos exercícios tem significância para o ganho de massa muscular, como a encontrada no estudo de Berneis *et al.* (1999).

3.1.3 - Hipertrofia sarcoplasmática X miofibrilar:

Diversos autores (Bompa & Cornacchia, 1998; Zatsiorsky, 1999) afirmam a existência de dois tipos de hipertrofia morfologicamente diferenciados: sarcoplasmático e miofibrilar. Segundo a teoria comumente aceita, o primeiro é muito visto em fisiculturistas e atletas que treinam com repetições elevadas (maiores que 10), sendo uma de suas características básicas o aumento de volume muscular com pequena majoração de força. Isso trouxe a suposição de que a hipertrofia sarcoplasmática se manifesta como um aumento do líquido e demais organelas do sarcoplasma que não as miofibrilas. Já a hipertrofia miofibrilar seria, segundo a teoria, mais vista em levantadores de peso, os quais treinam com repetições baixas (normalmente abaixo de seis). Este tipo de hipertrofia se manifestaria morfologicamente como um aumento de volume das miofibrilas sem elevação correspondente das demais organelas, o que levaria a ganhos mais significativos de força, desproporcionais ao acréscimo no volume muscular.

Esta teoria vem sendo repetida e propagada há tanto tempo que a divisão de hipertrofia em sarcoplasmática e miofibrilar se tornou um dogma amplamente aceito. Porém, ao observarmos as descobertas e conceitos científicos, não encontramos fundamentos para que tal suposição se aplique às adaptações crônicas do músculo esquelético submetido ao treinamento de força.

Alway *et al.* (1988) realizaram um estudo para verificar as alterações nas fibras musculares em resposta a diferentes tipos de treino. A amostra foi composta por quatro grupos: atletas de força (levantadores de peso e fisiculturistas), atletas de endurance (maratonistas), pessoas ativas (esportes recreativos) e sedentários. A análise envolveu tanto fibras tipo I quanto tipo II do tríceps sural. De acordo com os resultados, as fibras musculares eram 2,5-1,7- e 1,6 vezes maiores em atletas de força, atletas de endurance e pessoas ativas, respectivamente, em relação ao grupo controle. A despeito da grande diferença de tamanho, os volumes relativos do retículo sarcoplasmático, sarcoplasma e miofibrilas eram iguais em todos os grupos e entre os dois tipos de fibra. De todas as organelas estudadas, a única que mostrou ter sua quantidade relativa alterada foi a mitocôndria. Caso se suponha que o treino de força com cargas elevadas aumenta a densidade miofibrilar e reduz o volume de líquido sarcoplasmático, seria de se esperar que os atletas de endurance possuíssem densidade miofibrilar reduzida e maior volume líquido em relação a levantadores de peso, assim como se poderia supor que esta relação fosse diferente entre os dois tipos de fibra, mas nenhuma das suposições se confirmou. Independentemente das fibras serem de um atleta de força ou de endurance e das fibras serem tipo I ou tipo II, todas possuíam cerca de 81% de densidade miofibrilar e 11% de volume de líquido sarcoplasmático.

Outros estudos parecem desafiar a diferenciação da hipertrofia. Branzk & Pieper (1986) submeteram estudantes a cinco semanas de treinamento de força explosiva, obtendo hipertrofia das fibras tipo I (20%) e tipo II (24%). Os autores verificaram que o aumento da secção transversa não é relacionado a nenhuma mudança na proporção dos volumes dos componentes celulares (miofibrilas e sarcoplasma). Estes autores inclusive fazem uma afirmação controversa: "ao contrário de atletas de endurance e pessoas não treinadas, os atletas de potência mostram maiores valores de densidade de volume sarcoplasmático em suas fibras musculares", ou seja, justamente o contrário do que se prega.

Wang *et al* (1993) realizaram estudo mais longo que o anterior. Nesta pesquisa, adotou-se treino de força com altas repetições por dezoito semanas e obteve-se aumento tanto do volume absoluto das miofibrilas quanto do volume intermiofibrilar sem, no entanto, ocorrerem alterações nos seus volumes relativos. Isso levou os autores a concluírem que o treino de repetições elevadas acarreta aumento dos componentes da fibra muscular proporcional ao aumento da própria fibra.

Um estudo de McDougall *et al.* (1982) por vezes é citado como base para a diferenciação da hipertrofia em dois tipos. Nesta pesquisa foram comparadas amostras retiradas do tríceps braquial de um grupo de atletas que possuíam elevados níveis de hipertrofia (fisiculturistas e levantadores de peso) com pessoas que praticavam musculação há seis meses. De acordo com os resultados, em atletas de força, o volume miofibrilar foi significativamente menor (73,2% em comparação com 82,5%) e o volume citoplasmático maior (24,1% contra 14,8%), ou seja, contrário à teoria de que ocorreria hipertrofia miofibrilar em atletas de força. O motivo desse maior volume sarcoplasmático pode estar no uso de esteroides anabólicos androgênicos, pois, dos sete atletas de força da amostra, seis afirmaram estar usando ou ter usado esteroides anabólicos androgênicos regularmente, enquanto ninguém do grupo controle o fazia. Uma das hipóteses sugeridas pelos autores é de que o uso de esteroides ocasionou a retenção de fluidos, fato já verificado em animais (Appell *et al.*, 1983), o que, por sua vez, dissolveu a proporção de proteínas miofibrilares. É interessante notar que o volume miofibrilar encontrado nesse estudo é expressivamente baixo em relação às demais pesquisas, mesmo em estudos feitos na mesma Universidade e com os mesmos autores, o que impulsiona as conclusões para uma condição patológica.

De fato, grande parte, senão todos os estudos que verificaram alterações nas densidades dos componentes ultraestruturais ou induziram condições patológicas ou foram feitos em corações com degenerações patológicas. Em estudo de Fitzl *et al.* (1998), detectou-se que hamsters com cardiomiopatia hereditária possuíam densidade miofibrilar cerca de 10% menor e maior volume sarcoplasmático que animais saudáveis. A ocorrência de uma "hipertrofia sarcoplasmática" como condição patológica também foi verificada em corações humanos que hipertrofiaram em razão de uma patologia na válvula da aorta (Schaper *et al.*, 1981). Por outro lado, ao submeterem ratos a dezoito semanas de treinamento em esteiras, Mattfeldt *et al.* (1986) verificaram que a secção transversa do músculo cardíaco dos animais exercitados era 17% maior que a de sedentários, sem alterações na composição das estruturas.

A questão da diferenciação de hipertrofia estaria associada a uma condição patológica muito verificada no miocárdio e não meramente a uma adaptação corriqueira de diferentes tipos de treinos.

> ## Como a densidade se mantém constante?
>
> A densidade constante dos componentes proteicos pode estar relacionada também à densidade do número de núcleos. Quando uma fibra hipertrofia há aumento compensatório no número de núcleos, dada a aparente necessidade de se manter determinada quantidade de material genético para atender às demandas da célula (Roy *et al.*, 1999; Kadi & Thornell, 2000). Isso nos leva a especular que o aumento proporcional de material genético origina uma manutenção da densidade das organelas num segundo momento. O único componente que foge a esta densidade constante é a mitocôndria, tendo em vista sua relativa independência genética e capacidade autônoma de se multiplicar.

As adaptações diferenciadas em razão dos diversos tipos de treino provavelmente residem em pontos comprovadamente distintos entre pessoas treinadas em força ou resistência e relacionados à performance em tarefas específicas, entre os quais, podemos citar:

Ganhos de força (Sale *et al.*, 1983; Alway *et al.*, 1988; Behm, 1995; Maughan *et al.*, 2000; Fleck & Kraemer, 2004):

- Coordenação inter e intramuscular;
- Bomba de cálcio;
- Atividade da ATPase;
- Velocidade de condução do impulso nervoso;
- Sincronização de unidades motoras...

Ganhos na resistência (Tesch *et al.*, 1984, 1989; Luthi *et al.*, 1986; Antonio, 2000; Maughan *et al.*, 2000; Campos *et al.*, 2002; Fleck & Kraemer, 2004).

- Volume de mitocôndrias;
- Densidade capilar;
- Atividade de enzimas oxidativas e glicolíticas...

Obviamente, sem mencionar condições genéticas que predispõem um indivíduo a ter maior capacidade de realizar força em determinados movimentos, como: sistema de alavancas favorável (inserção de tendões, comprimento de membros...), estruturas osteoarticulares (capacidade de ossos e articulações em suportar carga...), vantagens neurais (espessura dos axônios, características da bainha de mielina...) e outras. Assim, podemos concluir que a diferença entre um fisiculturista e um halterofilista, ou entre quaisquer outros atletas de alto nível, é em decorrência das adaptações específicas do treinamento somadas à sua predisposição biológica. Além disso, não podemos negar a influência de fatores como manipulações alimentares e farmacológicas.

Supõe-se que esta divisão provavelmente era usada como artifício didático pelos soviéticos, porém, na tradução e transferência destes conceitos para a cultura ocidental, foram acomodados à nossa visão mecanicista. Todavia, até que haja provas convincentes da fragmentação morfológica da hipertrofia em dois tipos, o mais sensato é procurar explicações comprovadas e convincentes para os resultados dos treinos.

3.2 - Hiperplasia

Hiperplasia é o aumento volumétrico do músculo devido ao aumento numérico das fibras que o constituem. Há duas possíveis formas de se ampliar o número de fibras em um músculo: gênese de novas fibras a partir de células miogênicas (como a fusão das células satélites) e divisão da célula adulta em outras menores (Antonio & Gonyea, 1993*a*, 1993*b*; Tamaki *et al.*, 2010).

A fusão das células satélites para formação de novas fibras é o caminho sugerido pela maioria das pesquisas nas quais se detecta hiperplasia. Em estudos com animais, é possível verificar a presença de pequenas fibras expressando formas embrionárias e/ou neonatais de miosina poucos dias após a imposição de sobrecarga (Antonio & Gonyea, 1993*b*).

Entretanto, em casos extremos, a célula muscular parece ter a capacidade de se dividir. Ao usar sobrecargas progressivas nas asas de aves, Antonio & Goneya obtiveram, em apenas quatro semanas, o maior ganho de massa muscular já verificado em modelos animais, com aumento superior a 300% (Antonio & Gonyea, 1993*b*). Este expressivo aumento de tamanho foi acompanhado por uma elevação de mais de 80% no número de fibras. O padrão temporal destas alterações mostra que ocorreu progressão da secção transversa até valores extremos, seguido de notória diminuição de tamanho e multiplicação das células. Este padrão sugere que, após chegarem ao tamanho limite, as fibras se dividiriam, ou seja, há um limite de hipertrofia, a partir do qual é necessário que ocorra uma cisão celular.

Em animais, os métodos mais adotados para estimular hiperplasia são: ablação dos sinergistas, movimentos com sobrecargas e alongamento forçado

(Antonio & Gonyea, 1993*a*; Kelley, 1996). O último é o modelo mais comum, principalmente em aves. No alongamento forçado usualmente se aplica sobrecarga constante no dorsal anterior, anexando um implemento com peso equivalente a cerca de 10% do peso do animal em uma das asas, por várias semanas. Protocolos como este promovem elevação na quantidade de fibras em apenas uma semana, chegando a elevar tais valores em 82% (Antonio & Gonyea, 1993*b*).

Para contagem de fibras, os procedimentos normalmente são dois: contagem histológica e digestão com ácido nítrico. A histológica é feita com amostra da região medial do músculo. Este método pressupõe que a amostra contém todas as fibras pelo fato delas, necessariamente, irem da origem à inserção, o que não é verificado na prática. A alternativa mais precisa é a digestão com ácido nítrico, que, apesar de também possuir limitações, tem sido o método mais adotado (Antonio & Gonyea, 1993*a*; Kelley, 1996).

Nos animais, a hiperplasia já parece ser um fato concluso, como mostram as revisões sobre o tema (Antonio & Gonyea, 1993*a*; Kelley, 1996), mas a hipertrofia ainda se apresenta como a adaptação mais relevante e evidente (Kelley, 1996). A proporção dos valores encontrados entre os aumentos da área da fibra e o aumento do número é de 2:1, ou seja, os resultados dos estudos mostram incremento na área da fibra aproximadamente duas vezes maior que aquele nos números das fibras.

Hiperplasia em seres humanos

A primeira dificuldade em estudar hiperplasia em humanos é a impossibilidade de se reproduzir os modelos animais, como a ablação dos sinergistas e o alongamento sobrecarregado. Outro problema é o método de contagem de fibras, enquanto os animais são sacrificados e o músculo é removido para contagem de todas as fibras, em seres humanos tais pesquisas só são possíveis por meio de biópsias, estimando o total de fibras por meio da seguinte equação (Antonio & Gonyea, 1993*a*):

$$\text{número de fibras} = \frac{\text{secção transversa do músculo}}{\text{média da área das fibras}}$$

Ao estudarem cadáveres humanos, Sjöström *et al* (1991) verificaram que a secção transversa do tibial anterior era maior no músculo esquerdo em comparação ao direito. O tamanho das fibras foi igual entre os lados, no entanto, a contagem de fibras revelou número de células 10% mais alto no músculo esquerdo. Supostamente, a causa foi o padrão diferenciado de atividade entre os membros, tendo em vista que os participantes eram destros nos membros superiores e isto se reflete em maior uso dos membros inferiores contralaterais e sugere aumento na quantidade de fibras mediante maior uso. Segundo a proposta dos investigadores, trinta novas fibras seriam formadas a cada semana, assim, no tibial anterior estudado, apenas uma em cada cinco mil fibras teria surgido nos últimos sete dias. Levando em conta que a biópsia ofereceria amostra de cerca de quinhentas fibras, fica clara a dificuldade, ou até mesmo a impossibilidade, de detectar diferenças em seres humanos por meio deste procedimento em estudos de curto prazo.

Há estudos em humanos que sugerem ocorrência de hiperplasia como resultado do treinamento de força em longo prazo. MacDougall *et al.* (1984) selecionaram as pessoas ativas com maiores perímetros de braço em seus estudos anteriores para compará-los com atletas de força (fisiculturistas e levantadores peso). A experiência de treino era, em média, de sete anos para os atletas e seis meses para os não atletas. De acordo com as medidas, o perímetro do braço dos atletas era cerca de 30% maior, mas a secção transversa das fibras rápidas e lentas, bem como a proporção entre os tipos de fibras, eram iguais nos dois grupos, fazendo os autores sugerirem a ocorrência de hiperplasia. Nesta pesquisa há relatos de diversas fibras "atrofiadas" nos atletas, as quais poderiam ser, na verdade, células recém-criadas, como as encontradas em outros estudos (Antonio & Gonyea, 1993*b*, 1993*a*).

Alguns trabalhos mostraram resultados similares aos apontados anteriormente (Larsson & Tesch, 1986). Já outros, inclusive do mesmo grupo, trouxeram conclusões distintas (Schantz *et al.*, 1981; MacDougall *et al.*, 1984; Sale *et al.*, 1987). Por exemplo, MacDougall *et al* verificaram que fisiculturistas possuíam fibras maiores que estudantes de Educação Física, mas o número era igual. Apesar de haver fisiculturistas com número de células acima do normal, alguns estudantes também apresentavam estas alterações, igualando a média dos grupos (MacDougall *et al.*, 1984).

Várias hipóteses podem ser sugeridas para as diferenças entre as pesquisas, como: local da biópsia; procedimentos para coleta; características genéticas individuais; escolha da amostra – os atletas do estudo de MacDougall *et al* (1982), por exemplo, possuíam fibras menores que os atletas de outros estudos (Alway *et al.*, 1988).

Vale ressaltar que, a despeito das divergências, a maior parte dos estudos apresenta um ponto em comum: presença de pequenas fibras, que podem ter sido criadas recentemente. Um dado importante do estudo de MacDougall *et al.* é que quase a totalidade dos indivíduos no grupo de atletas afirmou estar fazendo ou ter feito uso de esteroides anabólicos, o que pode reforçar a hipótese de que a administração de andrógenos favorece o processo de hiperplasia em longo prazo, mediado pela atuação da testosterona sobre as células satélites, como visto na seção 3.1.1.

Nas pesquisas posteriores, as análises de estruturas proteicas embrionárias/neonatais para detectar novas fibras foram mais rigorosas. Em um estudo transversal, Kadi *et al.* (1999*a*) coletaram biópsias do trapézio de levantadores de peso de alto nível para compararem as diferenças morfológicas entre usuários e não usuários de esteroides. Os resultados mostram que as fibras de usuários eram maiores que as de não usuários, além de haver maior número de núcleos nos primeiros. A maior incidência de fibras com características neonatais e/ou embrionárias em atletas que adotam esteroides levou à sugestão de que tais drogas promovem tanto o aumento do tamanho da fibra quanto a formação de novas. Estes efeitos, no entanto, só seriam visíveis após uso prolongado de hormônios, tendo em vista que, depois de doses semanais de até 600mg de andrógenos por vinte semanas em homens, Sinha-Hikim *et al.* (2003) não encontraram sinais de hiperplasia.

Apesar de ser reforçada pelo uso de drogas, a hiperplasia tem se apresentado como possível resultado do treinamento resistido em longo prazo. Ao compararem as características musculares de levantadores de peso de nível internacional (não usuários de andrógenos) e pessoas comuns, Kadi *et al.* (1999*b*) verificaram que todos os levantadores de peso estudados possuíam pequenas fibras musculares expressando MCP embrionária/neonatal, enquanto apenas restrita parte dos não atletas mostrou estas alterações. No estudo, a proporção destas fibras equivaleu a 3,9% do total de fibras nos atletas e a 1% em não atletas.

A hiperplasia em humanos parece ser um fato científico, mostrando-se mais evidente como resultado do treinamento com pesos em logo prazo (mais de sete anos). Ainda assim, a contribuição das novas células ao aumento do músculo deve ser analisada com cautela, tanto pelo seu padrão temporal, quanto pelo aspecto quantitativo. Segundo as estimativas de Sjöström *et al.* (1991), por exemplo, demoraria cerca de dez anos para que o número de células aumentasse em 10%. Ao analisar os dados de Kadi *et al.* (1999*a*), vemos que a diferença entre o total de novas fibras em atletas de nível mundial (que possuem uma genética privilegiada e expõem suas fibras a sobrecarga por até 18 horas por semana) e sedentários equivale a menos de 2% do total de fibras do músculo.

Levando em conta que a circunferência de um membro depende de diversos outros fatores, como ossos e tecidos conectivos, não há grandes possibilidades da hiperplasia ter papel essencial nos resultados obtidos no dia a dia. Para representar tal significância, grosso modo, poderíamos fazer um paralelo entre os estudos citados e veríamos que a hiperplasia corresponderia a pouco mais de 1% das variações no volume total do músculo em dado momento.

A baixa significância da hiperplasia em curto prazo, a diferença entre os protocolos usados em humanos e em animais e as deficiências das técnicas de medida talvez expliquem o fato de não se encontrar aumento na contagem de fibras em estudos de poucos meses, como foi o caso de McCall *et al.* (1996) que realizaram biópsias antes e após doze semanas de treinamento de força. No entanto, deve-se reforçar que há evidências a favor da ocorrência do aumento do número de fibras como resultado de muitos anos de treinamento de força. Análises estatísticas mostram que tanto o tamanho quanto a quantidade de fibras têm relação com a secção transversa dos músculos (Kelley, 1996), seja por fatores genéticos, seja ambientais.

3.3 – Tipos de fibras

Mudanças de tipos de fibras

As fibras dentro de uma unidade motora têm similaridade bioquímica e mecânica, as quais são, em grande parte, determinadas pelo motoneurônio que as inerva. Motoneurônios com axônios de maior diâmetro, maior velocidade de condução e menor tempo de relaxamento inervam fibras rápidas, ocorrendo o inverso com fibras lentas. Essencialmente, o que determinará se uma fibra será lenta ou rápida é a atividade neural que chega a ela.

Em pesquisa feita com gatos (Foehring *et al.*, 1987), foi usada a inervação cruzada para testar até que ponto as fibras são determinadas pelas características do motoneurônio. Um procedimento cirúrgico fez com que o gastrocnêmio lateral (predominantemente rápido) ou o sóleo (predominantemente lento) fosse inervado pelo motoneurônio do gastrocnêmio medial (músculo de características mistas). As avaliações foram feitas em duas ocasiões: entre nove e dez semanas e entre nove e onze meses. Com a inervação, o gastrocnêmio lateral adquiriu rapidamente as características do gastrocnêmio medial, tornando-se mais lento. O sóleo também se aproximou do fenótipo do gastrocnêmio medial, sendo verificada maior proporção de fibras rápidas. No início do estudo tinha-se a composição de fibras rápidas em 25% e passou para 31% após a intervenção, um percentual nunca visto em condições normais. Mas, apesar destas mudanças, a composição do sóleo permaneceu diferente do gastrocnêmico medial. Estes dados indicam que uma atividade neural modificada pode influenciar na tipologia de fibras, no entanto, as mudanças são limitadas pelos padrões iniciais dos músculos, principalmente se as fibras tiverem características lentas. No caso de fibras oxidativas, foi verificado que o motoneurônio passou a ter características similares à da fibra, indicando que também pode ocorrer um caminho retroativo, com as fibras influenciando na composição do motoneurônio (Foehring *et al.*, 1987).

Posteriormente, foi constatado que o próprio padrão do motoneurônio pode ser alterado pela atividade elétrica. Munson *et al.* (1997) implantaram eletrodos no gastrocnêmio medial de gatos e forneceram estímulos de baixa frequência (25 Hz) durante oito a doze semanas. A estimulação crônica levou mais de 99% das fibras do gastrocnêmio a mostrarem características histológicas e neurais lentas-oxidativas, enquanto em condições normais essa proporção é de apenas 20%. Outros dados interessantes desta experiência foram as alterações dos próprios motoneurônios e suas sinapses. A estimulação crônica diminuiu o limiar de excitabilidade e a velocidade de condução das células nervosas, mostrando conversão para os fenótipos mais lentos, sem ocorrer, porém, conversão total, como houve com as fibras. Por meio destes resultados pode-se inferir que o próprio neurônio é influenciado pela atividade elétrica a que é submetido.

Em trabalho complementar ao citado acima, Gordon *et al.* (1997) forneceram estímulos de baixa frequência às fibras do gastrocnêmio de gatos mediante duas formas de eletroestimulação: na medula ou intramuscular. Os resultados foram os mesmos vistos anteriormente, com ambas as variações sendo eficientes em converter as fibras rápidas em lentas. A conversão foi mais ágil com a estimulação central na medula, chegando a 100% no segundo mês, o que só ocorreu na estimulação intramuscular após o centésimo dia.

Um dado comum a todos os artigos citados foi a maior facilidade de conversão de fibras rápidas em fibras lentas. De acordo com todos eles, as fibras glicolíticas oferecem menos resistência em se transformar, adquirindo características totalmente oxidativas. Esta maior capacidade das fibras originalmente lentas resistirem à conversão e até mesmo converterem o motoneurônio pode estar relacionada a fatores bioquímicos, especialmente a neurotrofinas (Munson *et al.*, 1997).

Tais evidências mostram que a atividade neural pode influenciar as características e até mesmo os tipos de fibras. Todavia, não há provas de que os estímulos neurais proporcionados pelo treinamento de força podem ter efeito similar aos encontrados em estudos realizados em animais dentro de laboratórios. Talvez a única forma de verificação seja por meio do acompanhamento longitudinal de pessoas expostas a determinados estímulos durante muitos anos, quiçá desde suas infâncias.

Conversão entre subtipos

Na maior parte dos estudos envolvendo treinamento com pesos, as mudanças ocorrem dentro do fenótipo rápido (fibras tipo II) com modificações na miosina de cadeia pesada (MCP). Todas as atividades físicas, desde treinos de endurance até treinos de força e sprints, parecem estimular a mudança do fenótipo IIB para o IIA (Adams *et al.*, 1993; Staron *et al.*, 1994; Kraemer *et al.*, 1995b; Harridge *et al.*, 1998; Green *et al.*, 1999; Kadi *et al.*, 1999a; Campos *et al.*, 2002).

Campos *et al.* (2002) compararam os efeitos fisiológicos de protocolos de treino de força envolvendo as seguintes margens de repetições: três a cinco; nove a onze; e vinte a vinte e oito. De acordo com os resultados, todas as variações promoveram diminuição nas fibras tipo IIB, com aumento do tipo IIA, comprovando que mesmo treinos com cargas elevadas e baixas repetições acarretam as mudanças no sentido IIB→IIA. Este fato é corroborado por diversos estudos transversais, nos quais se verificou que o percentual de fibras IIB é extremamente reduzido em levantadores de peso (Kadi *et al.*, 1999a).

Ao comparar levantadores de peso estadunidenses de nível nacional com pessoas moderadamente ativas, Fry *et al.* (2003) verificaram que os atletas possuíam em média 1,3% de fibras IIB, enquanto em pessoas ativas este percentual era de 12%. A única situação que parece aumentar a concentração de fibras IIB é a inatividade. Em estudo realizado com ratos, a imobilização do membro traseiro por uma semana elevou a expressão genética da MCP IIB em mais de duas vezes e diminuiu em mais de 50% os níveis de RNAm para a isoforma IIA (Jankala *et al.*, 1997). Este fato também é bastante notado em seres humanos. Ao avaliar os efeitos da inatividade na composição muscular de mulheres treinadas, Staron *et al.* (1991) reportaram queda significativa na proporção de fibras IIA e aumento do subtipo IIB após trinta e duas semanas de destreinamento, situação revertida com a retomada da musculação.

Posteriormente, Bickel *et al.* (2011) submeteram homens jovens e idosos a dezesseis semanas de treinamento e encontraram aumento na proporção de fibras IIA, no entanto, após trinta e duas semanas de interrupção do treino, os valores voltaram ao pré-treino, com aumento da proporção de fibras IIB. Estas evidências nos permitem dizer que as fibras IIB são características do sedentarismo, consistindo uma reserva prontamente convertida no tipo IIA diante de praticamente qualquer intervenção motora.

Sendo assim, não se justifica a hipótese de treinos com altas sobrecargas para trabalhar seletivamente fibras IIB, na verdade, parece que quanto mais baixa a intensidade do treino maior será a proporção de fibras IIB, tanto que, ao compararem pessoas submetidas a treinos de endurance com pessoas treinadas com pesos, Kraemer *et al.* (1995b) verificaram que o percentual de fibras tipo IIB é maior no primeiro caso.

Em idosos, todavia, foram encontradas algumas particularidades, com conversão das formas híbridas em fibras tipo I sem alteração na quantidade de fibras com fenótipo IIA, enquanto em jovens a conversão é para o tipo IIA, sem mudanças no fenótipo I (Williamson *et al.*, 2000, 2001). A explicação reside provavelmente nas alterações neurais decorrentes da idade.

Hipertrofia seletiva nas fibras

No senso comum afirma-se que cargas altas e repetições baixas estimulam hipertrofia seletiva das fibras tipo II, enquanto exercícios com cargas baixas e repetições elevadas hipertrofiariam preferencialmente as fibras tipo I (Bompa & Cornacchia, 1998).

Pelo padrão de recrutamento do menor para o maior vigente na maioria dos movimentos, entende-se que a contração é iniciada com as unidades pequenas e progressivamente se ativam as grandes (Carpinelli, 2008). A única diferença entre iniciar um exercício máximo (de musculação) com cargas altas ou baixas seria o momento de recrutamento das fibras e não a atividade exclusiva de um tipo. Segundo dados apresentados por Antonio (Antonio, 2000), para se conseguir estressar prioritariamente as fibras tipo I seria necessário usar cargas em torno de 20% da CVM (carga que dificilmente promoveria hipertrofia em condições normais), pois a partir destes valores o estresse sobre as fibras lentas seria constante, enquanto se aumenta o trabalho das fibras tipo II.

Há estudos que apontam que o treinamento de força intenso promove hipertrofia seletiva nas fibras rápidas (Charette *et al.*, 1991; Campbell *et al.*, 1999), e outros verificam hipertrofia seletiva nas fibras lentas (Trappe *et al.*, 2001). Apesar disso, a maioria dos estudos mostra que ambos tipos de fibra aumentam seu tamanho em resposta ao treinamento de força, independentemente de serem usadas cargas altas ou baixas (Frontera *et al.*, 1988; Staron *et al.*, 1994; Kraemer *et al.*, 1995b; McCall *et al.*, 1996; Green *et al.*, 1999; Kadi *et al.*, 1999a; Singh *et al.*, 1999; Trappe *et al.*, 2000; Campos *et al.*, 2002; Morton *et al.*, 2016).

Ao contrário do imaginado, a maior parte das evidências indica que treinos de baixa intensidade prejudicam a hipertrofia das fibras tipo I, pois, por serem mais resistentes, as fibras oxidativas precisariam de estímulos mais intensos, como nos obtidos em treinos de repetições máximas e cargas elevadas.

Charette *et al.* (1991), prescreveram seis repetições com cargas entre 65 e 75% de 1 RM, carga com que, segundo dados de Hoeger *et al.* (Hoeger *et al.*, 1990) a amostra conseguiria realizar, em média, doze repetições de alguns dos exercícios prescritos. Talvez por este motivo não foi constatada hipertrofia nas fibras lentas. Assim como cargas reduzidas, números altos de repetições (vinte a vinte e oito) também não demostraram fornecer estímulos eficientes para hipertrofiar as fibras tipo I, mas geram tendência de aumento da secção transversa das fibras IIB (Campos *et al.*, 2002).

Numa revisão de literatura, Fry (2004) avaliou o percentual de aumento dos diferentes tipos de fibras em relação à carga utilizada. De acordo com os resultados, as maiores intensidades de treino são associadas às maiores respostas de hipertrofia tanto das fibras tipo I quanto das fibras tipo II. O que ocorre, no entanto, é uma diferença tanto no tamanho inicial quanto nos aumentos relativos, pois as fibras tipo II começam maiores e crescem mais que as fibras tipo I. De fato, estudos posteriores sugerem que músculos compostos predominantemente por fibras tipo I possuem menor resposta de síntese proteica ao treinamento resistido (Trappe *et al.*, 2004), apesar de a síntese proteica em repouso e a estimulada por altos níveis de aminoácidos não serem diferentes (Carroll *et al.*, 2005; Mittendorfer *et al.*, 2005).

Conforme já citado, os estímulos de baixa intensidade direcionados às fibras tipo I prejudicariam a hipertrofia em vez de estimulá-la. Nesse sentido,

Kraemer *et al.* (1995b) submeteram homens a diversos tipos de treino e verificaram que com o de força ocorre hipertrofia nas fibras I e II, entretanto, a realização de exercícios de endurance, sejam sozinhos, sejam em combinação com o treino de força, inibe o aumento da área nas fibras oxidativas. Dados similares também foram encontrados por McCarthy *et al.* (2002). Mesmo não havendo uma hipótese cientificamente comprovada, sugere-se que treinos de baixa intensidade promovem adaptações morfológicas que antagonizam as reações de hipertrofia, especialmente nas fibras lentas.

Desta forma, direcionar treinos de hipertrofia para determinadas fibras musculares não faria sentido e poderia até ser improdutivo. Com base na literatura disponível podemos concluir que o treino de força intenso, feito com repetições máximas, exerce efeitos iguais sobre o volume de todos os tipos de fibras (Staron *et al.*, 1994; Kraemer *et al.*, 1995b; McCall *et al.*, 1996; Green *et al.*, 1999; Kadi *et al.*, 1999a; Campos *et al.*, 2002). Um exemplo interessante é o estudo de Morton *et al.* (2016). Nele, quarenta homens treinados foram submetidos a dois diferentes tipos de treino por doze semanas: com cargas altas (oito-doze repetições a ~75-90% de 1RM) ou baixas (vinte-vinte e cinco repetições a ~30-50% de 1RM). Os dois grupos realizaram números similares de séries e todas foram levadas até a falha. Ao final do estudo, ambos tiveram aumentos similares de força e de hipertrofia, o que está de acordo com diversos outros estudos, incluído o da nossa equipe (Assunção *et al.*, 2016). Porém, o trabalho teve um aspecto inovador, que foi a análise do crescimento das fibras do tipo I e II por meio de biópsias. De acordo com os resultados, houve crescimento significativo na área dos dois tipos de fibra, sem diferença entre eles. Além disso, deu-se mudança das fibras tipo IIB para IIA nos dois casos, novamente de maneira similar entre os grupos.

Como veremos adiante, os valores de carga, repetições e velocidade nos treinos de hipertrofia estão mais associados a alterações fisiológicas intermediárias que ao fato de recrutar seletivamente determinado tipo de fibra.

Referências bibliográficas

Abe T, Kearns CF & Fukunaga T (2003). Sex differences in whole body skeletal muscle mass measured by magnetic resonance imaging and its distribution in young Japanese adults. *Br J Sport Med* **37,** 436–440.

Adams GR, Caiozzo VJ, Haddad F & Baldwin KM (2002). Cellular and molecular responses to increased skeletal muscle loading after irradiation. *Am J Physiol Cell Physiol* **283,** C1182-95.

Adams GR & Haddad F (1996). The relationships among IGF-1, DNA content, and protein accumulation during skeletal muscle hypertrophy. *J Appl Physiol* **81,** 2509–2516.

Adams GR, Hather BM, Baldwin KM & Dudley GA (1993). Skeletal muscle myosin heavy chain composition and resistance training. *J Appl Physiol* **74,** 911–915.

Adams GR & McCue SA (1998). Localized infusion of IGF-I results in skeletal muscle hypertrophy in rats. *J Appl Physiol* **84,** 1716–1722.

Allen DL, Monke SR, Talmadge RJ, Roy RR & Edgerton VR (1995). Plasticity of myonuclear number in hypertrophied and atrophied mammalian skeletal muscle fibers. *J Appl Physiol* **78,** 1969–1976.

Alway SE, MacDougall JD, Sale DG, Sutton JR & McComas AJ (1988). Functional and structural adaptations in skeletal muscle of trained athletes. *J Appl Physiol* **64,** 1114–1120.

Anderson JE (2000). A role for nitric oxide in muscle repair: nitric oxide-mediated activation of muscle satellite cells. *Mol Biol Cell* **11,** 1859–1874.

Antonio J (2000). Nonuniform Response of Skeletal Muscle to Heavy Resistance Training: Can Bodybuilders Induce Regional Muscle Hypertrophy? *J Strength Cond Res* **14,** 102–113.

Antonio J & Gonyea WJ (1993*a*). Skeletal muscle fiber hyperplasia. *Med Sci Sport Exerc* **25,** 1333–1345.

Antonio J & Gonyea WJ (1993*b*). Progressive stretch overload of skeletal muscle results in hypertrophy before hyperplasia. *J Appl Physiol* **75,** 1263–1271.

Appell HJ, Heller-Umpfenbach B, Feraudi M & Weicker H (1983). Ultrastructural and morphometric investigations on the effects of training and administration of anabolic steroids on the myocardium of guinea pigs. *Int J Sport Med* **4,** 268–274.

Arden NK & Spector TD (1997). Genetic influences on muscle strength, lean body mass, and bone mineral density: a twin study. *J Bone Min Res* **12,** 2076–2081.

Asp S & Richter EA (1996). Decreased insulin action on muscle glucose transport after eccentric contractions in rats. *J Appl Physiol* **81,** 1924–1928.

Assunção AR, Bottaro M, Ferreira-Junior JB, Izquierdo M, Cadore EL & Gentil P (2016). The chronic effects of low- and high-intensity resistance training on muscular fitness in adolescents. *PLoS One*; DOI: 10.1371/journal.pone.0160650.

Baldwin KM & Haddad F (2010). Research in the exercise sciences: where we are and where do we go from here--Part II. *Exerc Sport Sci Rev* **38,** 42–50.

Bamman MM, Shipp JR, Jiang J, Gower BA, Hunter GR, Goodman A, McLafferty CL & Urban RJ (2001). Mechanical load increases muscle IGF-I and androgen receptor mRNA concentrations in humans. *Am J Physiol Endocrinol Metab* **280,** E383–E390.

Barton-Davis ER, Shoturma DI & Sweeney HL (1999). Contribution of satellite cells to IGF-I induced hypertrophy of skeletal muscle. *Acta Physiol Scand* **167,** 301–305.

Basaria S, Wahlstrom JT & Dobs AS (2001). Clinical review 138: Anabolic-androgenic steroid therapy in the treatment of chronic diseases. *J Clin Endocrinol Metab* **86,** 5108–5117.

Behm DG (1995). Neuromuscular implications and applications of resistance training. *J Strength Cond Res* **9,** 264–274.

Berneis K, Ninnis R, Haussinger D & Keller U (1999). Effects of hyper- and hypoosmolality on whole body protein and glucose kinetics in humans. *Am J Physiol* **276,** E188-95.

Beunen G & Thomis M (2004). Gene powered? Where to go from heritability (h2) in muscle strength and power? *Exerc Sport Sci Rev* **32,** 148–154.

Beunen G & Thomis MA (2000). Muscular strength development in children and adolescents. *Pediatr Exerc Sci* **12,** 174–197.

Bickel CS, Cross JM & Bamman MM (2011). Exercise dosing to retain resistance training adaptations in young and older adults. *Med Sci Sport Exerc* **43,** 1177–1187.

Biolo G, Maggi SP, Williams BD, Tipton KD & Wolfe RR (1995). Increased rates of muscle protein turnover and amino acid transport after resistance exercise in humans. *Am J Physiol* **268,** E514-20.

Biolo G, Williams BD, Fleming RY & Wolfe RR (1999). Insulin action on muscle protein kinetics and amino acid transport during recovery after resistance exercise. *Diabetes* **48,** 949–957.

Bodine-Fowler S (1994). Skeletal muscle regeneration after injury: an overview. *J Voice* **8,** 53–62.

Bolster DR, Kubica N, Crozier SJ, Williamson DL, Farrell PA, Kimball SR & Jefferson LS (2003). Immediate response of mammalian target of rapamycin (mTOR)-mediated signalling following acute resistance exercise in rat skeletal muscle. *J Physiol* **553,** 213.

Bompa T & Cornacchia LJ (1998). *Serious Strength Training,* 3rd edn. Human Kinetics, Champaign.

Bosco C, Colli R, Bonomi R, von Duvillard SP & Viru A (2000). Monitoring strength training: neuromuscular and hormonal profile. *Med Sci Sport Exerc* **32,** 202–208.

Bottaro M, Martins B, Gentil P & Wagner D (2009). Effects of rest duration between sets of resistance training on acute hormonal responses in trained women. *J Sci Med Sport* **12,** 73–78.

Bray MS, Hagberg JM, Perusse L, Rankinen T, Roth SM, Wolfarth B & Bouchard C (2009). The human gene map for performance and health-related fitness phenotypes: the 2006-2007 update. *Med Sci Sport Exerc* **41,** 35–73.

Brooks NE, Cadena SM, Vannier E, Cloutier G, Carambula S, Myburgh KH, Roubenoff R & Castaneda Sceppa C (2011). Effects of resistance exercise combined with essential amino acid supplementation and energy deficit on markers of skeletal muscle atrophy and regeneration during bed rest and active recovery. *Muscle Nerve.*

Brutsaert TD & Parra EJ (2006). What makes a champion? Explaining variation in human athletic performance. *Respir Physiol Neurobiol* **151,** 109–123.

Bruunsgaard H, Galbo H, Halkjaer-Kristensen J, Johansen TL, MacLean DA & Pedersen BK (1997). Exercise-induced increase in serum interleukin-6 in humans is related to muscle damage. *J Physiol* **499 (Pt 3,** 833–841.

Bruusgaard JC, Egner IM, Larsen TK, Dupre-Aucouturier S, Desplanches D & Gundersen K (2012). No change in myonuclear number during muscle unloading and reloading. *J Appl Physiol* **113,** 290–296.

Brzank KD & Pieper KS (1986). Characteristics of muscle-cellular adaptation to intense physical loads. *Biomed Biochim Acta* **45,** S107-10.

Burkholder TJ (2007). Mechanotransduction in skeletal muscle. *Front Biosci* **12,** 174–191.

Campbell WW, Joseph LJ, Davey SL, Cyr-Campbell D, Anderson RA & Evans

WJ (1999). Effects of resistance training and chromium picolinate on body composition and skeletal muscle in older men. *J Appl Physiol* **86**, 29–39.

Campos GE, Luecke TJ, Wendeln HK, Toma K, Hagerman FC, Murray TF, Ragg KE, Ratamess NA, Kraemer WJ & Staron RS (2002). Muscular adaptations in response to three different resistance-training regimens: specificity of repetition maximum training zones. *Eur J Appl Physiol* **88**, 50–60.

Carmelli D & Reed T (2000). Stability and change in genetic and environmental influences on hand-grip strength in older male twins. *J Appl Physiol* **89**, 1879–1883.

Carpinelli RN (2008). The Size Principle and a critical analysis of the Unsubstantiated heavier-is-better recomendation for resistance training. *J Exerc Sci Fit*, DOI: 10.1136/bjsm.36.5.319.

Carroll CC, Fluckey JD, Williams RH, Sullivan DH & Trappe TA (2005). Human soleus and vastus lateralis muscle protein metabolism with an amino acid infusion. *Am J Physiol Endocrinol Metab* **288**, E479-85.

Carson JA & Wei L (2000). Integrin signaling's potential for mediating gene expression in hypertrophying skeletal muscle. *J Appl Physiol* **88**, 337–343.

Charette SL, McEvoy L, Pyka G, Snow-Harter C, Guido D, Wiswell RA & Marcus R (1991). Muscle hypertrophy response to resistance training in older women. *J Appl Physiol* **70**, 1912–1916.

Charge SB, Brack AS & Hughes SM (2002). Aging-related satellite cell differentiation defect occurs prematurely after Ski-induced muscle hypertrophy. *Am J Physiol Cell Physiol* **283**, C1228-41.

Chesley A, MacDougall JD, Tarnopolsky MA, Atkinson SA & Smith K (1992). Changes in human muscle protein synthesis after resistance exercise. *J Appl Physiol* **73**, 1383–1388.

Coffey VG & Hawley JA (2007). The molecular bases of training adaptation. *Sport Med* **37**, 737–763.

Coleman ME, DeMayo F, Yin KC, Lee HM, Geske R, Montgomery C & Schwartz RJ (1995). Myogenic Vector Expression of Insulin-like Growth Factor I Stimulates Muscle Cell Differentiation and Myofiber Hypertrophy in Transgenic Mice. *J Biol Chem* **270**, 12109–12116.

Damas F, Libardi CA & Ugrinowitsch C (2018). The development of skeletal muscle hypertrophy through resistance training: the role of muscle damage and muscle protein synthesis. *Eur J Appl Physiol* **118**, 485–500.

Danhaive PA & Rousseau GG (1986). Binding of glucocorticoid antagonists to androgen and glucocorticoid hormone receptors in rat skeletal muscle. *J Steroid Biochem* **24,** 481–487.

Danhaive PA & Rousseau GG (1988). Evidence for sex-dependent anabolic response to androgenic steroids mediated by muscle glucocorticoid receptors in the rat. *J Steroid Biochem* **29,** 575–581.

DeVol DL, Rotwein P, Sadow JL, Novakofski J & Bechtel PJ (1990). Activation of insulin-like growth factor gene expression during work-induced skeletal muscle growth. *Am J Physiol Endocrinol Metab* **259,** E89-95.

Deyssig R, Frisch H, Blum WF & Waldhor T (1993). Effect of growth hormone treatment on hormonal parameters, body composition and strength in athletes. *Acta Endocrinol* **128,** 313–318.

Doessing S, Heinemeier KM, Holm L, Mackey AL, Schjerling P, Rennie M, Smith K, Reitelseder S, Kappelgaard A-M, Rasmussen MH, Flyvbjerg A & Kjaer M (2010). Growth hormone stimulates the collagen synthesis in human tendon and skeletal muscle without affecting myofibrillar protein synthesis. *J Physiol* **588,** 341–351.

Doré S, Kar S & Quirion R (1997). Insulin-like growth factor I protects and rescues hippocampal neurons against β-amyloid- and human amylin-induced toxicity. *Proc Natl Acad Sci* **94,** 4772–4777.

Dreyer HC, Fujita S, Glynn EL, Drummond MJ, Volpi E & Rasmussen BB (2010). Resistance exercise increases leg muscle protein synthesis and mTOR signalling independent of sex. *Acta Physiol* **199,** 71–81.

Durand RJ, Castracane VD, Hollander DB, Tryniecki JL, Bamman MM, O'Neal S, Hebert EP & Kraemer RR (2003). Hormonal responses from concentric and eccentric muscle contractions. *Med Sci Sport Exerc* **35,** 937–943.

Ehlert T, Simon P & Moser DA (2013). Epigenetics in sports. *Sport Med* **43,** 93–110.

Eliakim A, Brasel JA, Mohan S, Wong WLT & Cooper DM (1998). Increased physical activity and the growth hormone-IGF-I axis in adolescent males. *Am J Physiol - Regul Integr Comp Physiol* **275,** R308–R314.

Eliakim A, Moromisato M, Moromisato D, Brasel JA, Roberts C & Cooper DM (1997). Increase in muscle IGF-I protein but not IGF-I mRNA after 5 days of endurance training in young rats. *Am J Physiol - Regul Integr Comp Physiol* **273,** R1557–R1561.

Eliakim A, Scheett TP, Newcomb R, Mohan S & Cooper DM (2001). Fitness,

Training, and the Growth Hormone, Insulin-Like Growth Factor I Axis in Prepubertal Girls. *J Clin Endocrinol Metab* **86,** 2797–2802.

Erskine RM, Williams AG, Jones DA, Stewart CE & Degens H (2013). The individual and combined influence of ACE and ACTN3 genotypes on muscle phenotypes before and after strength training. *Scand J Med Sci Sport*; DOI: 10.1111/sms.12055.

Farrell PA, Fedele MJ, Vary TC, Kimball SR, Lang CH & Jefferson LS (1999). Regulation of protein synthesis after acute resistance exercise in diabetic rats. *Am J Physiol - Endocrinol Metab* **276,** E721–E727.

Fernandez AM, Dupont J, Farrar RP, Lee S, Stannard B & Le Roith D (2002). Muscle-specific inactivation of the IGF-I receptor induces compensatory hyperplasia in skeletal muscle. *J Clin Invest* **109,** 347–355.

Fitzl G, Meyer U, Wassilew G & Welt K (1998). Morphological investigations of the myocardium of cardiomyopathic hamsters during the postnatal development and experimental hypoxia. A quantitative ultrastructural study. *Exp Toxicol Pathol* **50,** 245–252.

Fleck SJ & Kraemer WJ (2004). *Designing Resistance Training Programs*, 4th edn. Human Kinetics, Champaing, IL.

Foehring RC, Sypert GW & Munson JB (1987). Motor-unit properties following cross-reinnervation of cat lateral gastrocnemius and soleus muscles with medial gastrocnemius nerve. I. Influence of motoneurons on muscle. *J Neurophysiol* **57,** 1210–1226.

Forini JR, Ewton DZ & Coolican SA (1996). Growth Hormone and the Insulin-Like Growth Factor System in Myogenesis. *Endocr Rev* **17,** 481–517.

Frontera WR, Meredith CN, O'reilly KP, Knuttgen HG & Evans WJ (1988). Strength conditioning in older men: skeletal muscle hypertrophy and improved function. *J Appl Physiol* **64,** 1038–1044.

Fry AC (2004). The role of resistance exercise intensity on muscle fibre adaptations. *Sport Med* **34,** 663–679.

Fry AC, Webber JM, Weiss LW, Harber MP, Vaczi M & Pattison NA (2003). Muscle fiber characteristics of competitive power lifters. *J Strength Cond Res* **17,** 402–410.

Gentil P & Bottaro M (2010). *Adaptações neuromusculares do exercício resistido: influência da variação R577X do gene alfa actina 3* (thesis). Universidade de Brasília, Brasilia.

Gentil P, Lima RM, Pereira RW, Mourot J, Leite TK & Bottaro M (2012). Lack of association of the ACE genotype with the muscle strength response to resistance training. *Eur J Sport Sci*; DOI: 10.1080/17461391.2011.573581.

Gentil P, Oliveira E & Lopez RFA (2005). Growth hormone as an ergogenic aid to resistance training: a brief review. *Lect En Educ Física y Deport*.

Gentil P, Pereira RW, Leite TKM & Bottaro M (2011). ACTN3 R577X polymorphism and neuromuscular response to resistance training. *J Sport Sci Med* **10**, 393–399.

Gibala MJ, MacDougall JD, Tarnopolsky MA, Stauber WT & Elorriaga A (1995). Changes in human skeletal muscle ultrastructure and force production after acute resistance exercise. *J Appl Physiol* **78**, 702–708.

Gonzalez-Cadavid NF, Taylor WE, Yarasheski K, Sinha-Hikim I, Ma K, Ezzat S, Shen R, Lalani R, Asa S, Mamita M, Nair G, Arver S & Bhasin S (1998). Organization of the human myostatin gene and expression in healthy men and HIV-infected men with muscle wasting. *Proc Natl Acad Sci* **95**, 14938–14943.

Gordon T, Tyreman N, Rafuse VF & Munson JB (1997). Fast-to-Slow Conversion Following Chronic Low-Frequency Activation of Medial Gastrocnemius Muscle in Cats. I. Muscle and Motor Unit Properties. *J Neurophysiol* **77**, 2585–2604.

Gotshalk LA, Loebel CC, Nindl BC, Putukian M, Sebastianelli WJ, Newton RU, Hakkinen K & Kraemer WJ (1997). Hormonal responses of multiset versus single-set heavy-resistance exercise protocols. *Can J Appl Physiol* **22**, 244–255.

Green H, Goreham C, Ouyang J, Ball-Burnett M & Ranney D (1999). Regulation of fiber size, oxidative potential, and capillarization in human muscle by resistance exercise. *Am J Physiol - Regul Integr Comp Physiol* **276**, R591–R596.

Green H, Morikawa M & Mxon T (1985). A dual effector theory of growth-hormone action. *Differentiation* **29**, 195–198.

Greiwe JS, Holloszy JO & Semenkovich CF (2000). Exercise induces lipoprotein lipase and GLUT-4 protein in muscle independent of adrenergic-receptor signaling. *J Appl Physiol* **89**, 176–181.

Guyton AC & Hall JE (2000). *Textbook of Medical Physiology*, 10th edn. W.B. Saunders Company, Philadelphia.

Haddad F & Adams GR (2002). Selected Contribution: Acute cellular and molecular responses to resistance exercise. *J Appl Physiol* **93**, 394–403.

Hagberg JM, Rankinen T, Loos RJF, Pérusse L, Roth SM, Wolfarth B &

Bouchard C (2011). Advances in Exercise, Fitness, and Performance Genomics in 2010. *Med Sci Sport Exerc* **43**, 743–752 10.1249/MSS.0b013e3182155d21.

Harridge SDR, Bottinelli R, Canepari M, Pellegrino M, Reggiani C, Esbjörnsson M, Balsom PD & Saltin B (1998). Sprint training, in vitro and in vivo muscle function, and myosin heavy chain expression. *J Appl Physiol* **84**, 442–449.

Haussinger D, Hallbrucker C, vom Dahl S, Lang F & Gerok W (1990). Cell swelling inhibits proteolysis in perfused rat liver. *Biochem J* **272**, 239–242.

Haussinger D, Roth E, Lang F & Gerok W (1993). Cellular hydration state: an important determinant of protein catabolism in health and disease. *Lancet* **341**, 1330–1332.

Hawke TJ & Garry DJ (2001). Myogenic satellite cells: physiology to molecular biology. *J Appl Physiol* **91**, 534–551.

Henneman DH & Henneman PH (1960). Effects of human growth hormone on levels of blood urinary carbohydrate and fat metabolites in man. *J Clin Invest* **39**, 1239–1245.

Hickson RC, Czerwinski SM, Falduto MT & Young AP (1990). Glucocorticoid antagonism by exercise and androgenic-anabolic steroids. *Med Sci Sport Exerc* **22**, 331–340.

Hoeger WWK, Hopkins DR, Barette SL & Hale DF (1990). Relashionship between repetitions and selected percentages of one repetition maximum: a comparison between untrained and trained males and females. *J Strength Cond Res* **4**, 47–54.

Hoffman JR, Im J, Rundell KW, Kang J, Nioka S, Spiering BA, Kime R & Chance B (2003). Effect of muscle oxygenation during resistance exercise on anabolic hormone response. *Med Sci Sport Exerc* **35**, 1929–1934.

Holten MK, Zacho M, Gaster M, Juel C, Wojtaszewski JF & Dela F (2004). Strength training increases insulin-mediated glucose uptake, GLUT4 content, and insulin signaling in skeletal muscle in patients with type 2 diabetes. *Diabetes* **53**, 294–305.

Van den Hoogen BM, van de Lest CH, van Weeren PR, Lafeber FP, Lopes-Cardozo M, van Golde LM & Barneveld A (1998). Loading-induced changes in synovial fluid affect cartilage metabolism. *Br J Rheumatol* **37**, 671–676.

Hornberger TA (2011). Mechanotransduction and the regulation of mTORC1 signaling in skeletal muscle. *Int J Biochem Cell Biol* **43**, 1267–1276.

Hornberger TA & Esser KA (2004). Mechanotransduction and the regulation of protein synthesis in skeletal muscle. *Proc Nutr Soc* **63,** 331–335.

Hornberger TA, Stuppard R, Conley KE, Fedele MJ, Fiorotto ML, Chin ER & Esser KA (2004). Mechanical stimuli regulate rapamycin-sensitive signalling by a phosphoinositide 3-kinase-, protein kinase B-and growth factor-independent mechanism. *Biochem J* **380,** 795.

Hulmi JJ, Tannerstedt J, Selänne H, Kainulainen H, Kovanen V & Mero AA (2009). Resistance exercise with whey protein ingestion affects mTOR signaling pathway and myostatin in men. *J Appl Physiol* **106,** 1720–1729.

Ivey FM, Roth SM, Ferrell RE, Tracy BL, Lemmer JT, Hurlbut DE, Martel GF, Siegel EL, Fozard JL, Jeffrey Metter E, Fleg JL & Hurley BF (2000). Effects of age, gender, and myostatin genotype on the hypertrophic response to heavy resistance strength training. *J Gerontol A Biol Sci Med Sci* **55,** M641-8.

Jankala H, Harjola V-P, Petersen NE & Harkonen M (1997). Myosin heavy chain mRNA transform to faster isoforms in immobilized skeletal muscle: a quantitative PCR study. *J Appl Physiol* **82,** 977–982.

Janssen I, Heymsfield SB, Wang ZM & Ross R (2000). Skeletal muscle mass and distribution in 468 men and women aged 18-88 yr. *J Appl Physiol* **89,** 81–88.

Jespersen JG, Nedergaard A, Andersen LL, Schjerling P & Andersen JL (2011). Myostatin expression during human muscle hypertrophy and subsequent atrophy: increased myostatin with detraining. *Scand J Med Sci Sport* **21,** 215–223.

Joubert Y & Tobin C (1989). Satellite cell proliferation and increase in the number of myonuclei induced by testosterone in the levator ani muscle of the adult female rat. *Dev Biol* **131,** 550–557.

Joubert Y & Tobin C (1995). Testosterone treatment results in quiescent satellite cells being activated and recruited into cell cycle in rat levator ani muscle. *Dev Biol* **169,** 286–294.

Joubert Y, Tobin C & Lebart MC (1994). Testosterone-induced masculinization of the rat levator ani muscle during puberty. *Dev Biol* **162,** 104–110.

Kadi F, Bonnerud P, Eriksson A & Thornell LE (2000). The expression of androgen receptors in human neck and limb muscles: effects of training and self-administration of androgenic-anabolic steroids. *Histochem Cell Biol* **113,** 25–29.

Kadi F, Eriksson A, Holmner S, Butler-Browne GS & Thornell LE (1999*a*).

Cellular adaptation of the trapezius muscle in strength-trained athletes. *Histochem Cell Biol* **111**, 189–195.

Kadi F, Eriksson A, Holmner S & Thornell LE (1999*b*). Effects of anabolic steroids on the muscle cells of strength-trained athletes. *Med Sci Sport Exerc* **31**, 1528–1534.

Kadi F & Thornell LE (2000). Concomitant increases in myonuclear and satellite cell content in female trapezius muscle following strength training. *Histochem Cell Biol* **113**, 99–103.

Kang H-Y, Martino PF, Russo V, Ryder JW & Craig BW (1996). The influence of repetitions maximum on GH release following the back squat and leg press in trained men: preliminary results. *J Strength Cond Res* **10**, 148–152.

Kawanaka K, Tabata I, Katsuta S & Higuchi M (1997). Changes in insulin-stimulated glucose transport and GLUT-4 protein in rat skeletal muscle after training. *J Appl Physiol* **83**, 2043–2047.

Kelley G (1996). Mechanical overload and skeletal muscle fiber hyperplasia: a meta-analysis. *J Appl Physiol* **81**, 1584–1588.

Kley HK, Niederau C, Stremmel W, Lax R, Strohmeyer G & Kruskemper HL (1985). Conversion of androgens to estrogens in idiopathic hemochromatosis: comparison with alcoholic liver cirrhosis. *J Clin Endocrinol Metab* **61**, 1–6.

Kostek MA, Angelopoulos TJ, Clarkson PM, Gordon PM, Moyna NM, Visich PS, Zoeller RF, Price TB, Seip RL, Thompson PD, Devaney JM, Gordish-Dressman H, Hoffman EP & Pescatello LS (2009). Myostatin and Follistatin Polymorphisms Interact with Muscle Phenotypes and Ethnicity. *Med Sci Sport Exerc* **41**, 1063–1071.

Kraemer WJ, Aguilera BA, Terada M, Newton RU, Lynch JM, Rosendaal G, McBride JM, Gordon SE & Hakkinen K (1995*a*). Responses of IGF-I to endogenous increases in growth hormone after heavy-resistance exercise. *J Appl Physiol* **79**, 1310–1315.

Kraemer WJ, Häkkinen K, Newton RU, Nindl BC, Volek JS, McCormick M, Gotshalk LA, Gordon SE, Fleck SJ, Campbell WW, Putukian M & Evans WJ (1999*a*). Effects of heavy-resistance training on hormonal response patterns in younger vs. older men. *J Appl Physiol* **87**, 982–992.

Kraemer WJ, Marchitelli L, Gordon SE, Harman E, Dziados JE, Mello R, Frykman P, McCurry D & Fleck SJ (1990). Hormonal and growth factor responses to heavy resistance exercise protocols. *J Appl Physiol* **69**, 1442–1450.

Kraemer WJ, Patton JF, Gordon SE, Harman EA, Deschenes MR, Reynolds K, Newton RU, Triplett NT & Dziados JE (1995*b*). Compatibility of high-intensity strength and endurance training on hormonal and skeletal muscle adaptations. *J Appl Physiol* **78,** 976–989.

Kraemer WJ, Volek JS, Clark KL, Gordon SE, Puhl SM, Koziris LP, McBride JM, Triplett-McBride NT, Putukian M, Newton RU, Hakkinen K, Bush JA & Sebastianelli WJ (1999*b*). Influence of exercise training on physiological and performance changes with weight loss in men. *Med Sci Sport Exerc* **31,** 1320–1329.

Kvorning T, Andersen M, Brixen K & Madsen K (2006). Suppression of endogenous testosterone production attenuates the response to strength training: a randomized, placebo-controlled, and blinded intervention study. *Am J Physiol Endocrinol Metab* **291,** E1325-32.

Lange KHW, Andersen JL, Beyer N, Isaksson F, Larsson B, Rasmussen MH, Juul A, Bulow J & Kjar M (2002). GH Administration Changes Myosin Heavy Chain Isoforms in Skeletal Muscle But Does Not Augment Muscle Strength or Hypertrophy, Either Alone or Combined with Resistance Exercise Training in Healthy Elderly Men. *J Clin Endocrinol Metab* **87,** 513–523.

Lapointe BM, Frenette J & Côté CH (2002). Lengthening contraction-induced inflammation is linked to secondary damage but devoid of neutrophil invasion. *J Appl Physiol* **92,** 1995–2004.

Larsson L & Tesch PA (1986). Motor unit fibre density in extremely hypertrophied skeletal muscles in man. *Eur J Appl Physiol* **55,** 130–136.

Lima RM, De Abreu BS, Gentil P, Lins TCDL, Grattapaglia D, Pereira RW & De Oliveira RJ (2007). Lack of association between vitamin D receptor genotypes and haplotypes with fat-free mass in postmenopausal Brazilian women. *Journals Gerontol - Ser A Biol Sci Med Sci*.

Lin H, Wang SW, Wang RY & Wang PS (2001). Stimulatory effect of lactate on testosterone production by rat Leydig cells. *J Cell Biochem* **83,** 147–154.

Liu H, Bravata DM, Olkin I, Friedlander A, Liu V, Roberts B, Bendavid E, Saynina O, Salpeter SR, Garber AM & Hoffman AR (2008). Systematic review: the effects of growth hormone on athletic performance. *Ann Intern Med* **148,** 747–758.

Liu H, Bravata DM, Olkin I, Nayak S, Roberts B, Garber AM & Hoffman AR (2007). Systematic review: the safety and efficacy of growth hormone in the healthy elderly. *Ann Intern Med* **146,** 104–115.

Loos R, Thomis M, Maes HH, Beunen G, Claessens AL, Derom C, Legius E, Derom R & Vlietinck R (1997). Gender-specific regional changes in genetic structure of muscularity in early adolescence. *J Appl Physiol* **82,** 1802–1810.

Lowe DA & Alway SE (1999). Stretch-induced myogenin, MyoD, and MRF4 expression and acute hypertrophy in quail slow-tonic muscle are not dependent upon satellite cell proliferation. *Cell Tissue Res* **296,** 531–539.

Luthi JM, Howald H, Claassen H, Rosler K, Vock P & Hoppeler H (1986). Structural changes in skeletal muscle tissue with heavy-resistance exercise. *Int J Sport Med* **7,** 123–127.

MacDougall JD, Gibala MJ, Tarnopolsky MA, MacDonald JR, Interisano SA & Yarasheski KE (1995). The time course for elevated muscle protein synthesis following heavy resistance exercise. *Can J Appl Physiol* **20,** 480–486.

MacDougall JD, Sale DG, Alway SE & Sutton JR (1984). Muscle fiber number in biceps brachii in bodybuilders and control subjects. *J Appl Physiol* **57,** 1399–1403.

MacDougall JD, Sale DG, Elder GC & Sutton JR (1982). Muscle ultrastructural characteristics of elite powerlifters and bodybuilders. *Eur J Appl Physiol Occup Physiol* **48,** 117–126.

Maes HH, Beunen GP, Vlietinck RF, Neale MC, Thomis M, Vanden Eynde B, Lysens R, Simons J, Derom C & Derom R (1996). Inheritance of physical fitness in 10-yr-old twins and their parents. *Med Sci Sport Exerc* **28,** 1479–1491.

Marcell TJ, Harman SM, Urban RJ, Metz DD, Rodgers BD & Blackman MR (2001). Comparison of GH, IGF-I, and testosterone with mRNA of receptors and myostatin in skeletal muscle in older men. *Am J Physiol - Endocrinol Metab* **281,** E1159–E1164.

Martineau LC & Gardiner PF (2001). Insight into skeletal muscle mechanotransduction: MAPK activation is quantitatively related to tension. *J Appl Physiol* **91,** 693–702.

Marzocco A & Torres BB (1999). *Bioquímica básica*. Guanabara Koogan, Rio de Janeiro.

Mascher H, Tannerstedt J, Brink-Elfegoun T, Ekblom B, Gustafsson T & Blomstrand E (2008). Repeated resistance exercise training induces different changes in mRNA expression of MAFbx and MuRF-1 in human skeletal muscle. *Am J Physiol Endocrinol Metab* **294,** E43–E51.

Mattfeldt T, Kramer KL, Zeitz R & Mall G (1986). Stereology of myocardial hypertrophy induced by physical exercise. *Virchows Arch A Pathol Anat Histopathol* **409,** 473–484.

Maughan R, Gleeson M & Greenhaff PL (2000). *Bioquímica do Exercício e do Treinamento.* Editora Manole, São Paulo.

McCall GE, Allen DL, Linderman JK, Grindeland RE, Roy RR, Mukku VR & Edgerton VR (1998). Maintenance of myonuclear domain size in rat soleus after overload and growth hormone/IGF-I treatment. *J Appl Physiol* **84,** 1407–1412.

McCall GE, Byrnes WC, Dickinson A, Pattany PM & Fleck SJ (1996). Muscle fiber hypertrophy, hyperplasia, and capillary density in college men after resistance training. *J Appl Physiol* **81,** 2004–2012.

McCall GE, Byrnes WC, Fleck SJ, Dickinson A & Kraemer WJ (1999). Acute and chronic hormonal responses to resistance training designed to promote muscle hypertrophy. *Can J Appl Physiol* **24,** 96–107.

McCarthy JP, Pozniak MA & Agre JC (2002). Neuromuscular adaptations to concurrent strength and endurance training. *Med Sci Sport Exerc* **34,** 511–519.

McPherron AC, Lawler AM & Lee SJ (1997). Regulation of skeletal muscle mass in mice by a new TGF-beta superfamily member. *Nature* **387,** 83–90.

McPherron AC & Lee SJ (1997). Double muscling in cattle due to mutations in the myostatin gene. *Proc Natl Acad Sci U S A* **94,** 12457–12461.

Meikle AW, Stringham JD, Bishop DT & West DW (1988). Quantitating genetic and nongenetic factors influencing androgen production and clearance rates in men. *J Clin Endocrinol Metab* **67,** 104–109.

Mittendorfer B, Andersen JL, Plomgaard P, Saltin B, Babraj JA, Smith K & Rennie MJ (2005). Protein synthesis rates in human muscles: neither anatomical location nor fibre-type composition are major determinants. *J Physiol* **563,** 203–211.

Morton RW, Oikawa SY, Wavell CG, Mazara N, McGlory C, Quadrilatero J, Baechler BL, Baker SK & Phillips SM (2016). Neither load nor systemic hormones determine resistance training-mediated hypertrophy or strength gains in resistance-trained young men. *J Appl Physiol* **121,** 129–138.

Mulligan SE, Fleck SJ, Gordon SE, Koziris LP, Triplett-McBride NT & Kraemer WJ (1996). Influence of resistance exercise volume on serum growth hormone and cortisol concentrations in women. *J Strength Cond*

Res **10,** 256–262.

Munson JB, Foehring RC, Mendell LM & Gordon T (1997). Fast-to-Slow Conversion Following Chronic Low-Frequency Activation of Medial Gastrocnemius Muscle in Cats. II. Motoneuron Properties. *J Neurophysiol* **77,** 2605–2615.

Nader GA (2005). Molecular determinants of skeletal muscle mass: getting the. *Int J Biochem Cell Biol* **37,** 1985–1996.

Nindl BC, Kraemer WJ, Deaver DR, Peters JL, Marx JO, Heckman JT & Loomis GA (2001). LH secretion and testosterone concentrations are blunted after resistance exercise in men. *J Appl Physiol* **91,** 1251–1258.

Petrella JK, Kim JS, Cross JM, Kosek DJ & Bamman MM (2006). Efficacy of myonuclear addition may explain differential myofiber growth among resistance-trained young and older men and women. *Am J Physiol Endocrinol Metab* **291,** E937-46.

Petrella JK, Kim JS, Mayhew DL, Cross JM & Bamman MM (2008). Potent myofiber hypertrophy during resistance training in humans is associated with satellite cell-mediated myonuclear addition: a cluster analysis. *J Appl Physiol* **104,** 1736–1742.

Philp A, Hamilton DL & Baar K (2011). Signals mediating skeletal muscle remodeling by resistance exercise: PI3-kinase independent activation of mTORC1. *J Appl Physiol* **110,** 561–568.

Potteiger JA, Judge LW, Cerny JA & Potteiger VM (1995). Effects of altering training volume and intensity on body mass, performance, and hormonal concentrations in weight-event athletes. *J Strength Cond Res* **9,** 55.

Prior SJ, Roth SM, Wang X, Kammerer C, Miljkovic-Gacic I, Bunker CH, Wheeler VW, Patrick AL & Zmuda JM (2007). Genetic and environmental influences on skeletal muscle phenotypes as a function of age and sex in large, multigenerational families of African heritage. *J Appl Physiol* **103,** 1121–1127.

Pritzlaff-Roy CJ, Widemen L, Weltman JY, Abbott R, Gutgesell M, Hartman ML, Veldhuis JD & Weltman A (2002). Gender governs the relationship between exercise intensity and growth hormone release in young adults. *J Appl Physiol* **92,** 2053–2060.

Prosser BL, Khairallah RJ, Ziman AP, Ward CW & Lederer WJ (2013). X-ROS signaling in the heart and skeletal muscle: stretch-dependent local ROS regulates [Ca(2)(+)]i. *J Mol Cell Cardiol* **58,** 172–181.

Raben MS (1962). Growth Hormone. *N Engl J Med* **266,** 82–86.

Rankinen T, Roth SM, Bray MS, Loos R, Perusse L, Wolfarth B, Hagberg JM & Bouchard C (2010). Advances in exercise, fitness, and performance genomics. *Med Sci Sport Exerc* **42,** 835–846.

Reaburn P, Logan P & Mackinnon L (1997). Serum testosterone response to high-intensity resistance training in male veteran sprint runners. *J Strength Cond Res* **11,** 256.

Reardon KA, Davis J, Kapsa RM, Choong P & Byrne E (2001). Myostatin, insulin-like growth factor-1, and leukemia inhibitory factor mRNAs are upregulated in chronic human disuse muscle atrophy. *Muscle Nerve* **24,** 893–899.

Rennie MJ (2003). Claims for the anabolic effects of growth hormone: a case of the emperor's new clothes? *Br J Sport Med* **37,** 100–105.

Rivarola MA, Saez JM, Meyer WJ, Jenkins ME & Migeon CJ (1966). Metabolic clearance rate and blood production rate of testosterone and androst-4-ene-3,17-dione under basal conditions, ACTH and HCG stimulation. Comparison with urinary production rate of testosterone. *J Clin Endocrinol Metab* **26,** 1208–1218.

Rosenblatt JD & Parry DJ (1992). Gamma irradiation prevents compensatory hypertrophy of overloaded mouse extensor digitorum longus muscle. *J Appl Physiol* **73,** 2538–2543.

Roy RR, Monke SR, Allen DL & Edgerton VR (1999). Modulation of myonuclear number in functionally overloaded and exercised rat plantaris fibers. *J Appl Physiol* **87,** 634–642.

Russell B, Dix DJ, Haller DL & Jacobs-El J (1992). Repair of injured skeletal muscle: a molecular approach. *Med Sci Sport Exerc* **24,** 189–196.

Sale DG, MacDougall JD, Alway SE & Sutton JR (1987). Voluntary strength and muscle characteristics in untrained men and women and male bodybuilders. *J Appl Physiol* **62,** 1786–1793.

Sale DG, Upton AR, McComas AJ & MacDougall JD (1983). Neuromuscular function in weight-trainers. *Exp Neurol* **82,** 521–531.

Samojlik E, Kirschner MA, Silber D, Schneider G & Ertel NH (1984). Elevated production and metabolic clearance rates of androgens in morbidly obese women. *J Clin Endocrinol Metab* **59,** 949–954.

Sandri M (2008). Signaling in muscle atrophy and hypertrophy. *Physiol* **23,** 160.

Schantz P, Fox ER, Norgren P & Tydén A (1981). The relationship between the mean muscle fibre area and the muscle cross-sectional area of the thigh in subjects with large differences in thigh girth. *Acta Physiol Scand*

113, 537–539.

Schaper J, Schwarz F & Hehrlein F (1981). [Ultrastructural changes in human myocardium with hypertrophy due to aortic valve disease and their relationship to left ventricular mass and ejection fraction (author's transl)]. *Herz* **6**, 217–225.

Schoenfeld BJ (2012). Does exercise-induced muscle damage play a role in skeletal muscle hypertrophy? *J Strength Cond Res* **26**, 1441–1453.

Schott J, McCully K & Rutherford OM (1995). The role of metabolites in strength training. II. Short versus long isometric contractions. *Eur J Appl Physiol Occup Physiol* **71**, 337–341.

Schroeder ET, Villanueva M, West DD & Phillips SM (2013). Are acute post-resistance exercise increases in testosterone, growth hormone, and IGF-1 necessary to stimulate skeletal muscle anabolism and hypertrophy? *Med Sci Sport Exerc* **45**, 2044–2051.

Schuelke M, Wagner KR, Stolz LE, Hübner C, Riebel T, Kömen W, Braun T, Tobin JF & Lee S-J (2004). Myostatin Mutation Associated with Gross Muscle Hypertrophy in a Child. *N Engl J Med* **350**, 2682–2688.

Schulte JN & Yarasheski KE (2001). Effects of resistance training on the rate of muscle protein synthesis in frail elderly people. *Int J Sport Nutr Exerc Metab* **11 Suppl,** S111-8.

Singh MA, Ding W, Manfredi TJ, Solares GS, O'Neill EF, Clements KM, Ryan ND, Kehayias JJ, Fielding RA & Evans WJ (1999). Insulin-like growth factor I in skeletal muscle after weight-lifting exercise in frail elders. *Am J Physiol* **277**, E135-43.

Sinha-Hikim I, Roth SM, Lee MI & Bhasin S (2003). Testosterone-induced muscle hypertrophy is associated with an increase in satellite cell number in healthy, young men. *Am J Physiol Metab* **285**, E197.

Sjöström M, Lexell J, Eriksson A & Taylor CC (1991). Evidence of fibre hyperplasia in human skeletal muscles from healthy young men? *Eur J Appl Physiol* **62**, 301–304.

Skottner A, Clark RG, Robinson ICAF & Fryklund L (1987). Recombinant human insulin-like growth factor: testing the somatomedin hypothesis in hypophysectomized rats. *J Endocrinol* **112**, 123–132.

Smilios I, Pilianidis T, Karamouzis M & Tokmakidis SP (2003). Hormonal responses after various resistance exercise protocols. *Med Sci Sport Exerc* **35**, 644–654.

Staron RS, Karapondo DL, Kraemer WJ, Fry AC, Gordon SE, Falkel JE,

Hagerman FC & Hikida RS (1994). Skeletal muscle adaptations during early phase of heavy-resistance training in men and women. *J Appl Physiol* **76,** 1247–1255.

Staron RS, Leonardi MJ, Karapondo DL, Malicky ES, Falkel JE, Hagerman FC & Hikida RS (1991). Strength and skeletal muscle adaptations in heavy-resistance-trained women after detraining and retraining. *J Appl Physiol* **70,** 631–640.

Stewart CE & Rittweger J (2006). Adaptive processes in skeletal muscle: molecular regulators and genetic influences. *J Musculoskelet Neuronal Interact* **6,** 73–86.

Summan M, Warren GL, Mercer RR, Chapman R, Hulderman T, Van Rooijen N & Simeonova PP (2006). Macrophages and skeletal muscle regeneration: a clodronate-containing liposome depletion study. *Am J Physiol Regul Integr Comp Physiol* **290,** R1488–R1495.

Taaffe DR, Jin IH, Vu TH, Hoffman AR & Marcus R (1996). Lack of effect of recombinant human growth hormone (GH) on muscle morphology and GH-insulin-like growth factor expression in resistance- trained elderly men. *J Clin Endocrinol Metab* **81,** 421–425.

Taaffe DR, Pruitt L, Reim J, Hintz RL, Butterfield G, Hoffman AR & Marcus R (1994). Effect of recombinant human growth hormone on the muscle strength response to resistance exercise in elderly men. *J Clin Endocrinol Metab* **79,** 1361–1366.

Takarada Y, Nakamura Y, Aruga S, Onda T, Miyazaki S & Ishii N (2000). Rapid increase in plasma growth hormone after low-intensity resistance exercise with vascular occlusion. *J Appl Physiol* **88,** 61–65.

Tamaki T, Uchiyama Y & Akatsuka A (2010). Plasticity and physiological role of stem cells derived from skeletal muscle interstitium: contribution to muscle fiber hyperplasia and therapeutic use. *Curr Pharm Des* **16,** 956–967.

Taniguchi CM, Emanuelli B & Kahn CR (2006). Critical nodes in signalling pathways: insights into insulin action. *Nat Rev Mol Cell Biol* **7,** 85–96.

Tesch PA, Thorsson A & Essen-Gustavsson B (1989). Enzyme activities of FT and ST muscle fibers in heavy-resistance trained athletes. *J Appl Physiol* **67,** 83–87.

Tesch PA, Thorsson A & Kaiser P (1984). Muscle capillary supply and fiber type characteristics in weight and power lifters. *J Appl Physiol* **56,** 35–38.

Thomis MA, Beunen GP, Maes HH, Blimkie CJ, Van Leemputte M, Claessens AL, Marchal G, Willems E & Vlietinck RF (1998). Strength training:

importance of genetic factors. *Med Sci Sport Exerc* **30**, 724–731.

Thomis MA, Van Leemputte M, Maes HH, Blimkie CJ, Claessens AL, Marchal G, Willems E, Vlietinck RF & Beunen GP (1997). Multivariate genetic analysis of maximal isometric muscle force at different elbow angles. *J Appl Physiol* **82**, 959–967.

Tiainen K, Sipila S, Kauppinen M, Kaprio J & Rantanen T (2009). Genetic and environmental effects on isometric muscle strength and leg extensor power followed up for three years among older female twins. *J Appl Physiol* **106**, 1604–1610.

Tidball JG (2002). Interactions between muscle and the immune system during modified musculoskeletal loading. *Clin Orthop Relat Res* **403**, S100.

Tidball JG & Wehling-Henricks M (2007). Macrophages promote muscle membrane repair and muscle fibre growth and regeneration during modified muscle loading in mice in vivo. *J Physiol* **578**, 327–336.

Timmons JA (2011). Variability in training-induced skeletal muscle adaptation. *J Appl Physiol* **110**, 846–853.

Trappe S, Godard M, Gallagher P, Carroll C, Rowden G & Porter D (2001). Resistance training improves single muscle fiber contractile function in older women. *Am J Physiol Cell Physiol* **281**, C398–C406.

Trappe S, Williamson D, Godard M, Porter D, Rowden G & Costill D (2000). Effect of resistance training on single muscle fiber contractile function in older men. *J Appl Physiol* **89**, 143–152.

Trappe TA, Raue U & Tesch PA (2004). Human soleus muscle protein synthesis following resistance exercise. *Acta Physiol Scand* **182**, 189–196.

Trejo JL, Carro E & Torres-Alemán I (2001). Circulating Insulin-Like Growth Factor I Mediates Exercise-Induced Increases in the Number of New Neurons in the Adult Hippocampus. *J Neurosci* **21**, 1628–1634.

Tremblay MS, Copeland JL & Van Helder W (2004). Effect of training status and exercise mode on endogenous steroid hormones in men. *J Appl Physiol* **96**, 531–539.

Troosters T, Probst VS, Crul T, Pitta F, Gayan-Ramirez G, Decramer M & Gosselink R (2010). Resistance Training Prevents Deterioration in Quadriceps Muscle Function During Acute Exacerbations of Chronic Obstructive Pulmonary Disease. *Am J Respir Crit Care Med* **181**, 1072–1077.

Tureckova J, Wilson EM, Cappalonga JL & Rotwein P (2001). Insulin-like Growth Factor-mediated Muscle Differentiation. *J Biol Chem* **276**, 39264–

39270.

Urban RJ, Bodenburg YH, Gilkison C, Foxworth J, Coggan AR, Wolfe RR & Ferrando A (1995). Testosterone administration to elderly men increases skeletal muscle strength and protein synthesis. *Am J Physiol Endocrinol Metab* **269,** E820–E826.

Vierck J, O'Reilly B, Hossner K, Antonio J, Byrne K, Bucci L & Dodson M (2000). Satellite cell regulation following myotrauma caused by resistance exercise. *Cell Biol Int* **24,** 263–272.

Vierhapper H, Nowotny P & Waldhausl W (1997). Determination of testosterone production rates in men and women using stable isotope/dilution and mass spectrometry. *J Clin Endocrinol Metab* **82,** 1492–1496.

Volek JS, Kraemer WJ, Bush JA, Incledon T & Boetes M (1997). Testosterone and cortisol in relationship to dietary nutrients and resistance exercise. *J Appl Physiol* **82,** 49–54.

Wada K-I, Takahashi H, Katsuta S & Soya H (2002). No decrease in myonuclear number after long-term denervation in mature mice. *Am J Physiol Cell Physiol* **283,** C484–C488.

Wang N, Hikida RS, Staron RS & Simoneau JA (1993). Muscle fiber types of women after resistance training--quantitative ultrastructure and enzyme activity. *Pflugers Arch* **424,** 494–502.

Waters D, Danska J, Hardy K, Koster F, Qualls C, Nickell* D, Nightingale S, Gesundheit N, Watson D & Schade D (1996). Recombinant Human Growth Hormone, Insulin-like Growth Factor 1, and Combination Therapy in AIDS-Associated Wasting. *Ann Intern Med* **125,** 865–872.

Welle S (1998). Growth hormone and insulin-like growth factor-I as anabolic agents. *Curr Opin Clin Nutr Metab Care* **1,** 257–262.

West DW & Phillips SM (2012). Associations of exercise-induced hormone profiles and gains in strength and hypertrophy in a large cohort after weight training. *Eur J Appl Physiol* **112,** 2693–2702.

West DWD, Kujbida GW, Moore DR, Atherton P, Burd NA, Padzik JP, De Lisio M, Tang JE, Parise G, Rennie MJ, Baker SK & Phillips SM (2009). Resistance exercise-induced increases in putative anabolic hormones do not enhance muscle protein synthesis or intracellular signalling in young men. *J Physiol* **587,** 5239–5247.

Wilkinson S, Tarnopolsky M, Grant E, Correia C & Phillips S (2006). Hypertrophy with unilateral resistance exercise occurs without increases in endogenous anabolic hormone concentration. *Eur J Appl Physiol* **98,** 546–555.

Williamson DL, Gallagher PM, Carroll CC, Raue U & Trappe SW (2001). Reduction in hybrid single muscle fiber proportions with resistance training in humans. *J Appl Physiol* **91,** 1955–1961.

Williamson DL, Godard MP, Porter DA, Costill DL & Trappe SW (2000). Progressive resistance training reduces myosin heavy chain coexpression in single muscle fibers from older men. *J Appl Physiol* **88,** 627–633.

Wolfarth B, Bray MS, Hagberg JM, Perusse L, Rauramaa R, Rivera MA, Roth SM, Rankinen T & Bouchard C (2005). The human gene map for performance and health-related fitness phenotypes: the 2004 update. *Med Sci Sport Exerc* **37,** 881–903.

Yakar S, Liu J-L, Stannard B, Butler A, Accili D, Sauer B & LeRoith D (1999). Normal growth and development in the absence of hepatic insulin-like growth factor I. *Proc Natl Acad Sci U S A* **96,** 7324–7329.

Yang ZZ, Tschopp O, Baudry A, Dummler B, Hynx D & Hemmings BA (2004). Physiological functions of protein kinase B/Akt. *Biochem Soc Trans* **32,** 350–354.

Yarasheski KE (2003). Exercise, aging, and muscle protein metabolism. *J Gerontol A Biol Sci Med Sci* **58,** M918-22.

Yarasheski KE, Campbell JA, Smith K, Rennie MJ, Holloszy JO & Bier DM (1992). Effect of growth hormone and resistance exercise on muscle growth in young men. *Am J Physiol* **262,** E261-7.

Yarasheski KE, Zachweija JJ, Angelopoulos TJ & Bier DM (1993*a*). Short-term growth hormone treatment does not increase muscle protein synthesis in experienced weight lifters. *J Appl Physiol* **74,** 3073–3076.

Yarasheski KE, Zachwieja JJ & Bier DM (1993*b*). Acute effects of resistance exercise on muscle protein synthesis rate in young and elderly men and women. *Am J Physiol* **265,** E210-4.

Yarasheski KE, Zachwieja JJ, Campbell JA & Bier DM (1995). Effect of growth hormone and resistance exercise on muscle growth and strength in older men. *Am J Physiol* **268,** E268-76.

Zachwieja JJ & Yarasheski KE (1999). Does growth hormone therapy in conjunction with resistance exercise increase muscle force production and muscle mass in men and women aged 60 years or older? *Phys Ther* **79,** 76–82.

Zanchi NE & Lancha AH (2008). Mechanical stimuli of skeletal muscle:

implications on mTOR/p70s6k and protein synthesis. *Eur J Appl Physiol* **102,** 253–263.

Zatsiorsky VM (1999). *Ciência e prática do treinamento de força.* Phorte Editora, São Paulo.

Zhong H, Roy RR, Siengthai B & Edgerton VR (2005). Effects of inactivity on fiber size and myonuclear number in rat soleus muscle. *J Appl Physiol* **99,** 1494–1499.

Capítulo 4
Métodos e técnicas

4.1 - Métodos metabólicos e tensionais

Tendo em vista os diferentes estímulos para hipertrofia, propõe-se a divisão de treinos, ou estímulos, em dois tipos, conforme a via principal a ser atingida: tensionais e metabólicos.

Tensionais

Podemos exemplificar um estresse tensional por intermédio de experimentos feitos com alongamento. Há diversos estudos nos quais se promove hipertrofia muscular por meio do alongamento forçado (Antonio & Gonyea, 1993), em que o estímulo primário para que ocorram as reações de hipertrofia é a tensão imposta ao músculo.

Em pesquisas anteriores (James *et al.*, 1997; Cox *et al.*, 2000), estudiosos usaram expansores de tecidos feitos de silicone para verificar os efeitos do alongamento na musculatura dorsal de coelhos. O procedimento consistia em inserir cirurgicamente o expansor abaixo do músculo (entre a costela e o *latissimus dorsi*) e enchê-lo progressivamente com infusões salinas, de modo que inicialmente o alongamento foi equivalente a 10% do comprimento normal, aumentando para 15% na segunda semana e chegando a 20% na terceira, estado mantido por mais três semanas até totalizar quarenta e dois dias de experimento. Os resultados da intervenção foram comparados com três controles: musculatura contralateral do mesmo animal, musculatura de animais que não foram submetidos a nenhuma intervenção e musculatura de animais que tiveram expansores inseridos sob a musculatura, porém, cujos aparatos foram deixados vazios. Nos estudos, nenhum estímulo diferenciado foi proporcionado aos grupos, tornando possível inferir que não ocorreram alterações metabólicas locais distintas. Ao final do experimento, a musculatura submetida ao alongamento obteve hipertrofia significativa, mostrando-se 36-72% mais pesada que as amostras dos grupos controle, com aumento de 130% no conteúdo proteico (James *et al.*, 1997; Cox *et al.*, 2000).

Com base em estudos como este, pode-se sugerir que a simples imposição de um estresse mecânico à musculatura é capaz de promover hipertrofia, mesmo que não haja alterações específicas no metabolismo local.

Apesar de alongamento e contração muscular parecerem eventos antagônicos, mostram-se similares se analisarmos a tensão no nível estrutural da fibra muscular. Tanto nos alongamentos, quanto nas contrações há uma força externa agindo no sentido contrário ao que a fibra trabalha. Durante a contração muscular, especialmente na excêntrica, há sarcômeros que se alongam forçadamente (Julian & Morgan, 1979), fato que pode gerar lesões e/ou ativar os mecanismos de mecanotransdução, iniciando processos fisiológicos que levam à hipertrofia.

Assim, propõe-se a definição de métodos tensionais como os que promovem hipertrofia mediante, principalmente, estímulos mecânicos. Estes métodos caracterizam-se basicamente pela utilização de cargas (expressa em unidade de massa) e amplitudes de movimento altas durante o treinamento.

Com base em algumas características da contração excêntrica (alongamento, maior capacidade de suportar carga, maiores sinais de mecanotransdução e maior ocorrência de microlesões – ver mais na seção 4.2) temos que o melhor aproveitamento desta fase se daria em treinos com características tensionais.

O inconveniente dos métodos tensionais seria maior exposição das articulações às cargas altas, que, em alguns casos, podem promover lesões quando utilizadas continuamente por longo prazo. Outro fator que se deve levar em conta é a possibilidade de alterações patológicas devido à regeneração incompleta gerada pela elevada frequência de microlesões. Portanto, é importante dar períodos adequados de descanso quando se está realizando treinos tensionais, bem como elaborar um planejamento adequado de sua inserção dentro de um programa de longo prazo (ver seção 6.9).

Metabólicos

A ênfase nos estímulos mecânicos é nítida na prática do treinamento resistido. Alguns autores explicitam que existe um mínimo de carga a ser usada; a título exemplificativo, McDonagh & Davies (1984) sugerem que os ganhos de força na contração voluntária máxima só ocorrem com cargas maiores que 66% do máximo durante treinos isotônicos. A ênfase na carga é comum também em centros de treinamento, nos quais muitos atletas e treinadores demonstram preocupação exacerbada com as cargas utilizadas. Existem inclusive muitos pesquisadores, treinadores e atletas que acreditam que parâmetros de carga são os principais determinantes dos resultados de um programa de treinamento resistido.

Todavia, ao contrário do estudo citado anteriormente, há relatos de ocorrência de hipertrofia sem exposição da fibra a tensão externa, quer seja por alongamento, quer seja por contração. Takarada *et al.* (2000*a*) realizaram um estudo para verificar o efeito da oclusão vascular na musculatura da coxa em pacientes que se submeteram a cirurgia de reconstrução do ligamento cruzado anterior. Estes pesquisadores já haviam comprovado que a aplicação de oclusão vascular potencializava a hipertrofia em resposta ao treinamento de força com baixas sobrecargas (Takarada *et al.*, 2000*b*) e pretendia agora verificar os efeitos de uma oclusão mais severa em membros imobilizados para amenizar a perda de massa muscular advinda da inatividade. O protocolo envolvia duas sessões semanais de oclusão vascular aplicadas por 5 minutos (compressão de 238 mmHg, em média) na parte proximal da coxa e intercaladas por 3 minutos de alívio, repetindo o procedimento por cinco vezes em cada sessão. Frise-se que o protocolo não incluía atividade física adicional, sendo a oclusão vascular o único estímulo fisiológico diferenciado. De acordo com os resultados, a aplicação da oclusão promoveu melhoras no metabolismo proteico, atenuando a perda de massa muscular decorrente da imobilização. Enquanto o músculo do grupo controle (sem oclusão) teve sua secção transversa reduzida em cerca de 20%, o experimental perdeu em média 9,4%.

De modo similar, estudos de Atsushi Kubota (Kubota *et al.*, 2008, 2011) analisaram os efeitos da oclusão vascular na prevenção da perda de força de membros imobilizados por duas semanas. No trabalho em que a oclusão empregada foi de 200mmHg (Kubota *et al.*, 2008) houve a prevenção praticamente total da perda de força, já no estudo com oclusão de 50 mmHg, houve prevenção, mas a diferença em relação ao grupo controle foi expressivamente menor (Kubota *et al.*, 2011). Pelos resultados, pode-se inferir que a magnitude da oclusão influenciaria nos resultados.

Há, inclusive, estudos mostrando que é possível hipertrofia muscular em atividades com estresse mecânico extremamente baixo, como caminhadas. Nesse sentido, Abe *et al.* (2006) reportaram ganhos de 4-7% na massa muscular da coxa e elevação de 8-10% na força muscular em homens jovens saudáveis após três semanas de caminhadas a 3 km/h com aplicação de oclusão vascular (~230 mmHg). A sobrecarga imposta pela caminhada em velocidades tão baixas dificilmente traria ganhos de força ou massa muscular, tanto que aqueles que realizaram caminhada sem a oclusão não mostraram resultados; portanto, pode-se atribuir à oclusão vascular um papel relevante na sinalização das adaptações do músculo esquelético.

A oclusão vascular dificulta o fluxo sanguíneo e, consequentemente, a chegada de oxigênio às fibras musculares, levando à queda de pH, que se reflete em maior acúmulo de lactato (Takarada *et al.*, 2000*b*; Fujita *et al.*, 2007; Kubota *et al.*, 2008, 2011; Fry *et al.*, 2010). Estudos que analisaram os efeitos agudos do exercício com oclusão vascular encontraram aumentos agudos na síntese proteica na ordem dos 50%, com alterações em algumas enzimas do eixo mTOR, como a S6K1 (Fujita *et al.*, 2007; Fry *et al.*, 2010), aumento na proliferação de células satélites (Nielsen *et al.*, 2012) e queda de enzimas catabólicas, como a FOXO, Atrogina e MuRF (Manini *et al.*, 2011). É importante ressaltar que a hipertrofia induzida pela oclusão vascular ocorre sem indícios de microlesões (Kawada & Ishii, 2005; Abe *et al.*, 2006). Dessa forma, como não foi imposta nenhuma sobrecarga adicional, pode-se inferir que as alterações na condição metabólica local, e não a sobrecarga, tiveram papel primário na indução do processo de hipertrofia.

No entanto, é importante destacar que muitos desses efeitos surgem mesmo na ausência de oclusão vascular, desde que o exercício seja realizado com esforços elevados (próximo da/até a falha). Portanto, pode-se questionar até que ponto os resultados podem se atribuídos ao uso de oclusão ou se ocorreriam de maneira similar em um exercício com carga leve praticado até a falha. Nesse sentido, Farup *et al.* (2015) compararam os efeitos de oito semanas de treinamento com ou sem oclusão em homens jovens. No estudo, os participantes realizaram quatro séries máximas de flexão de cotovelo com 40% da carga até a falha. Os treinos foram realizados três vezes por semana por seis semanas. A diferença foi que um dos braços realizou o treino com aplicação de oclusão (100mmHg) e o outro treinou normalmente. Ao final, os dois braços obtiveram aumento de 12% na área de secção transversa sem distinção. O que parece ter diferenciado esse estudo dos anteriores é que os demais equipararam o volume, ou seja, o braço (ou grupo) que treinou sem oclusão realizava a mesma quantidade de repetições que o braço (ou grupo) que treinou sem oclusão, portanto, em uma situação se treinava máximo, enquanto na outra se treinava submáximo.

Independentemente da aplicação de oclusão vascular, os estudos têm verificado que é possível induzir hipertrofia com utilização de cargas mínimas. A partir de dados como estes, chamamos de metabólicos os métodos que induzem hipertrofia por meio, principalmente, de alterações nas condições metabólicas locais. A vantagem deste método é não precisar expor as articulações a grandes cargas, podendo ser utilizado em alunos iniciantes, pessoas lesionadas e em períodos em que se deseja descansar ossos e tendões. Inclusive, recomendo a leitura de um estudo da nossa equipe que usou basicamente essa premissa para recuperar um tendão rompido sem necessidade de cirurgia (Martins *et al.*, 2018).

Neste tipo de treino, é recomendável aproveitar melhor as fases isométrica e concêntrica por promoverem maior acúmulo de metabólitos (como será visto na seção 4.2). Nesta linha de pensamento, quanto menor a carga absoluta utilizada, mais recomendado seria utilizar a fase concêntrica, na qual encontramos maiores dificuldades para realizar o movimento em relação às ações isométricas e excêntricas (Flanagan *et al.*, 2014).

Quanto mais carga, melhor?

A diferenciação entre os estímulos é muito útil para iniciar um processo de conscientização relativo ao treino de força voltado para hipertrofia, questionando o mito do "quanto mais carga, melhor".

Em um estudo de Schott *et al.* (1995) foram comparados dois treinos na mesma pessoa, uma perna usando contrações isométricas intermitentes e, a outra, contrações contínuas, ambas com intensidade de 70% da contração isométrica voluntária máxima (CVM). Paralelamente, foram medidas alterações no pH sanguíneo. A perna que realizou o treino intermitente efetuou quatro séries com dez contrações de 3 segundos e 2 segundos de intervalo entre cada repetição. A perna que realizou o contínuo matinha a contração por 30 segundos, num total de quatro séries com um minuto de intervalo. As contrações contínuas resultaram em aumento significativo na secção transversa, fato não verificado com o treino intermitente. Tais alterações foram acompanhadas de queda no pH e mudança nos fosfatos metabólicos, fazendo os autores atribuírem os maiores aumentos na secção transversa às alterações metabólicas.

Outros estudos seguiram comprovando a importância das alterações metabólicas locais na hipertrofia muscular por intermédio de treinos com ou sem oclusão vascular (Shinohara *et al.*, 1998; Takarada *et al.*, 2000*b*, 2002; Burgomaster *et al.*, 2003). Por exemplo, Shinohara *et al.* (1998) e Takarada *et al.* (2000*b*) verificaram que treinos realizados com oclusão vascular produzem hipertrofia, enquanto treinos com idênticas carga e margem de repetições, portanto, mesmo trabalho, mas sem a oclusão, são inócuos. Posteriormente, Takada *et al.* (2012) encontraram correlação entre a queda no pH e os ganhos de força e de massa muscular, confirmando que o estresse metabólico é importante para as adaptações ao treino. Esses achados são interessantes, pois confrontam a ideia comum de que o fator mais importante para a hipertrofia seria o volume de trabalho (carga x séries x repetições).

Ainda nessa linha, Takarada *et al.* (2000*b*) compararam os efeitos de treinos com 80% e 50% de 1 RM, sendo este último realizado com oclusão vascular. Todos os protocolos envolviam três séries com um minuto de intervalo entre elas. A análise mostra que a carga total levantada pelo grupo que treinou com 80% foi quase o dobro da carga levantada pelo que treinou com oclusão vascular. Entretanto, ao contrário do que se poderia supor, não houve diferenças nos ganhos de força e massa muscular entre os grupos. No bíceps, o aumento foi de 20,8% X 18,4%, e no braquial foi de 17,8% X 11,8%, para os grupos que treinaram com 50% e 80% de 1RM, respectivamente. Posteriormente, resultados similares foram encontrados em membros inferiores por Karabulut *et al.* (2010) e Laurentino *et al.* (2012) ao compararem treinos com oito repetições a 80% da carga sem oclusão vascular e treinos de quinze repetições a apenas 20% da carga com aplicação de oclusão vascular.

Outra forma de aumentar o estresse metabólico no decorrer do treino é reduzir o intervalo entre as séries (Kraemer *et al.*, 1990; Bottaro *et al.*, 2009). Em 2002, Takarada & Ishii investigaram os efeitos de treinos de força de baixa intensidade com descansos reduzidos na hipertrofia e força muscular (Takarada & Ishii, 2002). Duas vezes por semana, durante doze semanas, foram realizadas três séries de extensão de joelhos com 50% de 1RM, sendo o intervalo estabelecido em 30 segundos para reduzir a remoção de metabólitos. As séries foram executadas em tempo 2020 até a falha concêntrica, o que ocorria por volta de quatorze repetições. Os resultados mostraram aumentos significativos na força e na secção transversa do músculo, algo que se acreditava não ocorrer com cargas abaixo de 60% (McDonagh & Davies, 1984; Fleck & Kraemer, 2004).

Portanto, a carga pode não ser um fator essencial para os ganhos de força e massa muscular, conforme verificado posteriormente por Mitchell *et al.* (2012). No estudo, foram comparados três diferentes protocolos em homens não treinados: uma série com 80% de 1RM, três séries com 80% de 1RM e três séries com 30% de 1RM. Todas foram realizadas até a falha concêntrica e o estudo durou dez semanas. Ao final, os ganhos de massa muscular foram similares entre os protocolos com três séries a 30% e 80% de 1RM (6,8 e 7,2%, respectivamente), assim como os ganhos de força isométrica, mas os ganhos de força dinâmica foram maiores para o grupo que treinou a 80%.

Por estes estudos constatamos que a carga utilizada por si só seria de relevância limitada para predizer os resultados de um treino de hipertrofia, demandando uma abordagem mais complexa, que envolva também as alterações fisiológicas promovidas pelo exercício, dentre outros fatores. Portanto, mesmo quando utilizamos os treinos tensionais devemos continuar observando os fatores qualitativos, como a amplitude de movimento (seção 6.8), intervalo de descanso (seção 6.5), ênfase em fases específicas (seção 6.7) e outros. Assim, quando nos referirmos a utilização de maiores cargas, deve-se entender como uma mudança neste aspecto sem sacrifício da qualidade do treino.

Observação sobre as definições

A divisão entre métodos metabólicos e tensionais não trata de uma proposta analítica de explicação do processo de hipertrofia, e sim de um artifício didático criado com a finalidade de facilitar o processo de entendimento e organização do planejamento de um programa de hipertrofia. Isto nada tem a ver com hipertrofia sarcoplasmática ou miofibrilar, fato já discutido anteriormente (seção 3.1.3). Deve-se ressaltar que, durante o treino de força, não há efeitos exclusivos em parâmetros tensionais e metabólicos e sim interação entre os fatores em diferentes níveis, de modo que tanto a tensão quanto as alterações metabólicas interagem e se confundem sem possibilidade de separação entre elas. Portanto, não proponho uma divisão rígida, mas a identificação de qual estímulo seria melhor aproveitado em dado momento.

Não há como determinar qual das abordagens é mais eficiente de forma geral, a recomendação é variá-las para garantir resultados seguros e contínuos. Esta recomendação parte do pressuposto de que a imposição constante de um determinado tipo de estresse torna o sistema menos sensível, reduzindo a necessidade de reações para o restabelecimento do equilíbrio e, consequentemente, a hipertrofia. Ou seja, a recorrência constante a uma mesma via fisiológica (método metabólico ou tensional) pode causar acomodação, diminuindo a magnitude das futuras adaptações fisiológicas.

4.2 – Diferentes ações musculares

Tipos de ação muscular

As ações musculares podem ser divididas em (Kraemer & Hakkinen, 2004):

- *Isométrica ou estática:* o músculo desenvolve tensão sem haver movimento visível da articulação. Nesta ação, o torque produzido pelo músculo é oposto a outro torque igual e nenhum movimento ocorrerá;

- *Concêntrica ou positiva:* refere-se à situação pela qual o músculo desenvolve tensão por meio da diminuição no seu comprimento. O torque produzido pelo músculo será maior que aquele da resistência ao movimento e os ossos se moverão enquanto o músculo se encurta;

- *Excêntrica ou negativa:* o músculo se alonga durante a tensão muscular. O torque produzido pelo músculo será menor que o oposto à ação muscular e os ossos se movem enquanto o músculo é alongado por essa resistência.

É importante também relembrar o conceito de exercícios isocinéticos:

- *Isocinético:* refere-se ao exercício no qual a velocidade angular permanece constante durante o movimento. Esse tipo é realizado em máquinas especiais, nas quais qualquer força resulta em uma força de reação idêntica. Isso, teoricamente, torna possível que os músculos exerçam uma tensão contínua durante toda amplitude do movimento (Fleck & Kraemer, 2004).

Diferenças entre as ações musculares

Lindstedt *et al.* (2001) produzem interessante histórico de como foram comprovadas as diferenças entre as ações musculares. Segundo os autores, um experimento realizado nos anos 1950 trouxe a primeira revelação clara neste sentido. A demonstração foi conduzida e publicada por Bud Abbott, Brenda Bigland e Murdoch Ritchie. Os cientistas posicionaram duas bicicletas estacionárias, uma de costas para outra, e as conectaram com uma corrente, assim, enquanto um dos ciclistas pedalava para frente, o outro apenas resistiria, travando o movimento para trás. Os autores verificaram que a tarefa realizada pelo ciclista que resistia à pedalada era relativamente fácil, tanto que uma pequena mulher resistindo ao movimento era capaz de realizar mais força que um homem forte pedalando para frente. No caso, os papéis foram representados por Brenda Bigland e Murdoch Ritchie, respectivamente. Com este simples experimento os autores evidenciaram que as ações excêntricas são mais eficientes, menos desgastantes e produzem mais força que as concêntricas.

Atividade neuromotora

Para uma mesma carga, as ações isométricas ativam o maior número de unidades motoras, seguidas pelas concêntricas, com as excêntricas gerando os menores valores de ativação (Gibala *et al.*, 1995; Enoka, 1996; Ryschon *et al.*, 1997). Em contrações máximas, no entanto, os resultados ainda são controversos. Alguns estudos revelam que, apesar da maior produção de torque, a quantidade de unidades motoras recrutadas durante as contrações excêntricas é menor que nas demais (Kay *et al.*, 2000; Komi *et al.*, 2000). Em outros, entretanto, não foram encontradas diferenças na amplitude do sinal eletromiográfico das fases excêntrica e concêntrica, mostrando apenas superioridade das contrações isométricas (Babault *et al.*, 2001).

Nas ações excêntricas, há maior dificuldade em atingir os níveis máximos de força do que nas demais ações (Enoka, 1996; Webber & Kriellaars, 1997; Aagaard *et al.*, 2000*b*) tanto que, voluntariamente, só somos capazes de atingir menos da metade de nossa capacidade máxima de torque excêntrico (Webber & Kriellaars, 1997). Esta inibição pode ser causada por mecanismos de defesa, que teriam a finalidade de manter a integridade de ossos, tendões e ligamentos. Por esse motivo, apesar dos valores máximos de força excêntrica (induzidos por eletroestimulação) superarem em cerca de duas vezes a contração isométrica máxima, em contrações voluntárias ambos são muito próximos (Webber & Kriellaars, 1997), sendo, inclusive, maiores para a isometria em alguns estudos (Komi *et al.*, 2000).

Tanto as ações isométricas quanto as excêntricas são superiores às concêntricas em termos da força voluntária. A força voluntária excêntrica pode chegar a superar a concêntrica em 50%, mesmo recrutando menor número de unidades motoras (Enoka, 1996; Babault *et al.*, 2001; Hortobágyi *et al.*, 2001).

Segundo a teoria mais conservadora, todas as ações musculares são produzidas da mesma forma pelo sistema nervoso, havendo apenas gradação no torque muscular, que poderá exceder, igualar ou ser inferior à força externa.

Isso geraria, respectivamente, contrações concêntricas, isométricas ou excêntricas. Porém, de acordo com evidências posteriores, os diferentes tipos de contração produzem distintos padrões motores (Enoka, 1996). Nessa linha, Nardone *et al.* (1989) verificaram que durante as contrações excêntricas há ativação preferencial de unidades motoras maiores (glicolíticas), o que pode colaborar para um aumento do torque. Apesar de bem aceita, esta hipótese não foi confirmada por Komi *et al.* (2000), ao analisarem as frequências do sinal eletromiográfico obtido em ações excêntricas.

Bishop *et al.* (2000) verificaram que, apesar do menor recrutamento, há maior sincronização de unidades motoras na fase excêntrica, sugerindo um mecanismo de facilitação neural mediado por proprioceptores. De acordo com os autores, a facilitação monossináptica promovida pelo fuso muscular aumentaria mais rapidamente que a inibição bissináptica causada pelo órgão tendinoso de golgi, o que tornaria a resistência ao alongamento mais eficaz que a inibição à contração.

A ação dos antagonistas também pode fornecer vantagens à fase excêntrica. Babault *et al.* (2001) e Komi *et al* (2000) verificaram que a co-ativação dos antagonistas não é diferente entre as ações concêntrica, excêntrica ou isométrica. No entanto, ao serem ativados durante uma contração concêntrica, os antagonistas atuam contra o movimento. Em uma ação isométrica eles apenas estabilizam a contração. Na ação excêntrica, entretanto, atuam a favor do movimento, diminuindo a resistência viscoelástica.

Ocorrência de microlesões

Como demonstrado, diante de uma mesma carga, menos unidades motoras são ativadas durante a ação excêntrica em comparação com as ações concêntricas e isométricas, desta forma, as proteínas estruturais dos sarcômeros suportam maior tensão e, consequentemente, ficam mais expostas às lesões. Assim, mesmo que se realizem os mesmos trabalhos (mesma carga e mesmo número de repetições) em todos os tipos de ação muscular, a ocorrência de lesões será mais significativa durante as contrações excêntricas.

Em um estudo de Gibala *et al.* (1995), homens não treinados realizavam somente ações concêntricas com os flexores de cotovelo de um braço e somente ações excêntricas no lado oposto. Em ambos os casos, perfaziam oito séries de oito repetições (cadência de 2 segundos por repetição) com uma carga equivalente a 80% de 1RM. Dois dias após o experimento, 82% das fibras dos músculos treinados excentricamente estavam lesionadas, enquanto nos músculos treinados com ações concêntricas o índice foi de apenas 37%. Resultados similares, mas em menor magnitude, foram encontrados em pessoas treinadas pelo mesmo grupo (Gibala *et al.*, 2000).

Assim como no exemplo acima, Nosaka & Newton (2002) realizaram estudo de oito semanas comparando os efeitos do treinamento excêntrico e do concêntrico nos flexores do cotovelo. A amostra praticava três séries de dez repetições excêntricas com um dos membros e o mesmo volume de contrações concêntricas para o outro membro, ambos com mesma carga (50% da CVM), mesmo tempo sob tensão (3 segundos por repetição) e mesmo intervalo entre as séries (3 minutos). De acordo com os resultados, ainda que com o menor trabalho relativo, foram verificados maiores indícios de lesões com as contrações excêntricas, revelando quedas nos níveis de força isométrica cerca de duas vezes maior em comparação ao treino concêntrico, assim como maior sensação dolorosa durante a palpação e extensão.

Além da maior tensão por fibra, outro fator que pode contribuir para maiores índices de lesões na fase excêntrica é o alongamento irregular dos sarcômeros. Durante as ações musculares nem todos os sarcômeros são encurtados ou alongados ao mesmo tempo e muitos acabam por romper. Teoricamente, esta heterogeneidade é mais significativa durante as ações excêntricas, o que, aliado às grandes tensões impostas a cada fibra, leva ao rompimento de um maior número de sarcômeros.

Alterações metabólicas e gasto energético

Supõe-se que durante as ações excêntricas a maior parte das cabeças de miosina seria desligada do sítio ativo pela força mecânica ("arrasto"), e não pela hidrólise de ATP (Enoka, 1996), gerando menores gastos energéticos e menores alterações metabólicas.

Evidências para esta diferença metabólica têm sido encontradas em diversos estudos. McArdle *et al.* (2008) relatam que a corrida em terrenos planos promove alto acúmulo de lactato, enquanto a corrida em declive não produz tal efeito, apesar de induzir dor residual. Dados similares foram encontrados por Perrey *et al.* (2001) ao compararem testes excêntricos e concêntricos de ciclismo.

Ryschon *et al.* (1997) realizaram pesquisa para determinar a resposta metabólica e estimar a eficiência mecano-química (gasto de ATP por unidade de tensão realizada) das ações musculares em seres humanos. De acordo com os resultados, a eficiência durante as ações excêntricas é 2,3 vezes maior que em contrações concêntricas, ou seja, para realizar o mesmo trabalho, a contração concêntrica utilizaria 2,3 vezes mais ATP que a excêntrica. Outro dado interessante deste estudo é que, devido à economia de energia, ao realizar movimentos excêntricos leva-se praticamente o dobro de tempo para entrar em fadiga em comparação com os concêntricos.

Em estudo de Kay *et al.* (2000), doze indivíduos realizaram contrações máximas (isométricas, concêntricas ou excêntricas) durante cem segundos para comparar as mudanças no torque em função da fadiga. Apenas as contrações isométricas e concêntricas mostraram queda na performance, terminando o teste com torques correspondentes a 30,5% e 57,7% dos valores iniciais, respectivamente. Para as ações excêntricas, o torque final correspondia a 108,6% do inicial, mostrando clara resistência a fadiga.

Durand *et al.* (2003) cotejaram os efeitos das ações concêntricas e das excêntricas no acúmulo de lactato durante um treino envolvendo supino reto, extensão de joelhos, desenvolvimento e flexão de joelhos. Foram coletadas amostras sanguíneas antes e depois do treino, que envolvia a realização de quatro séries de doze repetições (concêntricas ou excêntricas) com carga igual a 80% do valor referente a 10RM nos exercícios citados. Todos os exercícios foram executados em aparelhos convencionais (não isocinéticos) na cadência de 2 segundos para cada fase, com intervalos de 90 segundos entre as séries. De acordo com os resultados, o treinamento concêntrico produziu aumentos significativos nos níveis de lactato, tanto imediatamente quanto 15 minutos após o término do experimento.

A utilização da mesma carga absoluta em experimentos submáximos como os citados poderia levar à suposição de que o grupo concêntrico realizaria maior trabalho relativo e estaria mais próximo à fadiga, justificando as alterações metabólicas. No entanto, ao estudar flexões de cotovelos realizadas até a fadiga, Carrasco *et al.* (1999) verificaram que, mesmo nessa situação, o acúmulo de lactato advindo das contrações excêntricas é menor que o proveniente das contrações concêntricas

Ao confrontar treinos excêntricos com outros métodos, Keogh *et al.* (1999) obtiveram resultados similares e atribuíram o menor acúmulo de lactato ao menor consumo de oxigênio e menor gasto energético ocasionado pelas características mecânicas (maior uso de componentes elásticos) das contrações excêntricas.

	Concêntrica	Isométrica	Excêntrica
Recrutamento de UMs (para uma mesma carga)	++	+++	+
Recrutamento de UMs (para contração máxima)	+++	+++	+
Capacidade de gerar força	+	++	+++
Capacidade de gerar força por UM recrutada	+	+	+++
Gasto energético	+++	+	++
Fatigabilidade (testes com ações máximas)	++	+++	+
Ocorrência de microlesões (para a mesma carga)	+	*	+++
Mecanotransdução	+	++	+++

Tabela 4.1: Comparação entre as ações musculares
*dado não encontrado

Especificidade

Os ganhos de força são específicos às ações treinadas, tendo em vista que cada uma é promovida por processos neurais específicos e diferenciados (Enoka, 1996).

De acordo com Fleck & Kraemer (2004), quando se pratica um treinamento isométrico há especificidade de ângulo de articulação, ou seja, os ganhos de força limitam-se às proximidades do ângulo treinado, podendo haver pequenos aumentos em ângulos próximos (5° a 20°), a depender da articulação e de fatores como proximidade do alongamento e vantagem mecânica. Os autores recomendam que, caso deseje aumentar a força concêntrica por meio de treinos isométricos, seria mais interessante treinar nos ângulos de maior dificuldade, ou *região presa*.

Com relação às diferentes ações musculares, Hortobágyi *et al.* (1996) compararam os efeitos de seis semanas de treinamento excêntrico ou concêntrico nos ganhos de força. De acordo com os resultados, o concêntrico aumentou sua força em 36%, 18% e 13% para as ações concêntricas, isométricas e excêntricas, respectivamente, para o grupo treinado em ações excêntricas os ganhos foram: 13%, 30% e 42% (Tabela 4.2).

	Concêntrico	Isométrico	Excêntrico
Concêntrico	36%	18%	13%
Excêntrico	13%	30%	42%

Tabela 4.2: Ilustração dos resultados de Hortobágyi *et al* (1996).

Higbie *et al.* (1996) compararam os efeitos de treinamentos isocinéticos concêntricos e excêntricos. Ambos grupos realizaram três sessões semanais, com três séries de dez repetições máximas em cada sessão, durante dez semanas. Ao final do estudo os valores médios de torque excêntrico aumentaram 36,2% e 12,8% para os grupos excêntrico e concêntrico respectivamente. Os valores de torque concêntrico aumentaram em 6,8% e 18,7% para os grupos excêntrico e concêntrico, respectivamente (Tabela 4.3). Tais resultados mostram que há melhor transferência da ação concêntrica para a excêntrica do que no sentido inverso, fato comprovado por Seger *et al.* (1998) ao adotar protocolo similar. A diferença entre o aumento na secção transversa foi pequena mas estatisticamente significativa: apenas 1,6 ponto percentual em favor do grupo treinado excentricamente.

	Ação muscular treinada		
Testes	Excêntrica	Concêntrica	Controle
Alterações no torque excêntrico	+36,2%*	+12,8%*	-1,7%
Alterações no torque concêntrico	+6,8%	+18,7%*	+4,7%
Alterações na secção transversa	+6,6%*	+5%*	-0,9%
Eletromiografia integrada (excêntrica)	+16,7%*	+20%*	-9,1%
Eletromiografia integrada (concêntrica)	+7,1%	+21,7%*	-8%

*diferença significativa em relação ao grupo controle

Tabela 4.3: ilustração dos resultados de Higbie *et al* (1996)

Ganhos de massa muscular

Uma pergunta recorrente entre praticantes de musculação é qual ação muscular traria mais resultados em termos de hipertrofia. Usando um modelo feito para ratos, Adams *et al* (2004) reportaram ganhos de 11 a 14% na massa muscular após vinte sessões de treino com ações concêntricas, isométricas ou excêntricas, sem diferença entre os grupos. Em estudo de Smith & Rutherford (1995), dez homens jovens realizaram treinamento concêntrico para uma perna e excêntrico para a outra no decorrer de vinte semanas. O treino concêntrico envolvia dez repetições com 100% da carga de 10RM, enquanto o treino excêntrico envolvia dez repetições com sobrecarga 35% maior. Ao final do estudo, a área de secção transversal do quadríceps aumentou de maneira similar nas duas pernas. Posteriormente, Nickols-Richardson *et al.* (2007) utilizaram treinamento isocinético de membros inferiores e superiores em mulheres jovens por cinco meses e também verificaram que não havia diferenças nos ganhos de força nem nas alterações ósseas entre as ações concêntricas e excêntricas.

Franchi *et al.* (2014) realizaram treinamentos concêntricos ou excêntricos por dez semanas em homens jovens em uma máquina de leg press adaptada para investigar as respostas a cada tipo de ação muscular. Os treinos foram realizados com 80% da carga máxima referente a cada ação muscular, em quatro séries de oito a dez repetições e intervalo de um minuto entre as séries. Ao final, os ganhos de massa muscular foram os mesmos entre as turmas, no entanto, houve determinadas alterações, como maior aumento no comprimento dos fascículos e maior ativação do MAPK com o treino excêntrico e maiores ângulos de penação com o treino concêntrico.

Desse modo, a literatura não nos permite afirmar que há uma ação que favorece os ganhos de massa muscular em relação a outra. O que devemos saber é que ambas percorrem vias fisiológicas diferentes e também possuem adaptações específicas. Portanto, é importante conhecer essas reações para potencializar os resultados obtidos com o treino e saber o momento de usá-las dentro de um planejamento de longo prazo.

4.3 – Métodos para intensificar o treino de hipertrofia

Boa parte dos métodos de treinamento não foi criada por cientistas nem por teóricos do treinamento de força, mas sim por atletas e por treinadores a partir de suas percepções e instintos. Devido a esse fato, a maior parte deles ainda não está respaldada por explicações científicas razoáveis, mesmo assim, diversas pesquisas têm sido conduzidas para validá-los e ajustá-los às evidências científicas.

Este capítulo apresenta alguns métodos adotados no treinamento de força voltado para hipertrofia e suas possíveis explicações quanto aos mecanismos de atuação e manipulações para maximizar seus resultados. Antes de aplicá-los é importante conhecê-los e ter consciência de seu uso racional, na pessoa correta e no momento adequado.

Pirâmide

A pirâmide pode ser de dois tipos: crescente e decrescente.

Pirâmide crescente

A pirâmide hoje conhecida é originária de um trabalho feito na década de 40 por DeLorme e Watkins, daí ser chamada de método DeLorme. Estes pesquisadores já haviam verificado que um músculo atrofiado se recuperava mais rapidamente se fosse treinado com repetições baixas e cargas altas e que, nesses casos, a hipertrofia era proporcional às cargas levantadas. DeLorme sugeria que o músculo deveria ser aquecido com cargas leves, aumentando progressivamente a carga até se chegar às repetições máximas. No modelo original não havia variação entre o número de repetições (mantendo-as sempre em dez), a variação era feita apenas na carga. Iniciava-se com 50% da carga de 10 RM, depois progredia para 75% na série seguinte e, finalmente, se chegava às 10 RM propriamente ditas na terceira série. Nesta variação, as séries iniciais não deveriam gerar fadiga, servindo apenas como aquecimento e para aprendizagem motora (Fish *et al.*, 2003).

Atualmente, a pirâmide é usada com repetições máximas ou submáximas – sem a preocupação aparente de não gerar fadiga – com progressiva diminuição das repetições e aumento das cargas. Assim, a pirâmide crescente consiste em aumentar a carga e diminuir o número de repetições ao longo da série, como no exemplo abaixo:

Série	Repetições	Carga
1ª	12	50 kg

2ª	10	55 kg
3ª	08	60 kg
4ª	06	65 kg
5ª	04	70 kg
6ª	02	75 kg

Apesar de ser um método muito difundido, há poucas evidências científicas a favor da pirâmide crescente. Bompa & Cornacchia (1998) afirmam que ela seria eficiente na produção de estímulos para todos os tipos de fibras, porém, deve-se lembrar o que explanado anteriormente na seção 3.3, pois as unidades motoras tipo I são recrutadas tanto com cargas elevadas quanto com leves, não sendo obrigatório utilizar um alto número de repetições e cargas leves para ativá-las (Maughan *et al.*, 2000). Também foi mencionado que tanto as fibras tipo I quanto as tipo II são estimuladas em treinos realizados com esforços elevados, independentemente das cargas leves ou pesadas, conforme verificado por Morton *et al.* (2016).

É comum encontrar indicação deste método para ganhos de força ou como meio de treino com cargas altas. Tal prática sugere que com a adoção da pirâmide haverá preparação para o uso de cargas elevadas, mediante o aquecimento da musculatura, tornando-a apta e preparada para as séries finais. Entretanto, a realização prévia de um grande número de contrações prejudicará o mecanismo de contração-relaxamento por diversos fatores – como liberação de cálcio pelo retículo sarcoplasmático e redução da excitabilidade da membrana celular (Fitts, 1994; Chin *et al.*, 1997; MacDougall *et al.*, 1998) – levando ao menor recrutamento de unidades motoras e diminuindo a capacidade de gerar força.

Nesse sentido, a realização de séries de dez repetições máximas, mesmo com intervalos relativamente longos (3 minutos), leva a reduções significativas na capacidade voluntária de ativação dos músculos a curto e longo prazo, podendo perdurar por até dois dias (Hakkinen, 1995). Willardson & Burket (2005) e Oliveira *et al.* (2009) verificaram que mesmo intervalos de três a cinco minutos são insuficientes para manter a performance de 8 a 10RM. Quando o número de repetições é mais alto, os efeitos da fadiga são ainda mais evidentes, por exemplo, dois minutos após uma série de quinze repetições máximas no supino reto, homens treinados realizavam uma média inferior a nove repetições com a idêntica carga (Willardson & Burkett, 2006). Vê-se, então, que é praticamente impossível sustentar o desempenho ao longo de séries intensas.

Portanto, a única forma de aumentar a carga ao longo de uma pirâmide seria se os esforços iniciais fossem extremamente deficientes, o que traria sério questionamento quanto à sua realização.

A aplicação prática da pirâmide é inviável se o aluno/atleta treina em alta intensidade. Realizar séries máximas com repetições elevadas, como é nas pirâmides, seria contraproducente caso o objetivo seja trabalhar com cargas altas, tornando recomendável que não seja adotado este método. Inclusive, estudos mostram que o uso de pirâmide crescente não produz vantagens adicionais para ganhos de força, sendo superada por diversos outros métodos (Konstantakos, 1999).

Com relação à hipertrofia, também recomenda-se cautela na aplicação da pirâmide. A sugestão é manter as repetições em níveis controlados (como de doze a oito), caso contrário, corre-se o risco de gerar estímulos muito divergentes e em quantidades insuficientes para potencializar as adaptações. Exemplo do que seria potencialmente inadequado é realizar séries que se iniciam com doze repetições e terminam com duas, como no modelo citado, pois as alterações metabólicas geradas pelas repetições altas não serão mantidas devido à diminuição do número de repetições. Por outro lado, a fadiga prévia produzida pelas repetições altas prejudicará a capacidade de gerar força e, consequentemente, reduzirá a magnitude dos estímulos tensionais.

A aplicação mais recomendada da pirâmide seria como artifício didático, como nos casos de alunos que treinam com repetições altas há muito tempo e sentem dificuldade em utilizar repetições baixas e cargas altas. Nesses casos, as séries em pirâmides poderiam servir como preparação psicomotora.

Pirâmide decrescente

Conta-se que Zinovieff encontrava dificuldade em aplicar o método de DeLorme, pois as séries iniciais geravam fadiga e impediam o alcance do número de repetições esperado, mesmo com cargas mais baixas que o recomendado nas séries iniciais. Com base nestas observações, Zinovieff propôs, em meados dos anos 1950, um método inverso ao de DeLorme, nominado método Oxford. Nesta versão, eram realizadas dez repetições máximas na primeira série, utilizando 75% e 50% de 10RM na segunda e terceira séries, respectivamente, mantidas as dez repetições (Fish *et al.*, 2003).

Na pirâmide decrescente utilizada atualmente se realiza pequeno número de repetições com cargas elevadas com progressiva redução da carga e aumento do número de repetições, conforme ilustrado adiante. Lembramos que nesta versão atual as repetições são realizadas até a fadiga ou próximas a ela na maior parte dos casos.

Série	Repetições	Carga
1ª	02	100 kg
2ª	04	90 kg
3ª	06	80 kg
4ª	08	70 kg
5ª	10	60 kg
6ª	12	50 kg

Apesar de ser a versão menos conhecida, esta é a que encontra maior amparo na fisiologia. A utilização de cargas elevadas no começo da série aproveitaria o estado neural para fornecer estímulos tensionais. As séries seguintes que porventura tenham características metabólicas seriam iniciadas com estresse bioquímico mais acentuado, o que poderia ser benéfico para hipertrofia. Estudo citado por Fleck & Kraemer (2004) sugere maior eficiência para o método Oxford em relação ao Delorme, no entanto, estudos não encontraram diferenças significativas entre os métodos no ganho de força em pessoas destreinadas (Fish *et al.*, 2003).

Mesmo com possíveis vantagens, as recomendações relativas à pirâmide crescente de manter variação estreita de repetições e usar o método como artifício didático continuam prevalecendo. Aqui o método seria útil para adaptar na transição de treinos tensionais para metabólicos em pessoas acostumadas a treinar com repetições baixas por muito tempo.

Drop set

O drop-set, ou série descendente, pode ser descrito em três passos:
1) realização do movimento com a técnica correta até a falha concêntrica;
2) redução da carga após a falha e;
3) prosseguimento do exercício com técnica correta até nova falha.

O segundo e terceiro passos podem ser repetidos até ser atingido o objetivo estabelecido para o treino, que poderia ser determinada quantidade de quedas ou um certo número de repetições.

Em exercícios de intensidades altas ocorre progressiva queda na ativação de unidades motoras (Bigland-Ritchie *et al.*, 1983; Moritani *et al.*, 1986) até chegar-se a um ponto em que a força gerada pelas fibras disponíveis não seria suficiente para prosseguir o movimento, levando à interrupção do exercício. As quedas na carga durante o drop-set têm finalidade de contornar a fadiga, adequando o esforço às possibilidades momentâneas do músculo e, com isso, manter um trabalho relativo intenso por mais tempo. Estas suposições são corroboradas pelo estudo de Keogh *et al.* (1999), no qual constatou-se que durante o drop-set é possível manter grande número de unidades motoras trabalhando em esforços máximos por períodos longos, tornando-o indicado tanto para ganhos de força quanto de hipertrofia. Adicionalmente, estudos de nossa equipe revelaram que o drop-set permite manter o músculo sob elevado estresse metabólico ao mesmo tempo em que também possibilita o oferecimento de alta sobrecarga (Gentil *et al.*, 2006*b*).

Na literatura científica há vários relatos de resultados positivos com metodologias similares ao drop-set, reforçando sua eficiência (Pratley *et al.*, 1994; Ryan *et al.*, 1995; Lemmer *et al.*, 2001; Goto *et al.*, 2004; Melnyk *et al.*, 2009; Steele *et al.*, 2017). Por exemplo, Ivey *et al.* (2000) obtiveram excelentes resultados na hipertrofia muscular de jovens e idosos usando o seguinte protocolo: 1ª série - aquecimento; 2ª série - cinco repetições máximas; 3ª série - iniciada com a carga equivalente a 5RM, com progressiva redução da carga cada vez que se chegava à falha, até alcançar dez repetições totais. Nas 4ª e 5ª séries o procedimento era o mesmo do anterior, mas chegava-se a quinze e vinte repetições, respectivamente. Os intervalos foram de 30, 90, 150 e 180 segundos entre as séries. Outros autores (Pratley *et al.*, 1994; Ryan *et al.*, 1994), inclusive nossa equipe (Steele *et al.*, 2017) usaram volume menor, com apenas uma série, e verificaram efeitos positivos na funcionalidade e na composição corporal de pessoas com idades mais avançadas.

Apesar de ser um método marcadamente híbrido, o drop-set pode ser didaticamente dividido em metabólico e tensional para facilitar sua aplicação prática, com as seguintes distinções:

Metabólico	Tensional

Repetições suspensas após um número mais elevado de (>10).	Repetições interrompidas após números baixos (<6).
Interrupção diante da impossibilidade de suportar a dor ou mover a carga (caracterizado por insistência isométrica).	Interrupção diante da impossibilidade de mover a carga, caracterizada pela insistência isométrica.
Repetições em velocidade controlada, sem enfatizar a excêntrica (ex: 2020).	Velocidade na fase excêntrica, principalmente nas últimas repetições (ex: 4020).
Após a falha concêntrica, voltar o peso rapidamente, sem necessidade de sustentar a fase excêntrica.	Após a falha, retornar à posição inicial lentamente tentando resistir à sobrecarga, utilizando ao máximo a fase excêntrica.
Reduções expressivas (30 a 50% da carga) na carga após cada falha*	Pequenas reduções de carga (5-15%) após cada falha
Descanso de 45 a 120 segundos entre as séries	Descanso de 2 a 4 minutos entre as séries
Prolongado estresse metabólico.	Altos níveis de tensão por tempo prolongado com potencial de gerar microlesão e ativar mecanotransdução.

*É importante haver redução relativamente grande na carga para que o método não perca o sentido; se as reduções forem pequenas, poucas repetições serão realizadas e o exercício terá de ser interrompido muitas vezes, diminuindo a resposta metabólica. Portanto, ao reduzir mais a carga, se realizam menos pausas e mais repetições de forma contínua.

Método da pré-exaustão

O método da pré-exaustão consiste em realizar um exercício de isolamento (uniarticular) seguido de um exercício composto, ambos envolvendo grupo muscular em comum, como, por exemplo, executar cadeira extensora e em seguida leg press.

Este método é comumente usado com a finalidade de enfatizar a musculatura trabalhada de forma isolada no primeiro exercício; no exemplo dado seria enfatizado o quadríceps durante o leg press. No entanto, essa proposta é controversa, já que a execução de exercícios uniarticulares antes dos multiarticulares causaria menor ativação devido à fadiga, impondo maior tensão aos demais músculos.

Para compreender a pré-exaustão, precisamos analisar o comportamento dos músculos diante da fadiga. Alguns estudos verificaram aumento progressivo da amplitude do sinal eletromiográfico durante a execução de contrações voluntárias, sugerindo que unidades motoras adicionais seriam recrutadas para compensar a perda de funcionalidade de outras (Moritani *et al.*, 1982, 1986; Carpentier *et al.*, 2001; Carmo, 2003), o que daria base à primeira teoria apresentada. Entretanto, quando foram estudadas contrações voluntárias máximas, ocorreu justamente o inverso: uma redução progressiva na taxa de ativação das unidades motoras (Moritani *et al.*, 1982; Bigland-Ritchie *et al.*, 1983), embasando a segunda proposta.

A divergência entre os estudos pode estar na intensidade empregada, pois as pesquisas relativas ao recrutamento progressivo utilizaram contrações de baixa intensidade, enquanto os estudos em que se observou diminuição no recrutamento valeram-se de ações máximas. Durante contrações intensas a maior parte das unidades motoras seria recrutada inicialmente, desta forma, conforme as fibras forem fadigando não haverá outras a serem ativadas, levando à queda da amplitude do sinal eletromiográfico, conforme verificado por Kay *et al.* (2000). Assim, contrações máximas com cargas altas levariam à inevitável queda na quantidade de unidades motoras ativadas.

Além das unidades motoras de um mesmo músculo, devemos levar em consideração a atividade de outros grupamentos musculares. Em movimentos complexos, a menor ativação de unidades motoras em um músculo é contornada por alterações do padrão motor com maior ativação dos demais músculos envolvidos no movimento, inclusive recrutando primariamente aqueles que outrora eram meros coadjuvantes (Newham *et al.*, 1991; Behm & St-Pierre, 1997; Nyland *et al.*, 1997; Verkoshanski, 2001; Akima *et al.*, 2002). Os achados de Augustsson *et al.* (2003) mostram claramente esta tendência. Ao analisar os efeitos da execução da cadeira extensora antes do leg press, os autores verificaram que o movimento de pré-exaustão causou diminuição da ativação do quadríceps.

Nossa equipe analisou o efeito de se realizar o supino reto antes ou depois do crucifixo na máquina na ativação dos músculos tríceps braquial, deltoide anterior e peitoral maior. No estudo, treze homens treinados realizavam os exercícios até a falha com carga de dez repetições máximas. Os resultados revelaram que a realização do crucifixo antes do supino (pré-exaustão) levou a um aumento significativo da atividade EMG do tríceps com tendência de redução na atividade EMG do peitoral (Gentil *et al.*, 2007). Assim, notamos que a pré-exaustão percorre o caminho inverso do normalmente proposto, ou seja, a utilização prévia de um exercício de isolamento antes de um exercício composto fará com que haja menor ativação da musculatura trabalhada no primeiro momento, aumentando a atividade relativa dos músculos acessórios. Além dos dados referentes à ativação, a finalidade com que se tem usado a pré-exaustão merece outras observações críticas.

A premissa de que um músculo acessório necessariamente entra em fadiga antes de um motor primário é exagerada e, caso isso realmente ocorra, o problema provavelmente está no padrão motor do atleta e não na ordem dos exercícios. Assim, ao invés de contornar o problema por meio de arranjos de exercícios, deve-se corrigir o desvio biomecânico com o ensino correto do movimento. Outro ponto a ser observado é a questão da percepção. A sensação de dor em apenas um músculo não significa que somente ele tenha fadigado ou que tenha sido o mais bem estimulado em termos de hipertrofia. Tecnicamente, o uso da pré-exaustão na verdade estaria mais próximo ao uso do bi-set, produzindo as mesmas alterações fisiológicas.

Bi-set

O bi-set consiste em executar, consecutivamente e com descanso mínimo, dois movimentos para o mesmo grupamento muscular. Um exemplo seria realizar a puxada pela frente e, logo em seguida, a remada sentada.

Podemos justificar o uso deste método por meio dos conceitos vistos no drop-set, acrescentando a variação intencional no padrão motor. Ao final do primeiro exercício, um determinado número de unidades motoras não poderia mais ser recrutado, impedindo a execução do movimento, porém, a mudança para um exercício com padrões motores diferentes (e cargas adequadas à nova condição) permitiria o prosseguimento do estímulo, aumentando o tempo sob tensão e aumentando o estresse metabólico (Gentil *et al.*, 2006*b*).

Maior tempo sob tensão seria interessante para aproveitar estímulos tensionais, já a contração prolongada poderia acarretar, além do acúmulo de metabólitos, aumento posterior na circulação, com maior disponibilidade de nutrientes. Resta saber se estas alterações na osmolaridade, provenientes da alteração das concentrações de íons e fluidos nos músculos, também poderiam ajudar no processo de hipertrofia, com resultados similares aos obtidos anteriormente (Berneis *et al.*, 1999) (seção 3.1.2).

Assim como o *drop*-set, o bi-set pode ter características tensionais e metabólicas, com mesmas diferenças didáticas. Lembrando que, diferentemente do *drop-set,* cada passagem pelo bi-set corresponde a duas séries na contagem do volume.

Inchaço muscular

Quando é reduzido o fluxo sanguíneo para o músculo (como no caso das contrações musculares), a oferta de oxigênio e de nutrientes é reduzida, levando à queda no bombeamento iônico da membrana. Com isso, o sódio que normalmente é retirado do meio intracelular acumula-se no ambiente interior. Este excesso de sódio causa movimentação da água, por osmose, gerando aumento do volume celular. Além disso, o inchaço também pode ser fruto da inflamação, que altera a permeabilidade da membrana, permitindo a entrada de íons e líquidos.

Tri-set

O tri-set é caracterizado pela execução de três exercícios para o mesmo grupamento muscular com o mínimo de descanso. Sua base é similar ao bi-set, com um estímulo ainda mais prolongado.

Set gigante

O set gigante é a realização consecutiva de mais de três exercícios para o mesmo grupamento muscular; fisiologicamente, também é uma variação mais prolongada do bi-set. Dentro deste modelo, podemos exemplificar a série holística proposta por Hatfield (Hatfield, 1993), que consistiria em realizar, sem descanso, repetições variando entre cinco, doze e quarenta, como no exemplo abaixo:

Série	Exercício	Repetições	Modo de execução
1	Supino reto	5	40X0
2	Supino inclinado	12	2020
3	Supino reto	5	40X0
4	Supino inclinado	12	2020
5	Supino reto	5	40X0
6	Crucifixo	40	2020
7	Supino reto	5	40X0
8	Supino inclinado	12	2020
9	Supino reto	5	40X0
10	Crucifixo	40	2020
11	Supino reto	5	40X0

A série holística é extremamente desafiadora dos pontos de vista físico e psicológico, no entanto, não há explanações científicas concretas para o emprego das repetições e do ordenamento. Atualmente, é adotada principalmente como forma de variar o exercício, especialmente para trazer um treino diferenciado, dinâmico e rápido.

Super-set

Este método lembra o bi-set, porém, os exercícios executados são direcionados a grupamentos musculares antagônicos. Por exemplo: extensão de joelhos seguida de flexão de joelhos.

A contração voluntária de um músculo faz com que o seu antagonista também seja ativado, supostamente com a finalidade de criar estabilidade articular, em um processo denominado co-contração (Aagaard et al., 2000a). Portanto, por mais que se exercite um músculo, é mantido certo grau de atividade na musculatura oposta. Esta atividade contínua durante o super-set pode ser útil na manutenção do estresse metabólico, aumentando a concentração de metabólitos.

Quanto aos métodos tensionais, o aproveitamento do super-set é controverso. Apesar de alguns estudos concluírem que a contração máxima do antagonista pode favorecer a ativação do agonista (Jeon et al., 2001), tal fato não ocorre quando a contração prévia (dos antagonistas) produz fadiga. Nesta situação, ocorrerá diminuição da capacidade de realizar força durante o movimento seguinte, conforme verificado por <u>Maynard & Ebben</u> (2003) e Weir *et al* (1998).

Um estudo conduzido pelo nosso grupo buscou elucidar a questão, comparando os efeitos agudos do método recíproco, do super-set e do método tradicional (Carregaro *et al.*, 2011). O estudo foi realizado com quatorze homens treinados em exercício isocinético de flexão/extensão de joelho. No método tradicional, os participantes realizaram três séries de dez repetições isocinéticas concêntricas com um minuto de intervalo entre as séries. No método recíproco, foram realizadas três séries de dez repetições recíprocas de extensão/flexão de joelhos (cada flexão de joelhos foi seguida imediatamente de uma extensão, desse modo, cada repetição consistia em uma flexão e uma extensão de joelhos), também com um minuto de intervalo entre as séries. No super-set, os participantes realizaram dez repetições de flexão de joelhos imediatamente seguidas por dez repetições de extensão de joelhos, refazendo o procedimento três vezes, com um minuto de intervalo entre o término da série de extensão e o início da série de flexão. De acordo com os resultados, o maior trabalho foi realizado durante o método recíproco em comparação com o super-set.

Desta forma, se o intuito for produzir estímulos tensionais em seus níveis máximos, é importante observar o estado de fadiga e utilizar intervalos de descanso entre os exercícios em vez de executá-los um após o outro imediatamente. Por exemplo, um estudo com dezesseis homens treinados (Robbins *et al.*, 2010) verificou que a realização de super-set com intervalos de dois minutos entre séries de 4RM de supino e remadas não resultava em quedas no desempenho nem na ativação muscular em comparação com o treinamento tradicional.

Quando formos calcular os intervalos no super-set devemos ter em mente o tempo que se levará para retornar ao mesmo exercício, incluído o tempo de deslocamento entre aparelhos e preparação em cada um. Por exemplo, se houver um intervalo de 40 a 60 segundos entre os exercícios, normalmente leva-se aproximadamente 2 a 3 minutos para se retornar ao primeiro movimento. Se quisermos que o tempo de intervalo entre as séries de um mesmo exercício fique entre 45 e 75 segundos, devemos dar intervalos de 0 a 15 segundos entre os exercícios.

O super-set também pode ser dividido em tensional e metabólico. A seguir, exemplos para os dois tipos de métodos:

Superset tensional

Exercícios	Repetições	Intervalo	Velocidade
Cadeira extensora	5-7	60"	4020
Mesa flexora	5-7	60"	4020
Cadeira extensora	5-7	60"	4020
Mesa flexora	5-7	60"	4020
Cadeira extensora	5-7	60"	4020
Mesa flexora	5-7	60"	4020

Superset metabólico

Exercícios	Repetições	Intervalo	Velocidade
Cadeira extensora	12-15	S/ intervalo	2020
Mesa flexora	12-15	S/ intervalo	2020
Cadeira extensora	12-15	S/ intervalo	2020
Mesa flexora	12-15	S/ intervalo	2020
Cadeira extensora	12-15	S/ intervalo	2020
Mesa flexora	12-15	S/ intervalo	2020

Entre as principais vantagens deste método estão seu dinamismo e diminuição do tempo total de treino. Por dispor de descansos reduzidos, os treinos em super-set promovem grandes elevações no metabolismo, aumentam o gasto calórico e a queima de gordura em repouso (Melby *et al.*, 1993; Osterberg & Melby, 2000) acarretando sensação de cansaço generalizado, diferentemente da maioria dos treinos. Tais fatores levam o método a ser especialmente interessante em treinos visando ao emagrecimento, conforme citado em outro livro de minha autoria (Gentil, 2014).

Método da onda (potenciação pós-ativação)

Nesse método, alternam-se séries com números diferentes de repetições. A justificativa deste tipo de treino parece estar no conceito de potenciação pós-ativação, segundo o qual após uma contração muscular intensa ocorre o favorecimento da ativação das fibras e maior capacidade de gerar força.

Em esportes que necessitam de grande produção de força e/ou potência, é comum se realizar o aquecimento com esforços intensos, como séries de poucas repetições e cargas elevadas. No estudo de Smith *et al.* (2001), por exemplo, foi verificado que a adoção de séries de uma repetição de agachamento a 90% de 1RM aumentava a potência no teste de dez segundos em homens treinados. Resultados similares foram encontrados em mulheres treinadas correndo 100m após a realização de agachamentos com cargas chegando a 4RM (Linder *et al.*, 2010) e em homens treinados testados no supino (Ferreira *et al.*, 2012). Em estudo nosso, aferimos se a potenciação pós-ativação poderia influenciar na performance de um treino de musculação. Nele, homens treinados realizaram uma série de três repetições com 90% de 1RM e, após dez minutos, fizeram três séries máximas de supino com 75% de 1RM. De acordo com os resultados, essa série prévia resultou em aumento de ~15% no trabalho total e na quantidade de repetições realizadas ao ser comparado com uma situação controle sem a potenciação pós-ativação (Alves *et al.*, ainda não publicado).

Algumas explicações fisiológicas para o fenômeno são as alterações nas concentrações de neurotransmissores (Kadlec *et al.*, 1984), fluxo dos íons de sódio e potássio (Nussinovitch & Rahamimoff, 1988; Bostock & Bergmans, 1994) e acúmulo de íons de cálcio no sarcoplasma (Kretz *et al.*, 1982; Nussinovitch & Rahamimoff, 1988; Kawata & Hatae, 1992).

Fatores que influenciam a potenciação pós-ativação são os tipos de fibras (melhores respostas nas fibras tipo II) e o tempo de contração (quanto menor o tempo, maior a potenciação) (O'Leary *et al.*, 1997; Hamada *et al.*, 2000). Portanto, para melhor aproveitamento do método é necessária a realização de repetições baixas com cargas altas.

O ponto ideal para se reiniciar o exercício após o esforço preparatório é resultado da soma de diversos fatores, principalmente do equilíbrio entre a potenciação pós-ativação e a fadiga. Este período varia entre 3 e 10 minutos, meio tempo em que há possibilidade de utilizar cargas mais elevadas do que se faria normalmente e, dessa forma, proporcionar maior estresse mecânico às estruturas musculares, o que favoreceria o processo de hipertrofia na abordagem dos treinos tensionais e maiores adaptações neurais (força e potência). Deve-se ter cuidado com o abuso do método devido ao trabalho constante com cargas muito altas, tornando recomendável que se racionalize o uso da potenciação pós-ativação dentro de um planejamento para não expor as estruturas articulares a lesões. Este método não é recomendado para iniciantes, pois além do risco de lesões, notou-se que o fenômeno da potenciação pós-ativação não é bem aproveitado nesse grupo (Chiu *et al.*, 2003), sendo seus efeitos mais evidentes em indivíduos mais fortes (Duthie *et al.*, 2002; Seitz *et al.*, 2014). No entanto, um estudo conduzido na Universidade de São Paulo verificou que há grande variação na resposta de potenciação, mesmo em pessoas com níveis e históricos de treinamento similares (Batista *et al.*, 2011), portanto, a sugestão é que cada pessoa seja avaliada individualmente para verificar se há benefício em utilizar a potenciação pós-ativação.

Para reduzir a monotonia dos longos intervalos, podem ser intercalados exercícios para outros grupos musculares enquanto se espera o tempo para a realização de uma nova série, mesclando o método com o super-set, como no exemplo:

Exercício	Repetições
Supino reto	1-2
Intervalo de 2 minutos	
Puxada pela frente	1-2
Intervalo de 2 minutos	
Supino reto	5-6
Intervalo de 2 minutos	
Puxada pela frente	5-6
Intervalo de 2 minutos	

Há variações deste método, como alternar séries de oito e doze repetições e suas variantes crescentes e decrescentes (figura 13). Segundo Weineck (1999), tais abordagens foram criadas pelos búlgaros com finalidade de obter desenvolvimento muscular, sendo conhecido como método de contraste.

Estas outras variações, que na verdade são mais populares que o método inicialmente apresentado, já escapam à explicação fisiológica da potenciação pós-ativação devido ao maior número de repetições e aos intervalos de recuperação mais curtos, justificando-se mais pelo aspecto motivacional que pelo fisiológico, o que não as invalida.

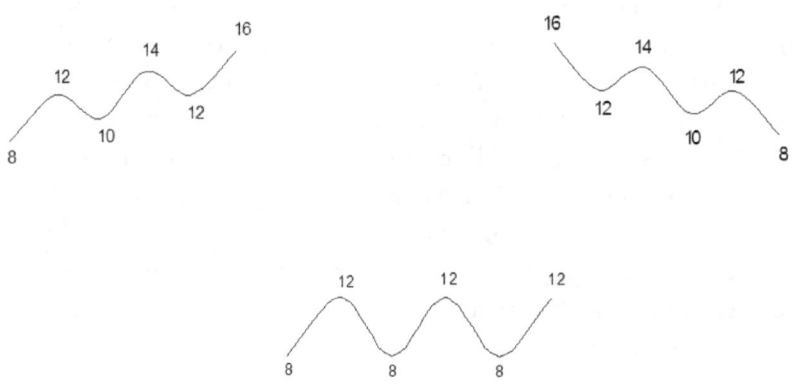

FiFigura 13 - variações do método da onda

Tensão lenta e contínua (superlento)

Este método consiste em realizar as repetições de forma extremamente lenta, levando de 15 a 60 segundos para completar um ciclo de movimento. A proposição original de Ken Hutchins, conhecida como *superslow*, é a realização de repetições com cadências de 5 segundos para fase excêntrica e 10 para fase concêntrica (Hunter *et al.*, 2003).

Para aproveitar adequadamente este método é importante não utilizar cargas deliberadamente baixas. O desconforto sentido durante o treino pode mascarar a intensidade real do exercício, desencorajando o executante a utilizar cargas maiores, apesar de seus músculos as suportarem. A experiência prática, bem como estudos nossos, mostra que é possível fazer uma repetição de um minuto, por exemplo, com cargas equivalentes a 6 a 12 RM, dependendo do exercício (Gentil *et al.*, 2006*a*, 2006*b*). Isto garante um trabalho mais completo em nível de unidades motoras, pois o movimento lento, submáximo e com cargas reduzidas ativaria principalmente as unidades motoras pequenas com baixo limiar de excitabilidade (Verkoshanski, 2001).

Em termos neuromotores, a exigência deste método pode ser relativamente baixa, pois nas contrações lentas o movimento é iniciado com um número reduzido de unidades motoras, aumentando o recrutamento progressivamente, se necessário. Este padrão de recrutamento assincrônico leva à menor atividade eletromiográfica durante o método superlento tanto na fase excêntrica quanto na concêntrica (Keogh *et al.*, 1999). Os movimentos rápidos com cargas altas, pelo contrário, são realizados sem a aferência imediata, recrutando um grande número de unidades motoras inicialmente (Verkoshanski, 2001).

Hunter *et al.* (2003) compararam os efeitos do treinamento superlento com o método tradicional em parâmetros metabólicos de homens treinados. No método superlento foram realizadas oito repetições com 10 segundos para fase concêntrica e cinco para a excêntrica com 28% de 1RM. No método tradicional também realizaram-se oito repetições, no entanto, a cadência foi próxima a 1010 com 80% de 1RM. O intervalo entre as séries para ambos foi 60 segundos. Imediatamente após o treino, os níveis de lactato foram quase duas vezes maiores e o gasto energético foi 48% superior com o método tradicional. Entretanto, tais resultados não foram repetidos quando se adotou a mesma carga para os dois métodos. Em estudo com homens treinados, comparamos os efeitos de diferentes métodos de treinamento resistido no estresse metabólico e na sobrecarga imposta ao músculo e verificamos que, quando realizados com a mesma carga, os métodos superlento e o treino de 10 RM promovem o mesmo acúmulo de lactato, sendo que o superlento submete o músculo a maior tempo sob tensão (Gentil *et al.*, 2006*a*).

A utilização de cargas baixas também pode explicar a controvérsia em resultados crônicos, nos quais as cargas leves geram um elevado tempo sob tensão em baixas intensidades. Keeler *et al.* (2001) verificaram que o método superlento realizado com 8-12 RM a 50% de 1RM promove menores ganhos de força do que treinos de 8-12 RM a 80% de 1RM em velocidade 4020. Já Westcott *et al.* (2001) não encontraram diferenças nos resultados obtidos entre

119

se realizar 4-6 RM no método superlento e 8-12 RM na velocidade 4120. Nos dois casos, o método superlento foi realizado com 10 segundos na fase concêntrica e quatro segundos na fase excêntrica. A diferença entre os resultados pode ser explicada pelo elevado tempo sob tensão somado à baixa intensidade do estudo de Keeler *et al.* (2001), pois o protocolo faria com que os participantes passassem até 3 minutos se exercitando continuamente a 50% de 1RM.

Ao usar o método superlento, além de não subestimar a carga, deve-se manter a técnica correta durante todo o movimento e enfatizar os pontos de quebra (desvantagem mecânica), do contrário, os estímulos serão subaproveitados. No supino reto, por exemplo, não é recomendado que se passe um tempo muito longo com os cotovelos próximos à extensão (ponto mais fácil), nesse caso, para se aproveitar melhor o método, é interessante enfatizar os ângulos próximos de 90° (cerca de 80 a 100°).

Uma vantagem prática deste método é a realização de poucos movimentos com cargas relativamente baixas, podendo ser prescrito em períodos em que não se deseja sobrecarregar demasiadamente as articulações. A realização de repetições lentas também é associada a baixas respostas cardiovasculares, o que pode torná-lo interessante para hipertensos, por exemplo (Tanimoto & Ishii, 2006). Além disso, é um bom método para trabalhar a consciência motora na execução dos movimentos.

Seis-vinte (6 / 20)

Este método consiste em utilizar séries de seis e vinte repetições para determinado grupamento muscular em uma mesma sessão de treino. A base desta metodologia é o oferecimento de estímulos diferenciados (tensionais e metabólicos) para quebrar platôs e estimular a musculatura de maneira mais completa. Deve-se ter cautela com este método, pois ao usar o 6/20 há forte tendência em exagerar no número de séries, portanto, deve-se observar atentamente o volume do treino para não pecar pelo excesso.

Atualmente, vemos o método 6/20 sendo aplicado com algumas variações, dentre as quais, destacamos:

- Versão tradicional (6/ 20/ 6/ 20/ 6/ 20...)
Esta é a variação original, supostamente criada por treinadores da ex-União Soviética. Tradicionalmente, ela só é recomendada em movimentos

complexos que alteram significativamente os parâmetros cardiovasculares, sendo feita da seguinte forma:

- Realizar uma série de seis repetições;
- Descansar por 40 segundos;
- Realizar uma série de vinte repetições;
- Descansar até que a frequência cardíaca atinja 100 bpm;
- Repetir o procedimento.

Série	Exercício	Repetições	Velocidade	Intervalo
1	Agachamento	6	4020	40"
2	Agachamento	20	2020	FC = 100 bpm
3	Agachamento	6	4020	40"
4	Agachamento	20	2020	FC = 100 bpm
5	Agachamento	6	4020	40"
6	Agachamento	20	2020	FC = 100 bpm

- Em cada exercício, executar primeiro as séries de seis e depois as de vinte repetições.

Além da tendência de usar volumes exagerados, um ponto falho desta variação é a definição pouco clara entre estímulos, podendo ocorrer subaproveitamento tanto do estresse tensional quanto do metabólico. Isso ocorreria porque as séries de vinte gerariam fadiga que prejudicaria o estresse mecânico nas séries de seis. Por outro lado, as séries de seis promoveriam estresse metabólico reduzido, obstando o acúmulo proveniente das séries anteriores.

Exercícios	Séries	Repetições	Velocidade	Intervalo
Agachamento	2	6	4020	2-3'

Exercícios	Séries	Repetições	Velocidade	Intervalo
Agachamento	2	20	2020	60-90"
Leg press 45°	2	6	4020	2-3'
Leg press 45°	2	20	2020	60-90"

- Executar primeiro as séries de seis e depois as de vinte.

Neste caso, se realizam todas as séries de seis repetições e, em seguida, todas as de vinte. Aqui temos a vantagem de se obter definição clara entre estímulos metabólicos e tensionais em uma gradação mais proveitosa em termos de performance por começar com os exercícios que exigem maior atividade neural. Assim como no caso anterior, é importante adequar o tempo de recuperação aos intervalos de descanso e também observar o volume total de treino.

Exercícios	Séries	Repetições	Velocidade	Intervalo
Agachamento	2	6	4020	2-3'
Levant. terra	2	6	4020	2-3'
Leg press	2	20	2020	60-90"
Cadeira extensora	2	20	2020	60-90"

Pausa-descanso

Este método é executado da seguinte forma:
- Realizar o movimento até a falha concêntrica;
- Dar uma pausa de 5 a 20 segundos;
- Retomar o movimento até nova falha concêntrica;
- Repetir o procedimento até atingir o objetivo estipulado (número de pausas, repetições, tempo, fadiga...).

As pausas curtas são usadas com finalidade de restabelecer parcialmente o estado metabólico e neural, permitindo que o exercício prossiga e fornecendo, assim, maior quantidade de estímulos. O descanso proposto é embasado essencialmente em evidências práticas, no entanto, há dados científicos que suportam a proposta. O tempo de intervalo iniciando em 5 segundos deve-se aos resultados de estudos feitos com contrações intensas, que mostraram ocorrência de reações favoráveis à retomada do exercício nesse tempo devido ao início da potenciação pós-ativação (O'Leary *et al.*, 1997). Já o tempo de 20 segundos foi usado em diversos estudos, com destaque para os trabalhos liderados por Antonio Paoli (Paoli *et al.*, 2010, 2012, 2013).

Por não necessitar de ajudantes, este método é recomendado para alunos/atletas que treinam sozinhos, sendo também muito útil para auxiliar na adaptação a determinado estímulo, principalmente metabólico. Muitas vezes, há contratempos em se realizar um número elevado de repetições devido à dificuldade em lidar com a dor, particularmente para pessoas habituadas a treinar com métodos tensionais. Nesses casos, a adoção das pausas pode promover adaptação progressiva sem necessidade de redução expressiva da carga absoluta.

Esse método seria também especialmente interessante para os alunos que encontram dificuldade em fadigar. Um questionamento que se faz é se a adoção da pausa poderia influenciar negativamente o acúmulo de metabólitos, e a resposta para isso pode estar em um estudo pelo qual constatamos que a pausa de cinco segundos não reduziu o acúmulo de lactato em séries de supino (Silva *et al.*, 2007). Todavia, deve-se ressaltar que, acaso sejam utilizadas pausas muito longas e/ou um grande número de pausas, certamente o acúmulo de metabólitos será prejudicado, então, deve-se observar uma relação razoável entre o tempo pelo qual o músculo passa sob contração e o tempo que passa nas pausas para não perder qualidade de treino, especialmente nos metabólicos.

Relativamente aos exercícios, há diferença na utilização das pausas entre aqueles que começam pela fase concêntrica e os que iniciam pela excêntrica. Os movimentos que começam pela fase excêntrica serão mais fáceis de se dar prosseguimento após a pausa devido ao ciclo de alongamento-contração, enquanto o início pela concêntrica trará mais dificuldades.

A pausa-descanso é um método que normalmente terá boa aplicação para preparar os alunos para treinos máximos e progredir para outros métodos. A ideia é que, com a evolução do treino, o praticante consiga explorar seu potencial contrátil de modo a alcançar nível de fadiga no qual não seja possível concluir uma repetição com a mesma carga, mesmo após a pausa. Quando isso ocorrer, será mais produtivo fazer reduções de carga e usar o drop-set, por exemplo, ou mudar de exercício e adotar bi-sets ou mesmo tri-sets.

A variação original da pausa-descanso consiste em realizar repetições submáximas com cargas altas e espaçadas por intervalos curtos, como no caso de fazer uma repetição com 90% da carga, descansar 30 segundos e repetir. A original era bastante usada por levantadores de peso e parece promover menores alterações metabólicas que os treinos tradicionais (Keogh *et al.*, 1999), todavia, pode ser eficiente para ganhos de força em tarefas específicas devido à possibilidade de se usarem maiores cargas. Uma variação dessa abordagem é o método de cluster, pelo qual se fraciona a série em blocos de repetições. Por exemplo, em vez de séries de oito repetições com 2 minutos de intervalo, se faz quatro séries de dois com 30 segundos de intervalo. Essa abordagem já foi testada em idosos com ótimos resultados em termos de funcionalidade (Ramirez-Campillo *et al.*, 2018).

Em uma variação mais parecida com a proposta apresentada aqui, Paoli *et al.* (2012) compararam os efeitos de dois diferentes protocolos no metabolismo de repouso de homens treinados. Um deles era um treino tradicional com oito exercícios realizados em quatro séries de 8-12 RM com 1 a 2 minutos de intervalo; o outro envolvia apenas três exercícios, sendo duas séries para supino e puxada e três séries para leg press. Nesse protocolo foi utilizada a carga de 6RM e após a falha foram permitidas duas pausas de 20", com intervalo de 3 minutos entre as séries. As análises revelaram que o trabalho realizado foi maior no treino tradicional (7835 vs 3875 kg), no entanto, os níveis de lactato foram maiores com a pausa-descanso. Além disso, a análise do metabolismo 22 horas após o término da sessão revelou que o treino com pausa-descanso promoveu maiores elevações no metabolismo de repouso e na oxidação de gordura. Confirmando esses achados, estudos do mesmo grupo mostraram que treinos com pausa-descanso são mais eficientes que os treinos tradicionais para perda de gordura, além de promoverem maiores ganhos de massa magra (Paoli *et al.*, 2010, 2013).

O uso de treinos de pausa-descanso também pode ser interessante para ganhos de resistência de força por estimular o organismo a se recuperar entre estímulos intensos. Didaticamente, usamos a divisão do método em metabólico e tensional, com as seguintes diferenças nas aplicações práticas:

Metabólico	Tensional
Inicialmente as repetições são suspensas após um número mais elevado (>10)	Inicialmente as repetições são interrompidas após números baixos (<6)
Interrupção diante da impossibilidade de suportar a dor ou mover a carga (caracterizado por uma insistência isométrica simples).	Interrupção diante da impossibilidade de mover a carga, caracterizada por insistência isométrica de +/- 2 segundos.
Tempo sob tensão prolongado, com queda de pH e elevado acúmulo de metabólitos.	Altos níveis de tensão por tempo prolongado com aumento do potencial de microlesão e mecanotransdução.
Descanso mais breve (+/- 3 a 5 segundos)	Descanso mais longo (+/- 5 a 20 segundos)
Após a falha, retornar à posição inicial normalmente, sem necessidade de enfatizar a excêntrica.	Após a falha, retornar à posição inicial lentamente, enfatizando a fase excêntrica.
Cadência ritmada (ex: 2020)	Ênfase na fase excêntrica (ex: 4020)
Intervalo de 45 a 120" entre as séries	Intervalo de 2 a 3' entre as séries

Repetições forçadas (excêntrica)

Durante as repetições forçadas, se executa normalmente o movimento até a impossibilidade de mover a carga. Quando for detectada a falha, o ajudante (ou o próprio executante, quando possível) deve utilizar a quantidade de força necessária para que o movimento concêntrico prossiga. O movimento "forçado" deverá seguir até que atinja o objetivo desejado (tempo sob tensão, número de repetições...) ou haja necessidade de excessiva aplicação de força auxiliar.

O ajudante deve tomar cuidado para não realizar o movimento no lugar do executante. A ajuda só deve ocorrer nos momentos e ângulos em que a falha for detectada e somente com a força necessária para fazer o movimento prosseguir. Do contrário, o método não intensificará o exercício e sim o tornará mais fácil.

Durante a fase excêntrica, há facilidade de suportar cargas elevadas, mesmo com menor número de unidades motoras sendo ativadas. Ao utilizar auxílio na fase concêntrica, pode-se prosseguir com o exercício ainda que não haja mais possibilidade de se "levantar" a carga, o que trará maior tensão e maiores estímulos mecânicos ao músculo.

Apesar da crença comum, o uso acentuado da fase excêntrica não é superior aos outros métodos para ganhos de força (Fleck & Kraemer, 2004). Hortobágyi *et al.* (2001) utilizaram um aumento de 40-50% da carga para realização da fase excêntrica e não verificaram diferenças significativas no aumento de força nos testes concêntricos (3 RM) em comparação com o método tradicional, havendo diferença apenas para os ganhos de força na fase excêntrica, o que reforça a especificidade das ações musculares vistas na seção 4.2.

Barstow *et al.* (2003) compararam a utilização de treinos convencionais com a acentuação da fase excêntrica (66% a mais de carga, em comparação com a concêntrica), durante doze semanas de treino periodizado em pessoas moderadamente treinadas (mínimo de três meses). Os resultados não mostraram distinção entre os ganhos de força isométrica, concêntrica (1RM) e isocinética (40°/s) (Barstow *et al.*, 2003).

Com relação às características específicas, o uso do método das repetições forçadas oferece maior tensão, mas produz alterações reduzidas em outros fatores fisiológicos, como o acúmulo de metabólitos e níveis de lactato (Keogh *et al.*, 1999; Ahtiainen *et al.*, 2003; Gentil *et al.*, 2006*b*). Sendo assim, é interessante usar cargas altas e intervalos mais longos durante o método de repetições forçadas para melhor aproveitar o componente tensional tendo em vista sua baixa alteração em parâmetros metabólicos.

O método de repetições forçadas não é recomendado para alunos iniciantes e intermediários, pois um treino intenso com repetições excêntricas pode levar a prejuízos nos ganhos de força por até cinco semanas (Folland *et al.*, 2001). Além disso, Ahtiainen & Hakkinen (2009) verificaram que o método produziria resultados mais positivos em indivíduos treinados, uma vez que esse grupo consegue obter maior ativação de unidades motoras.

Na aplicação das repetições forçadas, devem ser observados alguns pontos:

- Devido à alta intensidade, potencial de introverter e lesões em ligamentos e tendões, não é recomendado seu uso por períodos muito longos de tempo (recomendado: entre 4 e 6 semanas);
- É importante adequar o volume de treino, evitando usar o método em largo número de séries. Realizar repetições roubadas em uma a três séries por treino parece ser eficiente e seguro, lembrando que a máxima "quanto mais, melhor" não se aplica;
- Os intervalos de descanso devem ser ajustados para manter a qualidade do treino, sugere-se uma média de 2 a 4 minutos entre as séries;
- **Só deve ser adotado por alunos avançados.**

De onde vem a dor?

A dor é um mecanismo de proteção ativado diante da possibilidade de ocorrência, ou após o aparecimento, de lesões. Os receptores da dor são terminações nervosas livres suscetíveis a estímulos mecânicos, térmicos e químicos.

Dor durante o treino

A queimação percebida durante a execução do exercício, principalmente com repetições elevadas, é relacionada à falta de oxigênio e consequente queda de pH, pois o acúmulo de íons de hidrogênio provoca acidose e estimula os receptores de dor, os quais sinalizam para a interrupção do exercício antes que ocorram lesões no tecido muscular. Este mecanismo é transitório e não responde pela dor muscular tardia, pois a

---

acidose é rapidamente revertida por um sistema de tamponamento que trabalha para manter o pH dentro dos limites fisiológicos.

Dor após o treino

O treinamento com pesos pode induzir lesões nos tecidos musculares e conjuntivos. Diante de uma lesão tecidual inicia-se o processo inflamatório caracterizado pela vasodilatação local com aumento do fluxo sanguíneo na região e da permeabilidade capilar com vazamento de líquido para o espaço intersticial. Diversos fatores envolvidos no processo inflamatório, como a bradiquinina e prostaglandinas, estimulam os receptores de dor, provocando o incômodo verificado em decorrência das lesões, o que ainda poderá ser visto nos dias seguintes a uma sessão de treinamento intensa. Desse modo, vemos que a dor pode ser iniciada pela lesão, mas sua causa são os mecanismos inflamatórios, tanto que não há relação temporal entre a sensação de dor e os danos teciduais (Clarkson *et al.*, 1992).

Lembramos que a dor durante o exercício não é necessariamente sinal de trabalho eficiente. Num panorama, as sensações são induzidas pela estimulação de receptores periféricos que convergem para o tálamo e depois para o córtex central, momento em que efetivamente a percebemos. Deve-se lembrar, no entanto, que há sensações que ocorrem mesmo sem estímulos periféricos, como a dor fantasma, sentida em membros amputados! As sensações ilusórias também se dão na musculação, como em pessoas que percebem músculos sendo trabalhados que nem ao menos têm envolvimento com o exercício. Além disso, a percepção de dor também tem relação com a quantidade de estímulos: se vários são oferecidos simultaneamente, um deles poderá se sobrepor aos outros, pois há um limite para nossa percepção. Dessa forma, por mais que haja vários músculos envolvidos em um exercício, normalmente um deles terá maior sinalização de dor.

O mecanismo da dor muscular tardia também é complexo e há grande concentração de receptores em outras estruturas que não as miofibrilas, muitas vezes a dor pode vir de rompimento de tecido conectivo, por exemplo. Há, inclusive, uma séria discussão de quais seriam os tecidos com maior sensibilidade. Como os receptores de dor estão mais presentes nos tecidos conectivos, é possível que a dor seja mais relacionada a lesões nas fáscias do que nas fibras propriamente ditas. Para testar a hipótese, Lau *et al.* (2015) colocaram homens jovens para realizarem duas sessões de contrações excêntricas e avaliaram o limiar de dor ao estímulo elétrico do músculo e das fáscias. Os resultados revelaram que as fáscias são mais sensíveis que os músculos, sugerindo que a inflamação gerada nelas é que tem a maior associação com a dor muscular tardia. Ou seja, a sensação de dor tardia não significa necessariamente que o músculo sofreu estresse, da mesma forma, a ausência de dor não significa ausência de estresse, pois sua associação é mais forte com o tecido não contrátil!

Enfim, há muitos fatores que podem influenciar e nem todos estão associados à eficiência do treino. Portanto, deve-se ter cautela ao controlar e avaliar o treinamento por meio da percepção de dor.

Repetições roubadas

Neste método o exercício é executado com a técnica correta até a falha concêntrica e, em seguida, altera-se o padrão de movimento com a finalidade de prosseguir por mais algumas repetições com aproveitamento da fase excêntrica. As repetições roubadas só devem ser aplicadas em casos específicos, levando-se em conta a característica do indivíduo e do exercício, do contrário, os resultados serão irrelevantes diante do risco aumentado de lesões.

Tendo em vista a grande variedade de métodos conhecidos, seria pouco prudente e desnecessário utilizar repetições roubadas em alunos iniciantes e intermediários, ou mesmo em alunos avançados que não estejam habituados com determinado exercício. Nossa recomendação é que somente alunos avançados com vivência na tarefa motora específica o utilizem. Além da questão individual, a escolha do exercício também deve ser criteriosa. É comum ver pessoas se expondo perigosamente ao utilizar repetições roubadas em movimentos nos quais o método não seria recomendado, como agachamentos, levantamento terra e supinos com barras.

O método das repetições roubadas não consiste simplesmente em realizar um movimento de maneira errada. As alterações no padrão motor só devem ocorrer diante da impossibilidade de execução de forma correta, ou seja, o movimento é executado de forma estrita até que não seja mais possível fazê-lo e só então o padrão motor é alterado. É essencial que haja um perfeito conhecimento dos aspectos biomecânicos dos exercícios, pois as alterações no padrão motor deverão ser aplicadas no momento correto e com intensidade suficiente para vencer o ponto de quebra.

Estas limitações tornam as repetições roubadas o último método a ser usado do ponto de vista de uma escala cronológica.

A justificativa para utilização deste método estaria próxima às repetições forçadas, com a vantagem de não depender de parceiros de treino. A alteração no padrão de movimento adapta o exercício à possibilidade de trabalho relativo do músculo, pois as modificações biomecânicas incluem músculos acessórios, outras fibras ou alteram a relação das alavancas, o que pode reduzir o esforço absoluto do músculo fadigado. Assim, pode-se prolongar o trabalho, aumentando a magnitude dos estímulos, inclusive para unidades motoras que não estejam fadigadas e que provavelmente seriam menos estimuladas se o exercício fosse interrompido.

Fadiga excêntrica

Este método consiste em levar as repetições forçadas ou roubadas até os limites extremos. Para se treinar com fadiga excêntrica é recomendável adotar cargas elevadas – que permitam repetições entre três e cinco completas – realizar o exercício até a falha concêntrica e, em seguida, utilizar repetições forçadas ou roubadas para prosseguir com o movimento até que haja impossibilidade de sustentar a fase excêntrica.

A fadiga excêntrica leva o treino a níveis elevadíssimos de intensidade e não deve ser usada por qualquer pessoa nem a qualquer momento, do contrário, promoverá lesão e não adaptação. Lembre-se de que nosso corpo é um sistema intimamente interligado, desta forma, a intensidade não se limita aos músculos, também envolve o estresse neural, articular, psicológico.... e este estado geral deve ser levado em conta ao aplicar métodos intensivos.

Devido à elevada intensidade da fadiga excêntrica, ela só deve ser usada em uma ou duas séries por treino, com intervalos de sete a dez dias entre os treinos, ou com mais frequência durante fases intensivas, como microciclos de choque.

Algumas observações práticas:
- Não usar este método por períodos longos (tempo máximo sugerido: quatro semanas);
- Reduzir o volume de treino (uma a duas séries por grupo muscular);

- Não utilizar movimentos complementares – ao praticar a fadiga excêntrica em exercícios multiarticulares deve-se levar em conta, além do estresse na musculatura supostamente principal, o trabalho de todos os músculos e articulações envolvidos diretamente no exercício. No caso do supino, por exemplo, há necessidade de considerar o trabalho dos músculos do ombro e do tríceps, bem como das articulações, caso contrário, poderá gerar excesso de treinamento e lesões articulares;
- Ajustar o intervalo de descanso: 2 a 5 minutos;
- Usar a fadiga excêntrica em uma a três séries por treino;
- Utilizar prioritariamente em movimentos complexos.

Repetições parciais (oclusão vascular adaptada)

O método da oclusão vascular consiste em realizar contrações curtas intensas (estáticas ou dinâmicas) e em seguida prosseguir com o movimento completo. No crucifixo na máquina, por exemplo, se realizaria uma contração isométrica máxima por 20 segundos e, em seguida, se procederia às repetições completas até a falha concêntrica. Quando terminada a ação isométrica é recomendado que se retorne à fase excêntrica para, então, iniciar a fase concêntrica porque, caso a ação isométrica seja muito intensa, pode não ser possível vencer a inércia, no entanto, ao retornar à fase excêntrica se aproveita o ciclo de alongamento-contração para a fase concêntrica posterior, viabilizando o movimento.

Os exercícios deverão ser realizados com a carga de 6 a 12RM, a ideia é que o tempo total sob tensão seja de cerca de 60 segundos. Em um estudo de nossa equipe, a utilização de carga de 10RM na cadeira extensora permitiu a realização de cerca de sete repetições após 20 segundos de isometria, resultando em um tempo sob tensão de aproximadamente 53 segundos (Gentil *et al.*, 2006*a*, 2006*b*). De acordo com os resultados, esse método promoveu maior estresse metabólico e maior sobrecarga ao músculo que o método tradicional de 10RM (Gentil *et al.*, 2006*a*, 2006*b*).

Normalmente, as unidades motoras são recrutadas seguindo o princípio do tamanho, partindo das menores (fibras lentas) para as maiores (fibras rápidas), porém, quando o músculo é contraído sob condições isquêmicas e/ou estados de acidose, este princípio não se aplica e as unidades motoras maiores são recrutadas preferencialmente (Moritani *et al.*, 1992;

Sundberg, 1994). Deste modo, supõe-se que ao realizar as ações iniciais há diminuição do fluxo sanguíneo, causando redução da entrega de oxigênio e, consequentemente, ativação das unidades motoras grandes (brancas) logo no início do movimento.

Pesquisas anteriores mostram que a oclusão vascular pode ser importante estímulo para o aumento da força e da massa muscular (Takarada *et al.*, 2000*b*) e também foi encontrada correlação entre o estresse metabólico e os ganhos de força e de massa muscular (Takada *et al.*, 2012), trazendo a sugestão de que contrações realizadas sob condições de elevado acúmulo de metabólitos são particularmente eficientes. Sugere-se, assim, que a realização de repetições parciais poderia mimetizar esta condição, facilitando a obtenção de hipertrofia.

Uma das grandes vantagens deste método é a utilização de cargas baixas e poucas repetições, o que mantém elevado estresse muscular enquanto recupera as estruturas articulares.

Pico de contração

Neste método os exercícios são realizados em sua amplitude completa com ênfase específica nos pontos de maior dificuldade (ponto de quebra), por meio de pausas ou movimentos curtos. Em uma cadeira extensora, por exemplo, se realizaria o movimento normalmente, no entanto, ao alcançar o ponto de maior contração seria feita uma contração isométrica máxima por três a cinco segundos, repetindo este procedimento em cada repetição. O natural é que, a cada repetição, o movimento se torne mais curto até que seja impossível mover a carga.

A carga utilizada deverá estar entre o equivalente a 6 a 12RM para obtenção de tempo sob tensão de aproximadamente 60 segundos. Em homens treinados, a realização de pico, com contrações de 5 segundos e 2 segundos para cada fase de movimento, permitiu a concretização de aproximadamente seis a sete repetições com tempo sob tensão de 56 segundos (Gentil *et al.*, 2006*a*, 2006*b*).

Segundo estudos anteriores (Keogh *et al.*, 1999; Gentil *et al.*, 2006*a*, 2006*b*), o ápice de contração promove maior atividade eletromiográfica, maior acúmulo de metabólitos e maiores aumentos nos níveis de lactato em relação a outros métodos, o que poderia trazer ganhos de hipertrofia por meio da realização de contrações sob condições de estresse metabólico, como visto alhures.

Além dessas vantagens, a realização das pausas nos pontos de quebra possibilitaria fornecer maior tensão às fibras em relação à fase concêntrica normal, sugerindo que esta prática seja particularmente eficiente em ganhos de força concêntricos (Keogh *et al.*, 1999). De fato, um estudo em homens treinados verificou que esse método pode favorecer os ganhos de força (O'Shea & O'Shea, 1989) e, posteriormente, Giorgi *et al.* (1998) verificaram que esse método é ainda mais eficiente em indivíduos mais fortes.

Quando formos aplicar o método do pico de contração devemos enfatizar os pontos em que o músculo realiza o maior esforço e não necessariamente associá-lo aos ângulos nos quais o músculo está mais encurtado, pois tais pontos nem sempre são o mais favoráveis à restrição do fluxo sanguíneo e podem até mesmo servir de descanso em vez de intensificar o exercício, como ocorre na fase final dos supinos, agachamento e leg press.

Repetições parciais pós fadiga concêntrica

Este método usa as repetições parciais e/ou isométricas após a falha concêntrica. Aqui se executa o movimento com a amplitude total e a técnica correta até a falha concêntrica, em seguida, prossegue-se com postura e técnica corretas até os limites angulares possíveis.

Em todos os exercícios, há ângulos nos quais é mais difícil mover a carga, o que se deve à baixa capacidade das fibras se contraírem e/ou aumento do braço de resistência. Ao prosseguirmos o movimento até os ângulos em que é possível fazê-lo é mantido um esforço relativamente alto com maiores estímulos para as fibras. Além disso, é uma forma útil de se adaptar ao trabalho máximo, insistindo no movimento mesmo após não ser exequível a repetição completa.

As repetições parciais são úteis para pessoas que treinam sozinhas, porém, só devem ser realizadas quando houver total domínio da técnica de movimento e consciência motora adequada.

Na execução deste método, recomenda-se que sejam realizadas insistências estáticas (2 a 4 segundos) para definir o ponto de quebra em todas as repetições parciais.

Set 21

O set 21 tradicional, comumente usado na rosca bíceps, é composto por três fases:

- Executar o movimento parcial, da extensão máxima até metade da amplitude completa (+/-90°);
- Executar o movimento encurtado, da metade do comprimento angular (+/-90°) até a contração completa;
- Executar o movimento completo.

Habitualmente, são dadas duas explicações para o uso do set 21: 1) trabalho específico para cada ângulo do movimento e; 2) ativação proprioceptiva de modo que o fuso muscular seria ativado na primeira parte, o que estimularia a contração e facilitaria a fase seguinte.

Todavia, nenhuma das duas explicações é satisfatória. No primeiro caso, o trabalho diferenciado é questionável, não havendo evidências para uma hipertrofia seletiva de partes do músculo com mudanças de angulações. Em relação à segunda hipótese, os estímulos proprioceptivos dificilmente funcionariam desta forma, pois o alongamento fornecido na fase inicial não é suficiente para ser detectado como lesivo pelo fuso muscular, a menos que haja um grave encurtamento.

Portanto, propomos uma adaptação do set 21 frente às evidências fisiológicas conhecidas. Nesta nova abordagem, organiza-se a ordem dos movimentos da seguinte forma:

- Contração encurtada, com ênfase nos pontos de quebra;
- Movimento completo;
- Contração nos ângulos próximos ao alongamento.

A acidose induzida com as primeiras contrações inverteria o padrão de recrutamento (chamando unidades motoras maiores) e forneceria um ambiente metabólico alterado para os trabalhos posteriores. Ao iniciar o movimento completo nessas condições haveria maior estresse, apesar de a carga ser baixa, o que causaria fadiga em grande número de unidades motoras. Com a progressão da fadiga, haveria menor capacidade de gerar força e seriam usadas as repetições parciais para prolongar o estímulo (dificilmente serão realizadas sete, normalmente ficam em três ou quatro). Assim, seriam aliados os conceitos de oclusão vascular e das repetições parciais em um único método. A carga recomendada seria aquela para realização de seis a doze repetições máximas.

O set 21 pode ser incluído em vários movimentos além da rosca bíceps, deve-se apenas lembrar de adaptar o método e usar as fases adequadas de movimento.

Circuito

O circuito é, sem dúvida, o método de treinamento de força mais usado em pesquisas científicas, sendo muito útil para iniciantes.

Este método consiste em realizar diversos exercícios com um intervalo controlado (geralmente mínimo) entre eles. Algumas de suas vantagens são:
- Economia de tempo;
- Alto gasto calórico;
- Alternância de exercícios pode facilitar a aprendizagem motora;
- Dinamismo.

Dentre suas desvantagens, podemos destacar a fadiga central acentuada, o que prejudica a intensidade neuromuscular, principalmente nos treinos tensionais.

Segue um exemplo de treino em circuito:

Sequência	Exercício	Repetições	Velocidade	Intervalo
1	Agachamento	12-15	3030	30"
2	Supino reto	12-15	2020	30"
3	Mesa flexora	12-15	2020	30"
4	Puxada supinada	12-15	2020	30"
5	Flexão plantar	15-18	2020	30"
6	Desenvolvimento	12-15	2020	30"

Referências bibliográficas

Aagaard P, Simonsen EB, Andersen JL, Magnusson SP, Bojsen-Moller F & Dyhre-Poulsen P (2000*a*). Antagonist muscle coactivation during isokinetic knee extension. *Scand J Med Sci Sport* **10**, 58–67.

Aagaard P, Simonsen EB, Andersen JL, Magnusson SP, Halkjaer-Kristensen J & Dyhre-Poulsen P (2000*b*). Neural inhibition during maximal eccentric and concentric quadriceps contraction: effects of resistance training. *J Appl Physiol* **89**, 2249–2257.

Abe T, Kearns CF & Sato Y (2006). Muscle size and strength are increased following walk training with restricted venous blood flow from the leg muscle, Kaatsu-walk training. *J Appl Physiol* **100**, 1460–1466.

Ahtiainen JP & Hakkinen K (2009). Strength athletes are capable to produce greater muscle activation and neural fatigue during high-intensity resistance exercise than nonathletes. *J Strength Cond Res* **23**, 1129–1134.

Ahtiainen JP, Pakarinen A, Kraemer WJ & Hakkinen K (2003). Acute hormonal and neuromuscular responses and recovery to forced vs maximum repetitions multiple resistance exercises. *Int J Sport Med* **24**, 410–418.

Akima H, Foley JM, Prior BM, Dudley GA & Meyer RA (2002). Vastus lateralis fatigue alters recruitment of musculus quadriceps femoris in humans. *J Appl Physiol* **92**, 679–684.

Antonio J & Gonyea WJ (1993). Progressive stretch overload of skeletal muscle results in hypertrophy before hyperplasia. *J Appl Physiol* **75**, 1263–1271.

Augustsson J, Thomee R, Hornstedt P, Lindblom J, Karlsson J & Grimby G (2003). Effect of pre-exhaustion exercise on lower-extremity muscle activation during a leg press exercise. *J Strength Cond Res* **17**, 411–416.

Babault N, Pousson M, Ballay Y & Van Hoecke J (2001). Activation of human quadriceps femoris during isometric, concentric, and eccentric contractions. *J Appl Physiol* **91**, 2628–2634.

Barstow IK, Bishop MD & Kaminski TW (2003). Is enhanced-eccentric resistance training superior to traditional training for increasing elbow flexor strength. *J Sport Sci Med* **2**, 62–69.

Batista MA, Roschel H, Barroso R, Ugrinowitsch C & Tricoli V (2011). Influence of strength training background on postactivation potentiation response. *J Strength Cond Res* **25**, 2496–2502.

Behm DG & St-Pierre DM (1997). Effects of fatigue duration and muscle type on voluntary and evoked contractile properties. *J Appl Physiol* **82**, 1654–

1661.

Berneis K, Ninnis R, Haussinger D & Keller U (1999). Effects of hyper- and hypoosmolality on whole body protein and glucose kinetics in humans. *Am J Physiol* **276**, E188-95.

Bigland-Ritchie B, Johansson R, Lippold OC & Woods JJ (1983). Contractile speed and EMG changes during fatigue of sustained maximal voluntary contractions. *J Neurophysiol* **50**, 313–324.

Bishop MD, Trimble MH, Bauer JA & Kaminski TW (2000). Differential control during maximal concentric and eccentric loading revealed by characteristics of the electromyogram. *J Electromyogr Kinesiol* **10**, 399–405.

Bompa T & Cornacchia LJ (1998). *Serious Strength Training*, 3rd edn. Human Kinetics, Champaign.

Bostock H & Bergmans J (1994). Post-tetanic excitability changes and ectopic discharges in a human motor axon. *Brain* **117 (Pt 5**, 913–928.

Bottaro M, Martins B, Gentil P & Wagner D (2009). Effects of rest duration between sets of resistance training on acute hormonal responses in trained women. *J Sci Med Sport* **12**, 73–78.

Burgomaster KA, Moore DR, Schofield LM, Phillips SM, Sale DG & Gibala MJ (2003). Resistance training with vascular occlusion: metabolic adaptations in human muscle. *Med Sci Sport Exerc* **35**, 1203–1208.

Carmo J (2003). *Desenvolvimento de instrumentação dedicada e proposta de técnica de análise de fadiga em ciclistas utilizando transformada de Wavelets* (thesis). Universidade de Brasília, Brasilia.

Carpentier A, Duchateau J & Hainaut K (2001). Motor unit behaviour and contractile changes during fatigue in the human first dorsal interosseus. *J Physiol* **534**, 903–912.

Carrasco DI, Delp MD & Ray CA (1999). Effect of concentric and eccentric muscle actions on muscle sympathetic nerve activity. *J Appl Physiol* **86**, 558–563.

Carregaro RL, Gentil P, Brown LE, Pinto RS & Bottaro M (2011). Effects of antagonist pre-load on knee extensor isokinetic muscle performance. *J Sport Sci* **29**, 271–278.

Chin ER, Balnave CD & Allen DG (1997). Role of intracellular calcium and metabolites in low-frequency fatigue of mouse skeletal muscle. *Am J Physiol* **272**, C550-9.

Chiu LZ, Fry AC, Weiss LW, Schilling BK, Brown LE & Smith SL (2003). Postactivation potentiation response in athletic and recreationally trained individuals. *J Strength Cond Res* **17,** 671–677.

Clarkson PM, Nosaka K & Braun B (1992). Muscle function after exercise-induced muscle damage and rapid adaptation. *Med Sci Sport Exerc* **24,** 512–520.

Cox VM, Williams PE, Wright H, James RS, Gillott KL, Young IS & Goldspink DF (2000). Growth induced by incremental static stretch in adult rabbit latissimus dorsi muscle. *Exp Physiol* **85,** 193–202.

Durand RJ, Castracane VD, Hollander DB, Tryniecki JL, Bamman MM, O'Neal S, Hebert EP & Kraemer RR (2003). Hormonal responses from concentric and eccentric muscle contractions. *Med Sci Sport Exerc* **35,** 937–943.

Duthie GM, Young WB & Aitken DA (2002). The acute effects of heavy loads on jump squat performance: an evaluation of the complex and contrast methods of power development. *J Strength Cond Res* **16,** 530–538.

Enoka RM (1996). Eccentric contractions require unique activation strategies by the nervous system. *J Appl Physiol* **81,** 2339–2346.

Farup J, de Paoli F, Bjerg K, Riis S, Ringgard S & Vissing K (2015). Blood flow restricted and traditional resistance training performed to fatigue produce equal muscle hypertrophy. *Scand J Med Sci Sport*; DOI: 10.1111/sms.12396.

Ferreira SL, Panissa VL, Miarka B & Franchini E (2012). Postactivation potentiation: effect of various recovery intervals on bench press power performance. *J Strength Cond Res* **26,** 739–744.

Fish DE, Krabak BJ, Johnson-Greene D & DeLateur BJ (2003). Optimal resistance training: comparison of DeLorme with Oxford techniques. *Am J Phys Med Rehabil* **82,** 903–909.

Fitts RH (1994). Cellular mechanisms of muscle fatigue. *Physiol Rev* **74,** 49–94.

Flanagan SD, Mills MD, Sterczala AJ, Mala J, Comstock BA, Szivak TK, DuPont WH, Looney DP, McDermott DM, Hooper DR, White MT, Dunn-Lewis C, Volek JS, Maresh CM & Kraemer WJ (2014). The relationship between muscle action and repetition maximum on the squat and bench press in men and women. *J Strength Cond Res* **28,** 2437–2442.

Fleck SJ & Kraemer WJ (2004). *Designing Resistance Training Programs*, 4th edn. Human Kinetics, Champaing, IL.

Folland JP, Chong J, Copeman EM & Jones DA (2001). Acute muscle damage as a stimulus for training-induced gains in strength. *Med Sci Sport Exerc* **33,** 1200–1205.

Franchi M V, Atherton PJ, Reeves ND, Fluck M, Williams J, Mitchell WK, Selby A, Beltran-Valls RM & Narici M V (2014). Architectural, functional, and molecular responses to concentric and eccentric loading in human skeletal muscle. *Acta Physiol*, DOI: 10.1111/apha.12225.

Fry CS, Glynn EL, Drummond MJ, Timmerman KL, Fujita S, Abe T, Dhanani S, Volpi E & Rasmussen BB (2010). Blood flow restriction exercise stimulates mTORC1 signaling and muscle protein synthesis in older men. *J Appl Physiol* **108**, 1199–1209.

Fujita S, Abe T, Drummond MJ, Cadenas JG, Dreyer HC, Sato Y, Volpi E & Rasmussen BB (2007). Blood flow restriction during low-intensity resistance exercise increases S6K1 phosphorylation and muscle protein synthesis. *J Appl Physiol* **103**, 903–910.

Gentil P (2014). *Emagrecimento: Quebrando Mitos e Mudando Paradigmas*, 3rd edn. Create Space, Charleston.

Gentil P, Oliveira E, De V, Rocha AJ, Nior J, Carmo JDO, Bottaro M, de Araujo Rocha Junior V, do Carmo J, Bottaro M, JÚNIOR VDEAR, Carmo JDO, Bottaro M, De V, Rocha AJ, Nior J, Carmo JDO & Bottaro M (2007). Effects of exercise order on upper-body muscle activation and exercise performance. *J Strength Cond Res* **21**, 1082–1086.

Gentil P, Oliveira E, Fontana K, Molina G, De Oliveira RJ & Bottaro M (2006a). The acute effects of varied resistance training methods on blood lactate and loading characteristics in recreationally trained men. *Rev Bras Med do Esporte*.

Gentil P, Oliveira E, Fontana K, Molina G, Oliveira RJ de, Bottaro M, De Oliveira RJ & Bottaro M (2006b). Efeitos agudos de vários métodos de treinamento de força no lactato sanguíneo e características de cargas em homens treinados recreacionalmente. *Rev Bras Med Esporte* **12**, 303–307.

Gibala MJ, Interisano SA, Tarnopolsky MA, Roy BD, MacDonald JR, Yarasheski KE & MacDougall JD (2000). Myofibrillar disruption following acute concentric and eccentric resistance exercise in strength-trained men. *Can J Physiol Pharmacol* **78**, 656–661.

Gibala MJ, MacDougall JD, Tarnopolsky MA, Stauber WT & Elorriaga A (1995). Changes in human skeletal muscle ultrastructure and force production after acute resistance exercise. *J Appl Physiol* **78**, 702–708.

Giorgi A, Wilson GJ, Weatherby RP & Murphy AJ (1998). Functional isometric weight training: its effects on the development of muscular function and the endocrine system over an 8-week training period. *J Strength Cond Res*

12, 18–25.

Goto K, Nagasawa M, Yanagisawa O, Kizuka T, Ishii N & Takamatsu K (2004). Muscular adaptations to combinations of high- and low-intensity resistance exercises. *J Strength Cond Res* **18,** 730–737.

Hakkinen K (1995). Neuromuscular fatigue and recovery in women at different ages during heavy resistance loading. *Electromyogr Clin Neurophysiol* **35,** 403–413.

Hamada T, Sale DG, MacDougall JD & Tarnopolsky MA (2000). Postactivation potentiation, fiber type, and twitch contraction time in human knee extensor muscles. *J Appl Physiol* **88,** 2131–2137.

Hatfield FC (1993). *Hardcore bodybuilding: A scientific approach.* Contenporary Books, Chicago.

Higbie EJ, Cureton KJ, Warren GL & Prior BM (1996). Effects of concentric and eccentric training on muscle strength, cross-sectional area, and neural activation. *J Appl Physiol* **81,** 2173–2181.

Hortobágyi T, Barrier J, Beard D, Braspennincx J, Koens P, Devita P, Dempsey L & Lambert J (1996). Greater initial adaptations to submaximal muscle lengthening than maximal shortening. *J Appl Physiol* **81,** 1677–1682.

Hortobágyi T, Devita P, Money J & Barrier J (2001). Effects of standard and eccentric overload strength training in young women. *Med Sci Sport Exerc* **33,** 1206–1212.

Hunter GR, Seelhorst D & Snyder S (2003). Comparison of metabolic and heart rate responses to super slow vs. traditional resistance training. *J Strength Cond Res* **17,** 76–81.

Ivey FM, Roth SM, Ferrell RE, Tracy BL, Lemmer JT, Hurlbut DE, Martel GF, Siegel EL, Fozard JL, Jeffrey Metter E, Fleg JL & Hurley BF (2000). Effects of age, gender, and myostatin genotype on the hypertrophic response to heavy resistance strength training. *J Gerontol A Biol Sci Med Sci* **55,** M641-8.

James RS, Cox VM, Young IS, Altringham JD & Goldspink DF (1997). Mechanical properties of rabbit latissimus dorsi muscle after stretch and/or electrical stimulation. *J Appl Physiol* **83,** 398–406.

Jeon HS, Trimble MH, Brunt D & Robinson ME (2001). Facilitation of quadriceps activation following a concentrically controlled knee flexion movement: the influence of transition rate. *J Orthop Sport Phys Ther* **31,** 122.

Julian FJ & Morgan DL (1979). The effect on tension of non-uniform distribution of length changes applied to frog muscle fibres. *J Physiol* **293,**

379–392.

Kadlec O, Masek K & Seferna I (1984). Post-tetanic potentiation at the nerve-muscle junction in the longitudinal muscle of the guinea-pig ileum. Possible role of substance P. *Naunyn Schmiedebergs Arch Pharmacol* **326**, 262–267.

Karabulut M, Abe T, Sato Y & Bemben MG (2010). The effects of low-intensity resistance training with vascular restriction on leg muscle strength in older men. *Eur J Appl Physiol* **108**, 147–155.

Kawada S & Ishii N (2005). Skeletal muscle hypertrophy after chronic restriction of venous blood flow in rats. *Med Sci Sport Exerc* **37**, 1144–1150.

Kawata H & Hatae J (1992). An analysis of post-contracture potentiation in frog twitch skeletal muscle. *Jpn J Physiol* **42**, 917–928.

Kay D, St Clair Gibson A, Mitchell MJ, Lambert MI & Noakes TD (2000). Different neuromuscular recruitment patterns during eccentric, concentric and isometric contractions. *J Electromyogr Kinesiol* **10**, 425–431.

Keeler LK, Finkelstein LH, Miller W & Fernhall B (2001). Early-phase adaptations of traditional-speed vs. superslow resistance training on strength and aerobic capacity in sedentary individuals. *J Strength Cond Res* **15**, 309–314.

Keogh JWL, Wilson GJ & Weatherby RP (1999). A Cross-Sectional Comparison of Different Resistance Training Techniques in the Bench Press. *J Strength Cond Res* **13**, 247–258.

Komi P V, Linnamo V, Silventoinen P & Sillanpaa M (2000). Force and EMG power spectrum during eccentric and concentric actions. *Med Sci Sport Exerc* **32**, 1757–1762.

Konstantakos EK (1999). A randomized, prospective analysis of 4 strength training regimens in a collegiate football team. *NSCA Conf.*

Kraemer WJ & Hakkinen K (2004). *Treinamento de força para o esporte.* Artmed Editora, São Paulo.

Kraemer WJ, Marchitelli L, Gordon SE, Harman E, Dziados JE, Mello R, Frykman P, McCurry D & Fleck SJ (1990). Hormonal and growth factor responses to heavy resistance exercise protocols. *J Appl Physiol* **69**, 1442–1450.

Kretz R, Shapiro E & Kandel ER (1982). Post-tetanic potentiation at an identified synapse in Aplysia is correlated with a Ca2+-activated K+ current in the presynaptic neuron: evidence for Ca2+ accumulation. *Proc*

Natl Acad Sci **79,** 5430–5434.

Kubota A, Sakuraba K, Koh S, Ogura Y & Tamura Y (2011). Blood flow restriction by low compressive force prevents disuse muscular weakness. *J Sci Med Sport* **14,** 95–99.

Kubota A, Sakuraba K, Sawaki K, Sumide T & Tamura Y (2008). Prevention of disuse muscular weakness by restriction of blood flow. *Med Sci Sport Exerc* **40,** 529–534.

Lau WY, Blazevich AJ, Newton MJ, Wu SSX & Nosaka K (2015). Changes in electrical pain threshold of fascia and muscle after initial and secondary bouts of elbow flexor eccentric exercise. *Eur J Appl Physiol* **115,** 959–968.

Laurentino GC, Ugrinowitsch C, Roschel H, Aoki MS, Soares AG, Neves Jr. M, Aihara AY, Fernandes Ada R & Tricoli V (2012). Strength training with blood flow restriction diminishes myostatin gene expression. *Med Sci Sport Exerc* **44,** 406–412.

Lemmer JT, Ivey FM, Ryan AS, Martel GF, Hurlbut DE, Metter JE, Fozard JL, Fleg JL & Hurley BF (2001). Effect of strength training on resting metabolic rate and physical activity: age and gender comparisons. *Med Sci Sport Exerc* **33,** 532–541.

Linder EE, Prins JH, Murata NM, Derenne C, Morgan CF & Solomon JR (2010). Effects of preload 4 repetition maximum on 100-m sprint times in collegiate women. *J Strength Cond Res* **24,** 1184–1190.

Lindstedt SL, LaStayo PC & Reich TE (2001). When Active Muscles Lengthen: Properties and Consequences of Eccentric Contractions. *Physiology* **16,** 256–261.

MacDougall JD, Hicks AL, MacDonald JR, McKelvie RS, Green HJ & Smith KM (1998). Muscle performance and enzymatic adaptations to sprint interval training. *J Appl Physiol* **84,** 2138–2142.

Manini TM, Vincent KR, Leeuwenburgh CL, Lees HA, Kavazis AN, Borst SE & Clark BC (2011). Myogenic and proteolytic mRNA expression following blood flow restricted exercise. *Acta Physiol* **201,** 255–263.

Martins WR, Blasczyk JC, Soares S, de Paula WD, Bottaro M & Gentil P (2018). A novel approach for rehabilitation of a triceps tendon rupture: A case report. *Phys Ther Sport*; DOI: 10.1016/j.ptsp.2018.05.016.

Maughan R, Gleeson M & Greenhaff PL (2000). *Bioquímica do Exercício e do Treinamento*. Editora Manole, São Paulo.

Maynard J & Ebben WP (2003). The effects of antagonist prefatigue on agonist torque and electromyography. *J Strength Cond Res* **17,** 469–474.

McArdle W, Katch FI & Katch VL (2008). *Fisiologia do Exercício - Energia, Nutrição e Desempenho Humano*, 6th edn. Guanabara Koogan, Rio de Janeiro.

McDonagh MJ & Davies CT (1984). Adaptive response of mammalian skeletal muscle to exercise with high loads. *Eur J Appl Physiol Occup Physiol* **52**, 139–155.

Melby C, Scholl C, Edwards G & Bullough R (1993). Effect of acute resistance exercise on postexercise energy expenditure and resting metabolic rate. *J Appl Physiol* **75**, 1847–1853.

Melnyk JA, Rogers MA & Hurley BF (2009). Effects of strength training and detraining on regional muscle in young and older men and women. *Eur J Appl Physiol* **105**, 929–938.

Mitchell CJ, Churchward-Venne TA, West DWD, Burd NA, Breen L, Baker SK & Phillips SM (2012). Resistance exercise load does not determine training-mediated hypertrophic gains in young men. **113**, 71–77.

Moritani T, Muro M & Nagata A (1986). Intramuscular and surface electromyogram changes during muscle fatigue. *J Appl Physiol* **60**, 1179–1185.

Moritani T, Nagata A & Muro M (1982). Electromyographic manifestations of muscular fatigue. *Med Sci Sport Exerc* **14**, 198–202.

Moritani T, Sherman WM, Shibata M, Matsumoto T & Shinohara M (1992). Oxygen availability and motor unit activity in humans. *Eur J Appl Physiol Occup Physiol* **64**, 552–556.

Morton RW, Oikawa SY, Wavell CG, Mazara N, McGlory C, Quadrilatero J, Baechler BL, Baker SK & Phillips SM (2016). Neither load nor systemic hormones determine resistance training-mediated hypertrophy or strength gains in resistance-trained young men. *J Appl Physiol* **121**, 129–138.

Nardone A, Romanò C & Schieppati M (1989). Selective recruitment of high-threshold human motor units during voluntary isotonic lengthening of active muscles. *J Physiol* **409**, 451–471.

Newham DJ, McCarthy T & Turner J (1991). Voluntary activation of human quadriceps during and after isokinetic exercise. *J Appl Physiol* **71**, 2122–2126.

Nickols-Richardson SM, Miller LE, Wootten DF, Ramp WK & Herbert WG (2007). Concentric and eccentric isokinetic resistance training similarly increases muscular strength, fat-free soft tissue mass, and specific bone mineral measurements in young women. *Osteoporos Int* **18,** 789–796.

Nielsen JL, Aagaard P, Bech RD, Nygaard T, Hvid LG, Wernbom M, Suetta C & Frandsen U (2012). Proliferation of myogenic stem cells in human skeletal muscle in response to low-load resistance training with blood flow restriction. *J Physiol* **590,** 4351–4361.

Nosaka K & Newton M (2002). Difference in the magnitude of muscle damage between maximal and submaximal eccentric loading. *J Strength Cond Res* **16,** 202–208.

Nussinovitch I & Rahamimoff R (1988). Ionic basis of tetanic and post-tetanic potentiation at a mammalian neuromuscular junction. *J Physiol* **396,** 435–455.

Nyland JA, Caborn DN, Shapiro R & Johnson DL (1997). Fatigue after eccentric quadriceps femoris work produces earlier gastrocnemius and delayed quadriceps femoris activation during crossover cutting among normal athletic women. *Knee Surg Sport Traumatol Arthrosc* **5,** 162–167.

O'Leary DD, Hope K & Sale DG (1997). Posttetanic potentiation of human dorsiflexors. *J Appl Physiol* **83,** 2131–2138.

O'Shea KL & O'Shea JP (1989). Functional isometric weight training: It's effects on dynamic and static strength. *J Strength Cond Res* **3,** 30–33.

Oliveira E, Gentil P & Bottaro M (2009). O intervalo de recuperação afeta o volume da sessão de exercício resistido em mulheres? *Fisioter Mov* **22,** 239–247.

Osterberg KL & Melby CL (2000). Effect of acute resistance exercise on postexercise oxygen consumption and resting metabolic rate in young women. *Int J Sport Nutr Exerc Metab* **10,** 71–81.

Paoli A, Moro T, Marcolin G, Neri M, Bianco A, Palma A & Grimaldi K (2012). High-Intensity Interval Resistance Training (HIRT) influences resting energy expenditure and respiratory ratio in non-dieting individuals. *J Transl Med* **10,** 237.

Paoli A, Pacelli F, Bargossi AM, Marcolin G, Guzzinati S, Neri M, Bianco A & Palma A (2010). Effects of three distinct protocols of fitness training on body composition, strength and blood lactate. *J Sport Med Phys Fit* **50,** 43–51.

Paoli A, Pacelli QF, Moro T, Marcolin G, Neri M, Battaglia G, Sergi G, Bolzetta F & Bianco A (2013). Effects of high-intensity circuit training, low-intensity circuit training and endurance training on blood pressure and lipoproteins in middle-aged overweight men. *Lipids Heal Dis* **12,** 131.

Perrey S, Betik A, Candau R, Rouillon JD & Hughson RL (2001). Comparison of oxygen uptake kinetics during concentric and eccentric cycle exercise. *J Appl Physiol* **91,** 2135–2142.

Pratley R, Nicklas B, Rubin M, Miller J, Smith A, Smith M, Hurley B & Goldberg A (1994). Strength training increases resting metabolic rate and norepinephrine levels in healthy 50- to 65-yr-old men. *J Appl Physiol* **76,** 133–137.

Ramirez-Campillo R, Alvarez C, Garcìa-Hermoso A, Celis-Morales C, Ramirez-Velez R, Gentil P & Izquierdo M (2018). High-speed resistance training in elderly women: Effects of cluster training sets on functional performance and quality of life. *Exp Gerontol* **110,** 216–222.

Robbins DW, Young WB, Behm DG, Payne WR & Klimstra MD (2010). Physical performance and electromyographic responses to an acute bout of paired set strength training versus traditional strength training. *J Strength Cond Res* **24,** 1237–1245.

Ryan AS, Pratley RE, Elahi D & Goldberg AP (1995). Resistive training increases fat-free mass and maintains RMR despite weight loss in postmenopausal women. *J Appl Physiol* **79,** 818–823.

Ryan AS, Treuth MS, Rubin MA, Miller JP, Nicklas BJ, Landis DM, Pratley RE, Libanati CR, Gundberg CM & Hurley BF (1994). Effects of strength training on bone mineral density: hormonal and bone turnover relationships. *J Appl Physiol* **77,** 1678–1684.

Ryschon TW, Fowler MD, Wysong RE, Anthony A-R & Balaban RS (1997). Efficiency of human skeletal muscle in vivo: comparison of isometric, concentric, and eccentric muscle action. *J Appl Physiol* **83,** 867–874.

Schott J, McCully K & Rutherford OM (1995). The role of metabolites in strength training. II. Short versus long isometric contractions. *Eur J Appl Physiol Occup Physiol* **71,** 337–341.

Seger JY, Arvidsson B & Thorstensson A (1998). Specific effects of eccentric and concentric training on muscle strength and morphology in humans. *Eur J Appl Physiol Occup Physiol* **79,** 49–57.

Seitz LB, de Villarreal ES & Haff GG (2014). The temporal profile of postactivation potentiation is related to strength level. *J Strength Cond Res* **28,** 706–715.

Shinohara M, Kouzaki M, Yoshihisa T & Fukunaga T (1998). Efficacy of tourniquet ischemia for strength training with low resistance. *Eur J Appl Physiol Occup Physiol* **77,** 189–191.

Silva RP, Novaes J, Oliveira RJ, Gentil P, Wagner D & Bottaro M (2007). High-velocity resistance exercise protocols in older women: Effects on cardiovascular response. *J Sport Sci Med* **6**, 560–567.

Smith JC, Fry AC, Weiss LW, Li Y & Kinzey SJ (2001). The effects of high-intensity exercise on a 10-second sprint cycle test. *J Strength Cond Res* **15**, 344–348.

Smith RC & Rutherford OM (1995). The role of metabolites in strength training. I. A comparison of eccentric and concentric contractions. *Eur J Appl Physiol Occup Physiol* **71**, 332–336.

Steele J, Raubold K, Kemmler W, Fisher J, Gentil P & Giessing J (2017). The effects of 6 months of progressive high effort resistance training methods upon strength, body composition, function, and wellbeing of elderly adults. *Biomed Res Int*; DOI: 10.1155/2017/2541090.

Sundberg CJ (1994). Exercise and training during graded leg ischaemia in healthy man with special reference to effects on skeletal muscle. *Acta Physiol Scand Suppl* **615**, 1–50.

Takada S, Okita K, Suga T, Omokawa M, Kadoguchi T, Sato T, Takahashi M, Yokota T, Hirabayashi K, Morita N, Horiuchi M, Kinugawa S & Tsutsui H (2012). Low-intensity exercise can increase muscle mass and strength proportionally to enhanced metabolic stress under ischemic conditions. *J Appl Physiol* **113**, 199–205.

Takarada Y & Ishii N (2002). Effects of low-intensity resistance exercise with short interset rest period on muscular function in middle-aged women. *J Strength Cond Res* **16**, 123–128.

Takarada Y, Sato Y & Ishii N (2002). Effects of resistance exercise combined with vascular occlusion on muscle function in athletes. *Eur J Appl Physiol* **86**, 308–314.

Takarada Y, Takazawa H & Ishii N (2000*a*). Applications of vascular occlusion diminish disuse atrophy of knee extensor muscles. *Med Sci Sport Exerc* **32**, 2035–2039.

Takarada Y, Takazawa H, Sato Y, Takebayashi S, Tanaka Y & Ishii N (2000*b*). Effects of resistance exercise combined with moderate vascular occlusion on muscular function in humans. *J Appl Physiol* **88**, 2097–2106.

Tanimoto M & Ishii N (2006). Effects of low-intensity resistance exercise with slow movement and tonic force generation on muscular function in young men. *J Appl Physiol* **100**, 1150–1157.

Verkoshanski Y V (2001). *Treinamento Desportivo – teoria e metodologia*. Editora

Artmed, Porto Alegre.

Webber S & Kriellaars D (1997). Neuromuscular factors contributing to in vivo eccentric moment generation. *J Appl Physiol* **83,** 40–45.

Weineck J (1999). *Treino ideal,* 9th edn. Editora Manole, São Paulo.

Weir JP, Keefe DA, Eaton JF, Augustine RT & Tobin DM (1998). Effect of fatigue on hamstring coactivation during isokinetic knee extensions. *Eur J Appl Physiol Occup Physiol* **78,** 555–559.

Westcott WL, Winett RA, Anderson ES, Wojcik JR, Loud RLR, Cleggett E & Glover S (2001). Effects of regular and slow speed resistance training on muscle strength. *J Sport Med Phys Fit* **41,** 154–158.

Willardson JM & Burkett LN (2005). A comparison of 3 different rest intervals on the exercise volume completed during a workout. *J Strength Cond Res* **19,** 23–26.

Willardson JM & Burkett LN (2006). The effect of rest interval length on the sustainability of squat and bench press repetitions. *J Strength Cond Res* **20,** 400–403.

CAPÍTULO 5
Elaboração e prescrição de treinos

Para auxiliar na obtenção de sucesso com um programa de musculação, recomenda-se que os seguintes pontos sejam observados:

Racionalizar a utilização das variáveis

A intensidade e o volume devem estar equilibrados e racionalmente estruturados, deve-se pensar e estudar muito antes de prescrever o treino. Cada variável deve ser adotada segundo princípios claros e devidamente embasada em pressupostos teóricos.

Controlar o volume

Um dos maiores erros na sala de musculação é o acréscimo descontrolado de exercícios. Além dos treinos extensos de alunos avançados, é comum observarmos:

- Alunos iniciantes com séries desnecessariamente volumosas;
- Usar o acréscimo de exercícios como única forma de progredir a série de pessoas experientes.

O aumento de volume dificilmente traz resultados benéficos e é a principal causa de overtraining nos esportes em geral (Lehmann *et al.*, 1992, 1993). O próprio fato do praticante saber que realizará um treino volumoso faz com que execute com menos intensidade. Por exemplo, um estudo em atletas avaliou o efeito de se conhecer a quantidade de sprints a serem realizados na performance (Billaut *et al.*, 2011). A performance foi comparada em três situações: informação de que seriam realizados dez tiros; informe de que seriam performados cinco tiros, mas os atletas realizariam dez; e sem informação sobre número total de sprints. De acordo com os resultados, o maior trabalho realizado ao longo do treino ocorreu quando havia a notícia de que apenas cinco tiros seriam efetuados, nos permitindo concluir que há maior facilidade de intensificar o exercício quando o atleta se encontra diante de treinos de volumes mais baixos. Resultados similares tanto em produção de força quanto em recrutamento de unidades motoras foram detectados com contrações voluntárias (Halperin *et al.*, 2014)

Outro aspecto negativo dos treinos volumosos é que demandam tempo elevado para serem concluídos, e como a falta de tempo é o principal motivo declarado pelas pessoas para não praticarem atividade física (Eyler *et al.*, 2002; Juarbe *et al.*, 2002; Trost *et al.*, 2002; Wilcox *et al.*, 2002; Schutzer & Graves, 2004; Silliman *et al.*, 2004; Courneya *et al.*, 2005; Williams *et al.*, 2006; Serour *et al.*, 2007; Gómez-López *et al.*, 2010), a adoção de programas extensos poderá diminuir a adesão dos alunos aos treinos.

Utilizar a abordagem qualitativa

Antes de se preocupar em "quanto" de treino, deve-se preocupar em "como" montar o treino. Atente-se à qualidade e não somente à quantidade dos estímulos. Deve-se ensinar o aluno a treinar usando critérios biomecânicos, fisiológicos e psicológicos para aproveitar ao máximo as sessões.

Utilizar adequadamente estratégias para incremento de intensidade

Os métodos e mesmo os treinos até a fadiga devem ser usados com consciência, adotar estratégias para aumentar a intensidade do treino não significa que devemos abordá-las todas de uma vez. Existe uma margem de estímulos para promoção de adaptações saudáveis, abaixo dela o treino é ineficiente, acima, o treino é lesivo.

Com base nessas recomendações, são apresentadas as seguintes propostas ilustrativas para elaboração do treinamento de hipertrofia em diversos níveis:

5.1 Alunos iniciantes

Primeiras quatro a oito semanas

➢ Volume total recomendado - entre quatro e dezesseis séries por dia
  o Séries por grupamento muscular: uma a quatro (quatro apenas para MMII);
  o Quantidade de exercícios: quatro a oito;
  o Séries por exercício: uma ou duas.
➢ Frequência: uma a três vezes por semana;
➢ Preferência a pesos livres e exercícios complexos;
➢ Evitar exercícios de isolamento/uniarticulares;
➢ Observar ordem os exercícios;
➢ Repetições: acima de doze, com velocidade controlada;
➢ Estruturação alternada por segmento ou circuito
➢ Observação quanto à hipertrofia em iniciantes

Volume

O aluno iniciante não necessita de altos volumes para obter bons resultados, um treino composto por quatro exercícios básicos que envolvam os principais grupamentos musculares trará os resultados desejados e preparará o organismo para treinos posteriores sem pôr em risco a integridade física do praticante, além de deixar mais opções futuras para incremento de intensidade e volume. De acordo com revisões sobre o tema (Pollock *et al.*, 1993; Kraemer *et al.*, 2002; Wolfe *et al.*, 2004), uma série por grupamento muscular é eficiente até o terceiro mês de treinamento e esse fato foi comprovado por diversos estudos (Ronnestad *et al.*, 2007; Bottaro *et al.*, 2011; de Siqueira Mendes Barbalho *et al.*, 2017).

Num estudo nosso, vinte e quatro homens não treinados foram separados em dois grupos (Bottaro *et al.*, 2011). Um realizou três séries para flexores de cotovelo e uma série para extensores de joelho, enquanto o outro perfez uma série para flexores de cotovelo e três séries para extensores de joelho. Os treinos foram executados duas vezes por semana, durante doze semanas, e as avaliações de força e de massa muscular foram realizadas por dinamometria isocinética e ultrassonografia. Conforme resultados, três séries de flexores de cotovelo promoveu ganhos de 5,9% e 12,5% na espessura muscular e força, respectivamente, enquanto a realização de uma série levou a aumentos de 7,2% e 11,5%, sem diferença entre os grupos. Para treinos de três séries de extensores de joelho, os valores de espessura muscular e força foram 2,5% e 10,9%, enquanto os treinos de uma série resultaram em alterações de -2,9% e 5,1%, sendo que as alterações na espessura muscular não foram significativas em nenhum dos grupos e os ganhos de força foram significativos apenas para aquele que treinou com três séries. Dessa forma, reforçamos que, em iniciantes, uma série por grupamento muscular é suficiente para produzir ganhos de força e de massa muscular, enquanto membros inferiores podem necessitar de volume maior.

O objetivo principal das primeiras semanas de treino é a preparação neuromotora, não devemos pensar exclusivamente em melhoras estéticas ou em aumento de capacidade funcional. Portanto, a principal recomendação nessa fase é: paciência. A precipitação não trará resultados positivos, além de aumentar o risco de lesões e prejudicar todo o desenvolvimento futuro.

Frequência

Metanálises e posicionamentos sobre o tema sugerem que a frequência recomendada de treino para um iniciante seria de duas a três vezes por semana (Rhea *et al.*, 2003; ACSM, 2009), no entanto, isso não significa que frequência menor não produz resultado. Em estudo nosso (Gentil *et al.*, 2015*a*), comparamos os ganhos de força e de massa muscular em homens jovens que realizavam musculação uma ou duas vezes por semana. O volume semanal foi equiparado e os exercícios foram os mesmos, portanto, um grupo fazia todo o treino em um dia e o outro o dividia em duas vezes. Ao final das doze semanas, o treino semanal gerou aumentos de 4,66% na espessura e 6,66% no pico de torque dos flexores de cotovelo, enquanto o treino de duas vezes por semana resultou em aumentos de 7,05% e 12,86%, respectivamente. Apesar da tendência de alto ganho para a frequência maior, as diferenças não chegaram a ser significativas, além disso, os participantes que treinavam apenas uma vez na semana reclamavam mais de dor muscular tardia. Desse modo, a indicação seria de uma frequência maior, no entanto, deve-se ter consciência que o treino de uma vez por semana também pode ser prescrito, especialmente para pessoas com pouca disponibilidade de tempo e/ou que desejam inserir a musculação como complemento para outras atividades.

Controle de intensidade

Para obter os melhores resultados não é necessário que o aluno iniciante chegue à fadiga (Rhea *et al.*, 2003; Wolfe *et al.*, 2004), no entanto, não significa que a intensidade do treino não deve ser controlada. Em estudo com homens e mulheres jovens, Glass & Stanton (2004) permitiram que os participantes selecionassem tanto a carga quanto a quantidade de repetições realizadas em diferentes exercícios resistidos. De acordo com os resultados, a combinação de carga e repetições selecionadas pelos participantes não seria suficiente para promover ganhos de força e de massa muscular. Desse modo, é importante que o iniciante seja devidamente orientado para que aprenda a treinar em intensidades adequadas para assegurar seus resultados. De fato, um estudo de nossa autoria revelou que a supervisão é essencial para o iniciante devido à tendência em não trabalhar em intensidades adequadas (Gentil & Bottaro, 2010).

Usar pesos livres e exercícios complexos

Um grande dogma da musculação é a utilização de exercícios uniarticulares e máquinas para iniciantes. No entanto, não há evidências científicas ou práticas para embasar a hipótese de que exercícios com pesos livres sejam lesivos para iniciantes, inclusive, diversas pesquisas abordaram exercícios complexos como agachamento, supino e desenvolvimento em indivíduos destreinados sem reportar lesões (Chilibeck *et al.*, n.d.; Boyer, 1990; Chestnut & Docherty, 1999; Weiss *et al.*, 1999; Kraemer *et al.*, 2000; Campos *et al.*, 2002; Newton *et al.*, 2002; Gentil & Bottaro, 2010; Gentil *et al.*, 2010; de Siqueira Mendes Barbalho *et al.*, 2017). Além do mais, estudos anteriores verificaram que a incidência de dores articulares, inclusive lombares, é maior com máquinas em comparação com movimentos com maior grau de liberdade (Signorile *et al.*, 1994; Spennewyn, 2008; Sandler *et al.*, 2014).

Deve-se ter em mente que mesmo os exercícios compostos realizados com pesos livres são ações motoras simples, tendo em vista seus pequenos graus de liberdade e baixa exigência de coordenação em relação a gestos desportivos como saltos e acrobacias da ginástica olímpica. Na verdade, os exercícios "complexos" de musculação – como agachamentos, supinos e puxadas – são movimentos simples e naturais – como levantar, empurrar e puxar, respectivamente – necessitando somente que se aprenda a realizá-los com pequenas adaptações biomecânicas.

Avaliando os conceitos expostos por Gomes (2009), vemos que é desnecessário passar por exercícios preparatórios antes de chegar aos movimentos complexos de musculação. Por serem ações motoras relativamente fáceis quanto à técnica e que não podem ser divididas sem a desfiguração das fases e dos elementos destacados, é recomendável seguir o método de ensino integral, realizando o movimento propriamente dito ao invés de fragmentá-lo. De fato, é muito difícil encontrar alguém que não consiga realizar um supino inclinado, por exemplo, na primeira sessão de treinamento, quando bem orientado.

Além disso, dificilmente os desvios no padrão motor ocorridos nos exercícios de musculação chegarão a magnitudes lesivas em indivíduos normais, pois as reações de correção motoras são extremamente rápidas e eficientes. Alterações detectadas por mecanismos proprioceptivos, por exemplo, passam pela medula espinhal (cruzando apenas uma sinapse) e voltam como alterações na atividade muscular em até 30 ms. Por serem inconscientes, inúmeras correções ocorrem paralelamente, tornando incalculável a possibilidade do corpo se organizar adequadamente. Mesmo as correções estimuladas por receptores visuais, caracteristicamente mais lentas que as anteriores, são feitas em torno de 200 ms, com possibilidade de várias correções simultâneas (Schmidt, 1993). As lesões decorrentes do treinamento em geral devem-se principalmente ao desequilíbrio entre volume e intensidade aliados a técnicas incorretas e não propriamente à escolha de exercícios multiarticulares.

Uma grande vantagem dos exercícios complexos com pesos livres é a possibilidade de promover maior estabilidade e coordenação entre os diversos músculos. Os movimentos do cotidiano são realizados com altos graus de liberdade, portanto, os treinos com pesos livres adaptariam o indivíduo de modo mais eficiente para suas atividades do dia a dia, além de serem mais facilmente transferidos para modalidades desportivas (Stone & Borden, 1997).

Como estratégia didática, em um primeiro momento é recomendável o uso de exercícios que possam fornecer a fonte de informação exteroceptiva visual, pelo fato de facilitarem o controle da execução e ajudarem na correção e aprendizagem do padrão motor, como: agachamentos, puxadas, desenvolvimentos e supinos inclinados realizados de frente para espelhos. Em longo prazo, no entanto, seria interessante que o aluno adquirisse consciência e coordenação para realizar o movimento baseado somente na propriocepção, sem depender do feedback visual.

Algumas observações a serem feitas quanto ao uso de máquinas e exercícios de isolamento:

- Utilizar exercícios de isolamento induz um volume alto de treino, pois se troca um exercício por vários, como no caso em que se substitui o supino inclinado por: crucifixo, elevação lateral e extensão de cotovelos;
- O treino de musculação não deve proteger o indivíduo, mas sim prepará-lo para viver com a maior qualidade possível. Pensando assim, vemos que o uso excessivo de máquinas poderia "destreinar" o indivíduo para o dia a dia, tornando-o menos apto na realização de tarefas cotidianas, que envolvem maior grau de liberdade e situações imprevisíveis.
- A utilização de máquinas pode ser menos segura em longo prazo, pois ao realizar os exercícios separadamente pode ocorrer incremento de força em músculos isolados, desacompanhado do respectivo padrão motor. O aluno provavelmente se sentirá mais apto a utilizar uma carga maior quando começar a treinar com pesos livres, porém, seus estabilizadores e sinergistas não estarão preparados para o movimento e, em longo prazo, isto pode resultar em lesões.
- Quando um aluno aprende o movimento em máquinas, as distorções e desequilíbrios motores são camuflados pelo padrão determinado mecanicamente (por mais que ele esteja se movimentando de maneira inadequada, a máquina não permite que isso seja percebido), deste modo, não há como corrigir os vícios de execução, reforçando desequilíbrios entre músculos e assimetrias em vez de corrigi-los.
- A transferência é precária das máquinas para os pesos livres, sendo assim, o aluno treinado em pesos livres terá maior possibilidade de usar cargas elevadas nos exercícios com máquinas do que o contrário (Stone & Borden, 1997). A necessidade de ser reduzir as cargas para a aprendizagem do novo movimento em alunos avançados que não são habituados a treinar com pesos livres certamente será prejudicial aos resultados.

A utilização de máquinas e exercícios de isolamento provavelmente tem suas origens no interesse dos fabricantes de equipamentos. Isso parece ter sido iniciado nos anos 1960, quando Artur Jones (criador da Nautilus) pregou a utilização unicamente de máquinas e exercícios uniarticulares, apresentando, inclusive, o método da pré-exaustão. É interessante ressaltar que atualmente os aparelhos procuram produzir maiores graus de liberdade, com diversos eixos e articulações, tornando-se mais próximos dos pesos livres, o problema é que isso os torna cada vez mais caros e menos acessíveis, ficando a pergunta: se os fabricantes tentam aproximar seus equipamentos dos pesos livres, por que não usar diretamente estes últimos?

Evitar uso de exercício de isolamento/uniarticulares

Dois estudos nossos confirmam ser desnecessária a adoção de exercícios isolados para iniciantes. No primeiro, foram comparados os ganhos de força e a espessura muscular dos flexores de cotovelo entre homens jovens que treinavam com três séries de puxadas e outro grupo que treinava com três séries de exercícios de bíceps em isolamento. Antes e após as doze semanas de treino, a força e a massa muscular dos flexores de cotovelo foram avaliadas por meio de dinamometria isocinética e ultrassonografia, respectivamente. Os resultados mostraram que os ganhos não foram diferentes entre os grupos, revelando que o estímulo seria igual em exercícios complexos e de isolamento (Gentil *et al.*, 2015*b*).

Posteriormente, comparamos uma turma que treinava apenas com exercícios complexos (puxada e supino) e outra que, além destes, realizava os de isolamento (flexão e extensão de cotovelo) (Gentil *et al.*, 2013). As análises, também realizadas por ultrassonografia e dinamometria isocinética, revelaram que não houve disparidade nos ganhos de massa muscular e força dos flexores de cotovelo, mostrando que a inclusão dos exercícios de bíceps e tríceps não traz vantagens adicionais em termos de ganhos de força e massa muscular. Esses achados suscitam sérios questionamentos sobre a real necessidade de se realizarem exercícios de isolamento, especialmente os destinados para pequenos grupamentos musculares, como bíceps, tríceps e deltoides.

A definição de um músculo como motor primário ou acessório em um dado exercício parece ser arbitrária e não deveria ser aplicada literalmente quando se pretende prever os resultados do treinamento em longo prazo. Mesmo que um músculo fosse preferencialmente recrutado inicialmente, em treinos intensos, a tensão é distribuída para outras unidades motoras, incluída a de outros músculos (Akima *et al.*, 2002; Gentil *et al.*, 2007). Assim, à medida que um motor primário entrasse em fadiga, por exemplo, a musculatura acessória passaria a trabalhar mais intensamente (Gentil *et al.*, 2007), gerando estímulo suficiente para seu desenvolvimento. Além disso, a própria noção de músculos grandes e pequenos é empregada maneira errada. Muitas vezes, classificamos músculos como tríceps e deltoides como pequenos, enquanto peitoral é dado como grande. A partir disso, supomos que o peitoral teria maior atividade durante o supino, justamente por ser maior. No entanto, uma análise de ressonância magnética dos músculos da parte superior do corpo verificou que o maior, em termos de volume, é o deltoide, seguido de perto pelo tríceps (Holzbaur *et al.*, 2007)! O peitoral estaria bem atrás desses dois citados. Portanto, existem vários erros conceituais importantes desde a origem do uso de exercícios isolados.

Dada a falta de evidências para a utilização de exercícios uniarticulares e tendo em mente as evidências para sua não utilização, sugerimos que seja dada preferência aos movimentos complexos sem direcionar exercícios para pequenos grupos musculares (Gentil *et al.*, 2017*a*). No caso de iniciantes, sugerimos que tais exercícios não sejam empregados, com exceção para casos específicos, como posteriores de coxa e, eventualmente, extensores lombares (Gentil *et al.*, 2017*a*).

Observar a ordem dos exercícios

Como o aluno está em fase de adaptação e aprendizagem motora, é recomendável que os exercícios mais complexos sejam posicionados no início da série para que a fadiga não interfira negativamente no padrão motor.

Repetições acima de doze com velocidade controlada

Apesar de treinos com baixo número de repetições serem seguros e eficientes em curto prazo (Assunção *et al.*, 2016; Steele *et al.*, 2017*c*), recomenda-se a aplicação de margens mais altas para facilitar o processo de aprendizagem dos movimentos, diminuir o risco de acidentes, evitar estresse prematuro nas articulações e assegurar melhor progressão em médio e longo prazos.

Se o objetivo for aumentar a força em curto prazo, pode-se sugerir repetições baixas e cargas altas. Weiss *et al.* (1999) estudaram os efeitos de sete semanas de treinos envolvendo três séries de 3 a 5 RM, 13 a 15 RM ou 23 a 25 RM em homens sedentários. De acordo com os resultados, todos os protocolos foram eficientes em promover ganhos de força, sendo que o de 3 a 5 RM trouxe os resultados mais expressivos. Dados similares foram observados por Campos *et al.* (2002) em pesquisa de oito semanas comparando protocolos de 3 a 5, 9 a 11 e 20 a 28 RM. No entanto, há diversas evidências de que não haveria vantagens para diferentes margens de repetições quando o teste utilizado fosse diferente dos exercícios usados (Buckner *et al.*, 2017; Fisher *et al.*, 2017), por esse motivo, parece que a vantagem do treino de poucas repetições e muita carga é que ele é mais próximo da tarefa testada (1RM) e não necessariamente que ele gera mais adaptações neurais.

Em relação aos ganhos de hipertrofia, no entanto, a maior parte das evidências apontam que não há vantagens em repetições baixas e cargas muito altas. Em estudo anterior, Chestnut & Docherty (1999) verificaram que treinos de 4 RM (seis séries para músculos grandes e duas para pequenos) e 10 RM (três séries para músculos grandes e uma para pequenos) promoveram adaptações similares nos níveis de força e hipertrofia em alunos não treinados. Resultados similares também foram encontrados em pessoas treinadas (Schoenfeld *et al.*, 2014; Morton *et al.*, 2016).

Entretanto, apesar de não haver diferença nos resultados de curto prazo, estudo anterior sugere que começar com cargas baixas e muitas repetições e depois progredir para treinos com poucas repetições e carga alta é mais proveitoso, pois maximiza os ganhos de massa muscular (Jackson *et al.*, 1990). No estudo, um grupo de homens jovens treinou com dois planejamentos, um iniciou com treinos de 20RM e passou para treinos de 4RM ou na ordem inversa. De acordo com os resultados, o início com 20RM promoveu melhores resultados no aumento da fibra muscular do que o início com 4RM.

Desse modo, recomenda-se o trabalho com margens altas de repetições por questões relacionadas à aprendizagem motora e adaptações morfológicas e também por favorecer progressão mais proveitosa no treinamento.

Utilizar exercícios alternados por segmento, em circuito ou com recuperação ativa

A utilização destas metodologias tem suas bases nas teorias de aprendizagem motora. Schmidt (1993) cita o famoso experimento de Shea & Morgan, no qual se comparou a realização de séries consecutivas da mesma tarefa motora com a execução randômica. De acordo com os resultados, a prática randômica gerou os melhores níveis de retenção da técnica treinada, propiciando aprendizagem motora mais satisfatória.

Hipertrofia em iniciantes

A hipertrofia em iniciantes é outro dogma da musculação. É comum acreditar que os processos anabólicos só ocorrem depois de algumas semanas de treino e esta sugestão vem acompanhada da ideia de que o aumento da secção transversa nos músculos só ocorre após as adaptações neurais se estabelecerem, como se houvesse repulsão entre elas. Existem até mesmo os que definem prazos para isso, dizendo que a hipertrofia muscular só ocorrerá após oito semanas de treino.

Provavelmente, o mal-entendido começou com uma interpretação equivocada de afirmações realizadas na década de 1950 por DeLorme & Watkins (1951). No entanto, a maior parte dos estudos não aduz que há exclusão mútua entre adaptação neural e morfológica na fibra e sim que os ganhos neurais são os maiores responsáveis pelo aumento de força nas primeiras semanas de treino (Balshaw *et al.*, 2017). Por exemplo, em um estudo inicial sobre o tema, Moritani & de Vries (1979) já haviam verificado que os ganhos de força nos flexores de cotovelo de homens e mulheres jovens submetidos ao treinamento resistido são devidos tanto a fatores neurais quanto a morfológicos, mesmo nas avaliações realizadas após duas semanas. Nas estimativas dos autores, a hipertrofia contribuiria para 20% dos ganhos de força nas primeiras duas semanas e essa contribuição passaria para mais de 80% na oitava semana. Portanto, a maneira mais correta de expressar esta situação seria que, **em relação aos ganhos neurais ocorridos nos estágios iniciais do treinamento, a hipertrofia das fibras tem papel reduzido nos aumentos de força**, o que não significa que ela não ocorre. Inclusive, justiça seja feita, essa foi a forma como DeLorme & Watkins (1951) se expressaram.

Considerando que a síntese proteica é elevada poucas horas após o término de um treino, tem-se que as fibras de qualquer pessoa submetida ao treino de força é capaz de se adaptar em curto prazo, e realmente é o que sucede, como mostram diversos estudos feitos em pessoas não treinadas que detectaram aumentos na secção transversa do músculo com poucas semanas de treinamento (Chilibeck *et al.*, n.d.; Frontera *et al.*, 1988; Charette *et al.*, 1991; Staron *et al.*, 1994; Weiss *et al.*, 1999; Chestnut & Docherty, 1999; Kraemer *et al.*, 2000; Nindl *et al.*, 2000; Campos *et al.*, 2002; Newton *et al.*, 2002; Seynnes *et al.*, 2007; Gentil *et al.*, 2012, 2015*a*).

Seynnes *et al.* (2007) treinaram os extensores de joelhos de homens jovens e verificaram expansão de 5,2% na secção transversa no quadríceps após vinte dias de treinamento, afirmando que foi o primeiro estudo a detectar hipertrofia por meio de ressonância magnética após período tão curto, com estimativa de 0,2% de aumento por dia. Na quinta semana, os ganhos chegaram a 7%. Como os ganhos de força foram da ordem dos 38%, os autores sugeriram que os fatores neurais foram os maiores responsáveis pelo seu incremento, o que é confirmado pelo aumento de 35% na EMG. Observação interessante é que os ganhos de massa muscular tiveram declínio da terceira para a quinta semana, confirmando a hipótese de que os incrementos mais significativos ocorrerão quando o músculo não estiver habituado ao exercício, algo similar ao reportado por Farup ao comparar os aumentos no tamanho do bíceps após três e seis semanas de treino (Farup *et al.*, 2015). Inclusive estudos anteriores mostram claramente que os ganhos de massa muscular obtidos pelos iniciantes é superior aos obtidos por pessoas com mais experiência (Ahtiainen *et al.*, 2003).

A discordância entre estudos que verificam e os que não verificam a hipertrofia em iniciantes pode estar, segundo Phillips, nos métodos usados para medir o aumento da massa muscular, que não tinham sensibilidade para detectar as alterações (Phillips, 2000).

Portanto, devemos ter consciência da inexistência da exclusão mútua entre adaptação neural e hipertrofia muscular, tendo apenas o cuidado de não radicalizar esta ideia e supor que é possível atingir resultados espetaculares em apenas poucas semanas de treino.

Exemplos de séries de iniciantes:

Exercícios	Séries	Repetições	Velocidade	Intervalo
Agachamento livre		15	3030	
Puxada supinada		15	2020	
Supino inclinado na barra	1	15	2020	Intervalo de 60" entre exercícios
Flexão de tronco		15	2020	

Exercícios	Séries	Repetições	Velocidade	Intervalo
Supino inclinado na barra	2	15	2020	120"
Leg press	2	15	2020	120"
Remada supinada	2	15	2020	120"
Mesa flexora	2	15	2020	120"
Flexão de tronco	2	15	2020	120"

5.2 Iniciantes

Após primeiro ou segundo mês

- ➤ Volume recomendado: entre oito e vinte séries por dia;
  - o Séries por grupamento muscular: uma a três.
  - o Número de exercícios: quatro a oito.
- ➤ Frequência: uma a três vezes por semana;
- ➤ Mudar aparelhos;
- ➤ Repetições acima de dez;
- ➤ Trabalhar com margem de repetições.

Volume e frequência

O aluno ainda é iniciante e o objetivo é oferecer estímulos adequados e promover a preparação para treinos futuros. Portanto, é recomendável guardar as metodologias intensivas para a posteridade. Caso o aluno esteja aprendendo a intensificar o treino e/ou usando repetições máximas é recomendável que se dêem intervalos adequados entre os treinos, por isso a frequência **máxima** sugerida fica em três dias por semana.

A necessidade de mudanças no treino tem mais fundamento motivacional que fisiológica. Normalmente, o aluno ainda não está preparado para métodos intensivos, portanto, o meio escolhido para evoluir o treino é o aumento sutil na intensidade e no volume.

Mudar o aparelho

O uso de exercícios de isolamento ainda não é necessário em termos gerais. Sendo assim, não é recomendado incluí-los agora, a menos que haja necessidades específicas para correções de desequilíbrios ou no caso de impossibilidade logística ou funcional de treinar com multiarticulares. A mudança dos aparelhos seria interessante por propiciar vivência motora diferenciada, tornando o aluno mais habilidoso para executar treinos futuros.

Repetições acima de 10

A margem de repetições é mantida alta pelos motivos recomendados anteriormente, no entanto, caso o aluno já tenha boa técnica de execução nos exercícios é plenamente possível trabalhar com números mais baixos.

Trabalhar com margem de repetições

Não se deve estimular o apego a números específicos de repetições, mas sim ensinar o aluno a treinar em intensidades apropriadas. Desta forma, em vez de prescrever um número fixo de repetições (ex: doze), é preferível especificar uma margem (ex: dez a quatorze), recomendando ao treinando que aumente a carga toda vez que for possível realizar um limite superior. Com isso, a intensidade será constantemente adequada, com o aluno tendo consciência de como controlar as cargas. Trabalhar com repetições máximas é defendido por diversos treinadores e autores (Tan, 1999) e tem se mostrado seguro e eficiente para iniciantes (Chestnut & Docherty, 1999; Weiss *et al.*, 1999; Campos *et al.*, 2002; Gentil & Bottaro, 2010; Gentil *et al.*, 2010, 2013).

Exemplos de séries de iniciantes

Exercícios	Séries	Repetições	Velocidade	Intervalo
Agachamento livre	2	14-10	2020	60"
Mesa flexora	2	14-10	2020	60"
Supino inclinado	2	14-10	2020	60"
Puxada pela frente	2	14-10	2020	60"
Flexão de tronco	2	14-10	2020	60"

Exercícios	Séries	Repetições	Velocidade	Intervalo
Leg press	2	15-12	2020	60"
Levantamento terra	2	15-12	2020	60"
Supino reto	2	15-12	2020	60"
Puxada pela frente	2	15-12	2020	60"
Flexão plantar	2	15-12	2020	60"
Flexão de tronco	2	15-12	2020	60"

5.3 Alunos intermediários

➢ Volume máximo de vinte séries por dia;
- o Recomendável o uso de, no máximo, seis séries (dois exercícios) para grandes grupos musculares, à exceção da coxa.
- o Manter o foco nas cadeias musculares sem separar músculos que trabalham em conjunto.
- o Volume semanal de três a oito séries por grupamento muscular.

➢ Dividir o treino em partes;
➢ Frequência: três a quatro dias por semana;
➢ Reforçar o processo de conscientização sobre intensidade com uso de repetições máximas;
➢ Técnicas de respiração

Volume

Sugere-se que, por grupamento muscular, seja abordado volume diário menor do que o do período anterior, pois agora já se pode treinar no máximo e iniciar a aplicação de técnicas para aumentar a intensidade do treino, o que deve ser contrabalançado com diminuição do número de séries. O princípio do controle do volume sempre deve ser observado, um aluno neste estágio não necessita de mais que seis séries por grupamento muscular por treino, alcançando o máximo de oito por semana (Rhea *et al.*, 2003).

Kraemer *et al.* (2002) atentam para o cuidado com a progressão do volume para que não haja exageros. Se até o terceiro mês os benefícios podem ser obtidos com apenas uma série para cada grupamento muscular, há estudos comprovando que, até o primeiro ano de treino, o uso de quatro séries por grupamento muscular, três vezes por semana, é ideal para promover ganhos de força, superando protocolos com volumes superiores (Rhea *et al.*, 2003). Para hipertrofia com treinos de maior esforço a sugestão é que sejam adotadas de três a oito séries por semana.

Manter o foco em cadeias musculares sem separar músculos que trabalham em conjunto

Em um trabalho apresentado na 23ª conferência da NSCA (National Strength and Condition Association), Rogers *et al.* (2000) analisaram a utilidade dos exercícios isolados para bíceps e tríceps em homens treinados. A amostra, composta por jogadores de beisebol de nível nacional, foi dividida em duas: uma executava supino reto, supino inclinado com halteres, puxada e remada unilateral com halteres; a outra realizava o mesmo treino com acréscimo de rosca bíceps e rosca tríceps. Os resultados não mostraram diferenças significativas nos testes de força nem na circunferência do braço, levando os autores à seguinte conclusão:

"Os achados deste estudo sugerem que exercícios de isolamento não são necessários para aumentar a força em movimentos compostos nem aumentar a circunferência do braço (...) Estes achados também sugerem que treinadores de força podem economizar tempo não incluindo exercícios de isolamento e ainda assim conseguir obter aumento na força e tamanho".

Portanto, deve-se ter cautela com a adoção de exercícios isolados. Só será necessário inserir exercícios de bíceps e tríceps, por exemplo, se forem utilizados exercícios uniarticulares para os grandes grupos, como é o caso do crucifixo e do pullover. Caso sejam prescritos exercícios isolados, é importante que estes sejam complemento de uma sessão de músculos que trabalham em conjunto. Por exemplo, se for treinado supino em um dia e exercícios específicos para tríceps no dia seguinte, se treinarão tríceps em dois dias consecutivos.

Dividir o treino em partes

Como haverá aumento da intensidade, ocorrerá maior necessidade de recuperação e maior cansaço geral, então, torna-se recomendável menor volume por sessões de treino. Pode-se iniciar a divisão da prescrição em duas partes, tais como membros inferiores e superiores.

Frequência de três a quatro dias por semana

Por haver divisão do treino será preciso que o aluno compareça mais vezes à academia durante a semana, mas não se deve descuidar do intervalo entre os treinos para assegurar a recuperação adequada do músculo.

Reforçar o processo de conscientização sobre intensidade, com uso de repetições máximas

De agora em diante o aluno será habituado a treinar até a falha, aprendendo a conhecer e a respeitar seus limites. Adotar repetições máximas é bem diferente da mera suposição de que não se conseguirá, significa verificar objetivamente a impossibilidade de continuar o exercício (Steele *et al.*, 2017*b*). Há muita dificuldade em se chegar a este ponto, especialmente quando se trabalha com margens mais elevadas de repetições, já que o desconforto pode fazer com que o exercício seja interrompido antes que efetivamente se chegue ao esforço máximo, conforme verificamos em cento e quarenta e um homens e mulheres com diversos níveis de treino (Steele *et al.*, 2017*a*). Por isso, em alguns casos pode-se solicitar ao executante que realize nova tentativa mesmo após a falha aparente para ter certeza de que alcançou o objetivo. Outra abordagem é a caracterização da falha somente após insistência isométrica de alguns segundos. Nessa fase, é importante a atenção do professor, pois verificamos que quando não há supervisão adequada instala-se tendência em não treinar em intensidade apropriada, especialmente nos exercícios de membros inferiores

É constatado que normalmente não se consegue manter o número de repetições sem reduzir a carga quando são realizadas séries intensas, principalmente em treinos metabólicos. Diversos estudos em pessoas treinadas verificaram quedas expressivas no desempenho de uma série para outra tanto em homens treinados (Richmond & Godard, 2004; Willardson & Burkett, 2005, 2006*a*, 2006*b*) quanto em mulheres treinadas (Oliveira *et al.*, 2009) e essas quedas são mais elevadas quando se realizam mais repetições. A título de exemplo, uma avaliação no supino reto com homens treinados revelou que, após execução de oito repetições na primeira série, um intervalo de dois minutos permite a realização de seis repetições na segunda série e quatro na terceira caso a carga seja mantida constante (Willardson & Burkett, 2005), entretanto, quando são realizadas quinze repetições na primeira série a adoção dos mesmos dois minutos de intervalo de descanso leva à realização de nove repetições na segunda série e de seis na terceira (Willardson & Burkett, 2006*b*).

Tendo em vista a queda de desempenho ao longo das séries, para se treinar com repetições máximas é preciso estar totalmente desvinculado do aspecto quantitativo das cargas em prol da qualidade do treino, pois normalmente será necessário reduzir expressivamente a carga para ser mantida determinada margem de repetições e, consequentemente, o estímulo fisiológico e o tempo sob tensão. Estimativas baseadas na queda de performance em estudos anteriores sugerem que entre as séries de treinos metabólicos é necessário ajustar a carga em 30-50% e, entre as tensionais, em 5-15%.

Técnicas de respiração

Devido ao progressivo aumento das cargas é importante educar o aluno quanto às técnicas corretas de respiração. Isso pode ser feito com alunos iniciantes, mas as baixas cargas utilizadas e a confusão que tal indicação poderia gerar normalmente nos fazem recomendar que o aluno siga a tendência natural de respiração nas fases iniciais de treinamento.

Na preparação para um esforço intenso, instintivamente se inspira e prende a respiração, dando início à manobra de Valsalva, que nada mais é que a exalação forçada contra a glote fechada. Durante esta manobra, a pressão intratorácica aumenta bastante (cerca de cinquenta vezes ou mais), comprimindo as veias da região torácica, o que reduz o retorno sanguíneo para o coração. A queda no fluxo sanguíneo aliada à subsequente diminuição da pressão arterial pode levar à tontura, muito comum no fim dos levantamentos pesados. Durante a manobra de Valsava há considerável elevação da pressão arterial, o que traz a sugestão de que pessoas com problemas cardiovasculares e iniciantes devem ter muito cuidado com tal estratégia, apesar de haver indícios de que referida manobra pode proteger o atleta de acidentes vasculares cerebrais devido à correção da pressão transmural (Haykowsky *et al.*, 2003).

Entretanto, deve-se lembrar que a manobra de Valsalva é necessária e eficiente em casos de levantamentos intensos, pois ajuda a estabilizar o tronco e até mesmo aumenta a produção de força. Weineck (2000) cita estudos pelos quais verificou-se que a força de contração dos músculos é maior durante a manobra seguida pela expiração e menor na inspiração, fato confirmado por Zatsiorsky (1999), que explica esta resposta pelo reflexo pneumomuscular. Em estudo de Ikeda *et al.* (2009) com exercícios isométricos, os efeitos da respiração também foram verificados, mas havia variação entre os exercícios.

Ao recomendarmos a respiração durante atividades físicas podemos fazê-lo com base em dois parâmetros: no equilíbrio anatômico e no equilíbrio biomecânico. Quando levamos em conta o equilíbrio anatômico, como em movimentos em pé que envolvem flexão do tronco, recomendamos que a expiração seja feita com aproximação entre tronco e coxa. Porém, nos movimentos que exigem altas taxas de força a respiração deve seguir o equilíbrio biomecânico, com a expiração sendo executada durante a fase mais difícil do movimento (geralmente a concêntrica). Desse modo, a recomendação geral na musculação é: inspirar na fase excêntrica e expirar na concêntrica, só fechando a glote quando a manobra ocorrer naturalmente. Isso serve também para melhorar os rendimentos no exercício, pois sabemos que a fase na qual temos maior dificuldade neuromuscular é a concêntrica, então, podemos utilizar a expiração ou, se necessário, a manobra de Vassalva. Já a fase excêntrica proporciona relativa facilidade, pode ser aproveitada para inspirar.

Exemplos de séries de intermediários

Exercícios	Séries	Repetições	Velocidade	Intervalos
Treino A				
Supino reto	2	12-10	2020	90"
Supino inclinado	2	12-10	2020	90"
Puxada pela frente	2	12-10	2020	90"
Remada sentada	2	12-10	2020	90"
Treino B				
Agachamento	2	12-10	3030	90"
Leg press	2	12-10	2020	90"
Mesa flexora	2	12-10	2020	60"
Flexão plantar	3	12-10	2020	60"
Flexão de tronco	2	12-10	2020	60"

	Segunda	Terça	Quarta	Quinta	Sexta	Sábado
Semana 1	Treino A		Treino B		Treino A	
Semana 2	Treino B		Treino A		Treino B	

Exercícios	Séries	Repetições	Velocidade	Intervalos
Treino A				
Supino reto	3	15-12	2020	60"
Puxada pela frente	3	15-12	2020	60"
Flexão de tronco	3	12-10	2020	60"
Treino B				
Agachamento	3	15-12	3030	90"
Mesa flexora	2	15-12	2020	60"

Segunda	Terça	Quarta	Quinta	Sexta	Sábado
Treino A	Treino B		Treino A	Treino B	

5.4 Alunos avançados

Classificação a critério do professor

> Controlar volume
>> o Limite recomendável de dez séries para grandes grupos musculares por semana.
> Frequência: três a cinco vezes por semana;
> Dividir a série em partes;
> Aplicar métodos intensivos;
> Usar repetições máximas;
> Controlar a utilização de exercícios de isolamento;
> Observar a divisão por grupos musculares.

Para verificar se um aluno está em estágio avançado, não deve ser analisado somente há quanto tempo ele treina ou a carga utilizada nos exercícios, o professor deve checar se houve assiduidade, a execução correta dos exercícios, se o aluno executa com intensidades adequadas, se realiza treinos com esforços elevados e as condições psicológicas para superar intensidades elevadas, dentre outros fatores.

Volume

Devemos impor limite de volume para que o aumento da quantidade de séries não chegue a absurdos. Analisando treinos adotados em estudos científicos e com base na experiência prática com os mais diferentes alunos e atletas, constatamos que um volume de dez semanais seria o limite recomendado para alunos avançados, conforme será explicado adiante.

O excesso de volume é um dos principais erros cometidos por atletas e treinadores e certamente é um dos principais motivos pelos quais há tantas desistências e lesões em praticantes de musculação. Volumes maiores que os citados não trarão aumentos relevantes nos resultados e agravarão o risco de lesões e overtraining. Portanto, em vez de aumentar constantemente a quantidade de séries e exercícios, o professor deve se preocupar com a qualidade, ensinando o aluno a tirar o máximo de proveito do mínimo de treino.

Quando se treina um aluno avançado, a abordagem qualitativa deve ser aplicada com primor. Um bom professor saberá utilizar adequadamente as séries dentro do volume razoável. O acréscimo de exercícios deve ter limite, neste momento, é essencial conhecer e manipular as alterações fisiológicas desejadas para obter ganhos significativos.

Frequência semanal entre três e seis vezes

Agora será necessária melhor distribuição dos treinos ao longo da semana, mas não ficar preso à combinação tradicional de "segunda/quinta, terça/sexta e quarta/sábado"; apesar da frequência semanal ser mais alta, a periodicidade com que os músculos são treinados pode variar muito, conforme será detalhado no capítulo seguinte. Para alunos avançados, há diversas evidências científicas que mostram que treinar um músculo apenas uma vez por semana pode ser eficiente para ganhos de força e hipertrofia (Ostrowski *et al.*, 1997; McLester *et al.*, 2000); por outro lado, há autores defendendo a conduta de maior frequência.

A quantidade ideal de treinos semanais para pessoas experientes tem sido motivo de controvérsia na literatura. Por exemplo, o estudo de Zaroni *et al.* (2018) sugere que treinar cinco vezes por semana é melhor que uma quando a quantidade total de séries for equiparada. Já a equipe liderada por Fábio Orsatti mostrou que não há diferença entre treinar cinco ou uma vez por semana (Gomes *et al.*, 2018). De modo similar, Brigatto *et al.* (2018) compararam os ganhos de força e de massa muscular em homens treinados que faziam musculação uma ou duas vezes por semana e não detectaram distinção. Nosso grupo (Gentil *et al.*, 2018) também não observou diferença entre uma ou duas sessões semanais, no entanto, a espessura do músculo aumentou apenas ao treinar uma vez por semana, sugerindo que menor frequência semanal pode ser mais recomendável para hipertrofia. Interessante que as pesquisas envolveram pessoas treinadas e equipararam o volume total de séries entre todos, o que torna difícil compreender o motivo de resultados tão diferentes. Tais divergências podem estar relacionadas ao histórico de treino. Nosso grupo controlou o que os homens faziam por um ano antes de iniciar o trabalho e confirmou que eles eram habituados a treinar com frequência. Assim, quando mudamos para uma frequência menor, eles melhoraram. Por outro lado, nos estudos em que a maior frequência trouxe melhores resultados, os participantes eram habituados a treinar menos vezes por semana. Desse modo, não parece haver uma frequência ideal de treino, a melhor parecer ser simplesmente aquela à qual não se é habituado.

Entretanto, algo deve estar na mente de alunos e professores: o músculo se desenvolve durante a recuperação. O treino é um estímulo estressante que deve ser superado e compensado durante o repouso, portanto, de nada adianta um bom treino sem recuperação adequada. Nesse sentido, vale lembra que a repetição constante de estímulos intensos e volumosos pode induzir resposta catabólica e inibir resposta anabólica (Coffey *et al.*, 2007). Mais detalhes sobre o tempo de recuperação para cada treino serão dados no capítulo seguinte.

Usar repetições máximas e aplicar métodos de estresse tensional e metabólico (drop set, repetições forçadas...)

O aluno só poderá ser considerado avançado se apresentar capacidade de suportar treinos intensos, ou seja, deve treinar com repetições máximas, do contrário, não poderá ser considerado avançado. Há diversas evidências que apontam que repetições máximas é importante para indivíduos treinados (Rhea *et al.*, 2003; Peterson *et al.*, 2004), inclusive, um estudo de Drinkwater *et al.* mostra que reduzir a quantidade de séries pela metade e usar repetições máximas traz mais resultados para pessoas treinadas do que um volume maior com séries submáximas (Drinkwater *et al.*, 2005).

Talvez a melhor evidência nesse sentido, porém, venha de um estudo de pesquisadores alemães e ingleses no qual setenta e nove homens e mulheres treinados foram divididos em três grupos. Um grupo realizou as séries até o ponto de repetições máximas autodeterminadas, ou seja, os participantes interrompiam quando acreditavam que haviam chegado ao seu máximo. O segundo, parou no mesmo ponto, mas deu pausas de 5 segundos e prosseguiu. Já o terceiro grupo realizou as séries até a falha muscular - a despeito da percepção, a série só era interrompida quando não se conseguia mais realizar uma repetição completa. Todos executavam os mesmos treinos, com idênticos exercícios e frequência semanal (duas vezes por semana). De acordo com os resultados, o grupo que treinou submáximo não obteve melhoras na massa magra ou no percentual de gordura. Na verdade, houve tendência de perda de massa magra e de ganho de massa gorda. As melhoras significativas só foram detectadas naqueles que realizaram a pausa ou que treinaram máximo, sendo que o tamanho-efeito foi maior para quem treinou máximo (Giessing *et al.*, 2016).

Assim, realizar treinos máximos parece ser uma estratégia eficiente para obtenção da hipertrofia, conforme sugerido pelo grupo de Jeremy Loenneke (Dankel *et al.*, 2017). Passo seguinte seria usar estratégias intensivas, como os métodos vistos na seção 4-3.

Um questionamento que pode surgir é se a intensificação do treino pode gerar benefícios reais. Nesse sentido, há vários estudos revelando que estratégias para intensificar o treino podem trazer diferenças agudas (Keogh *et al.*, 1999; Gentil *et al.*, 2006*a*, 2006*b*; Paoli *et al.*, 2012) e crônicas (O'Shea, 1966; Giorgi *et al.*, 1998) em pessoas treinadas. Em alguns casos, podem, inclusive, ser a diferença entre obtenção de resultados ou não com certo protocolo de treino. Um exemplo é o estudo de Goto *et al.* (2004) realizado com homens treinados. Durante as quatro semanas finais do estudo, os participantes foram divididos em duas equipes: ambas realizavam treinos com três a cinco repetições máximas, mas, após terminar a última série, um dos grupos reduzia a carga para 50% de 1RM e prosseguia o exercício até a falha. Essa simples estratégia fez com que obtivessem maiores ganhos de força e aumento na massa muscular, enquanto a tendência para o outro grupo, com treino tradicional, foi de queda.

No entanto, há também pesquisas que questionam se os métodos trariam benefícios adicionais sobre o treino feito até a falha (Fisher *et al.*, 2016*a*, 2016*b*).

Controlar a utilização de exercícios de isolamento

Como dito anteriormente, a definição de músculos como motores primários resulta em sério erro de planejamento, levando a volume desnecessariamente alto de treino e, por vezes, a uma recuperação inadequada de determinados grupamentos musculares. Essa teoria é baseada em abordagem estática do recrutamento muscular, bem como na suposição de que a quantificação do recrutamento de unidades motoras, avaliados por eletromiografia ou ressonância magnética, poderia predizer o resultado que se obtém com dado exercício, mas nenhuma das suposições é verdadeira. Diversos estudos demonstram que o fato de um músculo ser mais recrutado em um exercício não significa que ele está sendo mais estimulado (Takahashi *et al.*, 1994; Prior *et al.*, 2001). Além disso, também se reconhece que o padrão de recrutamento não é estático e, com a fadiga de determinados músculos, há distribuição da tensão para os demais (Akima *et al.*, 2002; Gentil *et al.*, 2007).

Pesquisas produzidas pela nossa e por outras equipes mostram que, ao serem realizados exercícios multiarticulares, todos os grupamentos musculares diretamente envolvidos são adequadamente estimulados e obtêm os mesmos ganhos de força e massa muscular que se consegue com os exercícios de isolamento (Gentil *et al.*, 2015*b*; Paoli *et al.*, 2017). Além disso, adição de exercícios isolados a um programa que já contém exercícios multiarticulares não aumenta os ganhos de força e massa muscular em iniciantes (Gentil *et al.*, 2013), em atletas (Rogers *et al.*, 2000) e em pessoas avançadas (de Franca *et al.*, 2015). Nesse sentido, comparamos os efeitos da prática de exercícios apenas multiarticulares com o de acrescentar exercícios uniarticulares ao programa de treino de homens treinados com mais de dois anos de experiência. O estudo durou oito semanas e todos realizavam os exercícios (exceto a adição de uniarticulares para um grupo) com a mesma periodização, frequência semanal, etc (tabela). Ao final do estudo, os aumentos de tamanho, bem como os ganhos de força no bíceps e no tríceps foram idênticos.

Segunda e quinta	Terça e sexta
Supino inclinado	Puxada alta no triângulo
Supino reto	Remada articulada
Supino declinado	Puxada alta supinada
Apoio de frente	Remada baixa na polia
Desenvolvimento frontal	Remada alta
Tríceps na polia*	Rosca alternada*
Tríceps na corda*	Rosca concentrada*
*exercícios usados apenas pelo grupo que fez uniarticulares (França *et al.* 2015)	

Muita gente pode questionar o fato de pessoas com braços grandes normalmente realizarem exercícios isolados e até mesmo terem essa justificativa para incluírem tais exercícios em seus treinos. No entanto, esse argumento é capcioso, pois atribui relação de causa e efeito a fatores que não necessariamente estão associados. Por exemplo, vários desses indivíduos podem ter certo favorecimento genético, boa alimentação ou até mesmo fazer uso de esteroides anabolizantes. Para elucidar essa questão, nossa equipe comparou a utilização de exercícios isolados por homens treinados usuários com não usuários de esteroides. O estudo possuía quatro grupos: não usuários de esteroides que não realizavam isolados; não usuários de esteroides que realizavam isolados; usuários de esteroides sem usar isolados e usuários de esteroides que realizavam isolados. O programa de treino pode ser visto na tabela a seguir:

Segunda e quinta	Terça e sexta	Quarta e sábado
Supino Reto Barra	Tração Frontal	Leg 45°
Supino Inclinado	Remada Baixa	Agachamento Livre
Desenvolvimento	Remada Alta	Cadeira Flexora
Triceps Pulley*	Rosca Direta*	Panturrilha
		Cadeira Extensora*

*exercício usado apenas pelo grupo que fez uniarticulares (Barbalho *et al.*, 2019)

Forma realizados testes de 10RM tanto em exercícios multi (supino reto, puxada e leg press) quanto uniarticulares (bíceps, tríceps e extensão de joelhos). As medidas antropométricas foram dobras cutâneas de bíceps e tríceps e circunferência do braço contraído. De acordo com os resultados, não houve distinção entre os ganhos de força e as medidas antropométricas entre quem fez ou não fez os exercícios isolados. No entanto, em todas as avaliações as mudanças foram mais representativas para os usuários de esteroide, independentemente de praticarem ou não exercícios uniarticulares. Portanto, a observação de casos pontuais sem análise de outras questões envolvidas pode fornecer visão inadequada quanto à real necessidade de exercícios de isolamento.

Dessa forma, exercícios uniarticulares seriam, em princípio, desnecessários e levariam ao risco de excesso de volume, bem como do prejuízo na recuperação de determinados grupamentos musculares. Um dos reflexos desse excesso aliado a uma recuperação inadequada é o índice aumentado de lesões, especialmente nas articulações de ombro e cotovelo (Raske & Norlin, 2002; Keogh *et al.*, 2006; Kolber *et al.*, 2010; Siewe *et al.*, 2011), conforme já sugerido por nosso grupo ao analisarmos práticas de fisiculturistas (Gentil *et al.*, 2017*b*; Viana *et al.*, 2017; de Souza *et al.*, 2018).

Os exercícios de isolamento podem ser incluídos pontualmente para corrigir detalhes estéticos ou funcionais, por exemplo, quando em uma cadeia muscular há um músculo mais desenvolvido que outro, ou como nos casos em que, esteticamente, se desejaria desenvolver o tríceps mas não o peitoral. Nesta hipótese, a adoção apenas de supino não atenderia ao anseio do praticante e a solução seria usar exercícios de isolamento para trabalhar o tríceps sem ativar o peitoral. Desse modo, ele não seria usado para dar MAIS estímulo ao tríceps e sim MENOS estímulo aos demais músculos.

Observar a divisão por grupos musculares

Com a adoção da visão de cadeias musculares envolvidas nos exercícios, em vez da antiga suposição de que apenas um músculo seria estimulado, surge a necessidade de repensar a divisão dos treinos, pois não seria viável separar músculos que trabalham juntos nas cadeias musculares. Por exemplo, se um aluno realiza um treino de supino em um dia e no outro um treino de tríceps em isolamento, em verdade estaria realizando dois treinos consecutivos de tríceps. Da mesma forma, seria temerária a separação de treinos para músculos da parte anterior e posterior da coxa, pois a prática de exercícios multiarticulares, como o agachamento profundo e o levantamento terra, levariam ao trabalho dos músculos da coxa como um todo, mesmo que os posteriores possivelmente fossem estimulados em menor grau (Gentil *et al.*, 2017*a*).

Portanto, a divisão dos treinos deverá manter os músculos que trabalham na mesma cadeia cinética em uma mesma sessão para assegurar relação adequada de trabalho e recuperação. A utilização dos exercícios isolados, como bíceps, tríceps e deltoides, deve ser abordada com cautela, mas no sentido de cumprir objetivos pontuais, evitando que sejam executados em treinos separados exercícios para músculos que estão na mesma cadeia. Para facilitar a compreensão, devemos substituir a antiga abordagem de principal músculo envolvido no exercício pela análise da cadeia muscular. Desse modo, em vez de simplesmente classificar o supino como um exercício para peitoral, deve-se tratá-lo como um exercício que envolve a cadeia "peito/deltoide/tríceps". De forma similar, as puxadas não serão exercícios para a musculatura das costas e sim para a cadeia "costas/bíceps"...

Referências

ACSM (2009). American College of Sports Medicine position stand. Progression models in resistance training for healthy adults. *Med Sci Sport Exerc* **41**, 687–708.

Ahtiainen JP, Pakarinen A, Kraemer WJ & Hakkinen K (2003). Acute hormonal and neuromuscular responses and recovery to forced vs maximum repetitions multiple resistance exercises. *Int J Sport Med* **24**, 410–418.

Akima H, Foley JM, Prior BM, Dudley GA & Meyer RA (2002). Vastus lateralis fatigue alters recruitment of musculus quadriceps femoris in humans. *J Appl Physiol* **92**, 679–684.

Assunção AR, Bottaro M, Ferreira-Junior JB, Izquierdo M, Cadore EL & Gentil P (2016). The chronic effects of low- and high-intensity resistance training on muscular fitness in adolescents. *PLoS One*; DOI: 10.1371/journal.pone.0160650.

Balshaw TG, Massey GJ, Maden-Wilkinson TM, Morales-Artacho AJ, McKeown A, Appleby CL & Folland JP (2017). Changes in agonist neural drive, hypertrophy and pre-training strength all contribute to the individual strength gains after resistance training. *Eur J Appl Physiol* **117**, 631–640.

Billaut F, Bishop DJ, Schaerz S & Noakes TD (2011). Influence of knowledge of sprint number on pacing during repeated-sprint exercise. *Med Sci Sport Exerc* **43**, 665–672.

Bottaro M, Veloso J, Wagner D & Gentil P (2011). Resistance training for strength and muscle thickness: Effect of number of sets and muscle group trained. *Sci Sport* **26**, 259–264.

Boyer BT (1990). A comparison of the effects of three strength training programs on women. *J Strength Cond Res* **4**, 88–94.

Brigatto FA, Braz TV, Zanini TC da C, Germano MD, Aoki MS, Schoenfeld BJ, Marchetti PH & Lopes CR (2018). Effect of Resistance Training Frequency on Neuromuscular Performance and Muscle Morphology after Eight Weeks in Trained Men. *J strength Cond Res*1.

Buckner SL, Jessee MB, Mattocks KT, Mouser JG, Counts BR, Dankel SJ & Loenneke JP (2017). Determining Strength: A Case for Multiple Methods of Measurement. *Sport Med* **47**, 193–195.

Campos GE, Luecke TJ, Wendeln HK, Toma K, Hagerman FC, Murray TF, Ragg KE, Ratamess NA, Kraemer WJ & Staron RS (2002). Muscular adaptations in response to three different resistance-training regimens: specificity of repetition maximum training zones. *Eur J Appl Physiol* **88,** 50–60.

Charette SL, McEvoy L, Pyka G, Snow-Harter C, Guido D, Wiswell RA & Marcus R (1991). Muscle hypertrophy response to resistance training in older women. *J Appl Physiol* **70,** 1912–1916.

Chestnut JL & Docherty D (1999). The Effects of 4 and 10 Repetition Maximum Weight-Training Protocols on Neuromuscular Adaptations in Untrained Men. *J Strength Cond Res* **13,** 353–359.

Chilibeck PD, Calder AW, Sale DG & Webber CE (n.d.). A comparison of strength and muscle mass increases during resistance training in young women. **77,** 170–175.

Coffey VG, Reeder DW, Lancaster GI, Yeo WK, Febbraio MA, Yaspelkis 3rd BB & Hawley JA (2007). Effect of high-frequency resistance exercise on adaptive responses in skeletal muscle. *Med Sci Sport Exerc* **39,** 2135–2144.

Courneya KS, Friedenreich CM, Quinney HA, Fields AL, Jones LW, Vallance JK & Fairey AS (2005). A longitudinal study of exercise barriers in colorectal cancer survivors participating in a randomized controlled trial. *Ann Behav Med* **29,** 147–153.

Dankel SJ, Jessee MB, Mattocks KT, Mouser JG, Counts BR, Buckner SL & Loenneke JP (2017). Training to Fatigue: The Answer for Standardization When Assessing Muscle Hypertrophy? *Sports Med* **47,** 1021–1027.

DeLorme TL & Watkins AL (1951). *Progressive Resistance Exercise.* Appleton Century Inc., New York.

Drinkwater EJ, Lawton TW, Lindsell RP, Pyne DB, Hunt PH & McKenna MJ (2005). Training leading to repetition failure enhances bench press strength gains in elite junior athletes. *J Strength Cond Res* **19,** 382–388.

Eyler AA, Matson-Koffman D, Vest JR, Evenson KR, Sanderson B, Thompson JL, Wilbur J, Wilcox S & Young DR (2002). Environmental, policy, and cultural factors related to physical activity in a diverse sample of women: The Women's Cardiovascular Health Network Project--summary and discussion. *Women Heal* **36,** 123–134.

Farup J, de Paoli F, Bjerg K, Riis S, Ringgard S & Vissing K (2015). Blood flow restricted and traditional resistance training performed to fatigue produce equal muscle hypertrophy. *Scand J Med Sci Sport*; DOI: 10.1111/sms.12396.

Fisher J, Steele J & Smith D (2017). High- and Low-Load Resistance Training:

Interpretation and Practical Application of Current Research Findings. *Sport Med* **47**, 393–400.

Fisher JP, Carlson L & Steele J (2016*a*). The Effects of Breakdown Set Resistance Training on Muscular Performance and Body Composition in Young Men and Women. *J Strength Cond Res* **30**, 1425–1432.

Fisher JP, Carlson L & Steele J (2016*b*). The effects of muscle action, repetition duration, and loading strategies of a whole-body, progressive resistance training programme on muscular performance and body composition in trained males and females. *Appl Physiol Nutr Metab* **41**, 1064–1070.

de Franca HS, Branco PA, Guedes Junior DP, Gentil P, Steele J & Teixeira C V (2015). The effects of adding single-joint exercises to a multi-joint exercise resistance training program on upper body muscle strength and size in trained men. *Appl Physiol Nutr Metab* **40**, 822–826.

Frontera WR, Meredith CN, O'reilly KP, Knuttgen HG & Evans WJ (1988). Strength conditioning in older men: skeletal muscle hypertrophy and improved function. *J Appl Physiol* **64**, 1038–1044.

Gentil P & Bottaro M (2010). Influence of supervision ratio on muscle adaptations to resistance training in nontrained subjects. *J Strength Cond Res* **24**, 639–643.

Gentil P, Bottaro M, Oliveira E, Veloso J, Amorim N, Saiuri A & Wagner DR (2010). Chronic effects of different between-set rest durations on muscle strength in nonresistance trained young men. *J Strength Cond Res* **24**, 37–42.

Gentil P, Fischer B, Martorelli AS, Lima RM & Bottaro M (2015*a*). Effects of equal-volume resistance training performed one or two times a week in upper body muscle size and strength of untrained young men. *J Sport Med Phys Fit* **55**, 144–149.

Gentil P, Fisher J & Steele J (2017*a*). A Review of the Acute Effects and Long-Term Adaptations of Single- and Multi-Joint Exercises during Resistance Training. *Sport Med* **47**, 843–855.

Gentil P, Fisher J, Steele J, Campos MH, Silva MH, Paoli A, Giessing J & Bottaro M (2018). Effects of equal-volume resistance training with different training frequencies in muscle size and strength in trained men. *PeerJ* **6**, e5020.

Gentil P, Lima RM, Pereira RW, Mourot J, Leite TK & Bottaro M (2012). Lack of association of the ACE genotype with the muscle strength response to resistance training. *Eur J Sport Sci*; DOI: 10.1080/17461391.2011.573581.

Gentil P, Lira CAB de, Paoli A, Santos JAB dos, Silva RDT da, Junior JRP, Silva EP da & Magosso RF (2017b). Nutrition, pharmacological and training strategies adopted by six bodybuilders: case report and critical review. *Eur J Transl Myol*, DOI: 10.4081/ejtm.2017.6247.

Gentil P, Oliveira E, De V, Rocha AJ, Nior J, Carmo JDO, Bottaro M, de Araujo Rocha Junior V, do Carmo J, Bottaro M, JÚNIOR VDEAR, Carmo JDO, Bottaro M, De V, Rocha AJ, Nior J, Carmo JDO & Bottaro M (2007). Effects of exercise order on upper-body muscle activation and exercise performance. *J Strength Cond Res* **21,** 1082–1086.

Gentil P, Oliveira E, Fontana K, Molina G, De Oliveira RJ & Bottaro M (2006a). The acute effects of varied resistance training methods on blood lactate and loading characteristics in recreationally trained men. *Rev Bras Med do Esporte*.

Gentil P, Oliveira E, Fontana K, Molina G, Oliveira RJ de, Bottaro M, De Oliveira RJ & Bottaro M (2006b). Efeitos agudos de vários métodos de treinamento de força no lactato sanguíneo e características de cargas em homens treinados recreacionalmente. *Rev Bras Med Esporte* **12,** 303–307.

Gentil P, Soares S & Bottaro M (2015b). Single vs. Multi-Joint Resistance Exercises: Effects on Muscle Strength and Hypertrophy. *Asian J Sport Med* **6,** e24057.

Gentil P, Soares SR, Pereira MC, Cunha RR, Martorelli SS, Martorelli AS & Bottaro M (2013). Effect of adding single-joint exercises to a multi-joint exercise resistance-training program on strength and hypertrophy in untrained subjects. *Appl Physiol Nutr Metab* **38,** 341–344.

Giessing J, Fisher J, Steele J, Rothe F, Raubold K & Eichmann B (2016). The effects of low volume resistance training with and without advanced techniques in trained participants. *J Sport Med Phys Fit* **56,** 249–258.

Giorgi A, Wilson GJ, Weatherby RP & Murphy AJ (1998). Functional isometric weight training: its effects on the development of muscular function and the endocrine system over an 8-week training period. *J Strength Cond Res* **12,** 18–25.

Glass SC & Stanton DR (2004). Self-selected resistance training intensity in novice weightlifters. *J Strength Cond Res* **18,** 324–327.

Gomes AC (2009). *Treinamento desportivo: estruturação e periodização*, 2nd edn. Editora Artmed, Porto Alegre.

Gómez-López M, Gallegos AG & Extremera AB (2010). Perceived barriers by university students in the practice of physical activities. *J Sport Sci Med* **9,**

374–381.

Goto K, Nagasawa M, Yanagisawa O, Kizuka T, Ishii N & Takamatsu K (2004). Muscular adaptations to combinations of high- and low-intensity resistance exercises. *J Strength Cond Res* **18,** 730–737.

Halperin I, Aboodarda SJ, Basset FA, Byrne JM & Behm DG (2014). Pacing strategies during repeated maximal voluntary contractions. *Eur J Appl Physiol* **114,** 1413–1420.

Haykowsky MJ, Eves ND, DE RW & Findlay MJ (2003). Resistance exercise, the Valsalva maneuver, and cerebrovascular transmural pressure. *Med Sci Sport Exerc* **35,** 65–68.

Holzbaur KR, Murray WM, Gold GE & Delp SL (2007). Upper limb muscle volumes in adult subjects. *J Biomech* **40,** 742–749.

Ikeda ER, Borg A, Brown D, Malouf J, Showers KM & Li S (2009). The valsalva maneuver revisited: the influence of voluntary breathing on isometric muscle strength. *J Strength Cond Res* **23,** 127–132.

Jackson CG, Dickinson AL & Ringel SP (1990). Skeletal muscle fiber area alterations in two opposing modes of resistance-exercise training in the same individual. *Eur J Appl Physiol Occup Physiol* **61,** 37–41.

Juarbe T, Turok XP & Pérez-Stable EJ (2002). Perceived benefits and barriers to physical activity among older Latina women. *West J Nurs Res* **24,** 868.

Keogh J, Hume PA & Pearson S (2006). Retrospective injury epidemiology of one hundred one competitive Oceania power lifters: the effects of age, body mass, competitive standard, and gender. *J Strength Cond Res* **20,** 672–681.

Keogh JWL, Wilson GJ & Weatherby RP (1999). A Cross-Sectional Comparison of Different Resistance Training Techniques in the Bench Press. *J Strength Cond Res* **13,** 247–258.

Kolber MJ, Beekhuizen KS, Cheng MS & Hellman MA (2010). Shoulder injuries attributed to resistance training: a brief review. *J Strength Cond Res* **24,** 1696–1704.

Kraemer WJ, Ratamess N, Fry AC, Triplett-McBride T, Koziris LP, Bauer JA, Lynch JM & Fleck SJ (2000). Influence of Resistance Training Volume and Periodization on Physiological and Performance Adaptations in Collegiate Women Tennis Players. *Am J Sports Med* **28,** 626–633.

Kraemer WJ, Ratamess NA & French DN (2002). Resistance training for health and performance. *Curr Sport Med Rep* **1,** 165–171.

Lehmann M, Foster C & Keul J (1993). Overtraining in endurance athletes: a brief review. *Med Sci Sport Exerc* **25,** 854–862.

Lehmann M, Gastmann U, Petersen KG, Bachl N, Seidel A, Khalaf AN, Fischer S & Keul J (1992). Training-overtraining: performance, and hormone levels, after a defined increase in training volume versus intensity in experienced middle- and long-distance runners. *Br J Sport Med* **26,** 233–242.

McLester J, Bishop E & Guilliams ME (2000). Comparison of 1 day and 3 days per week of equal-volume resistance training in experienced subjects. *J Strength Cond Res* **14,** 273–281.

Moritani T & deVries HA (1979). Neural factors versus hypertrophy in the time course of muscle strength gain. *Am J Phys Med* **58,** 115–130.

Morton RW, Oikawa SY, Wavell CG, Mazara N, McGlory C, Quadrilatero J, Baechler BL, Baker SK & Phillips SM (2016). Neither load nor systemic hormones determine resistance training-mediated hypertrophy or strength gains in resistance-trained young men. *J Appl Physiol* **121,** 129–138.

Newton RU, Hakkinen K, Hakkinen A, McCormick M, Volek J & Kraemer WJ (2002). Mixed-methods resistance training increases power and strength of young and older men. *Med Sci Sport Exerc* **34,** 1367–1375.

Nindl BC, Harman EA, Marx JO, Gotshalk LA, Frykman PN, Lammi E, Palmer C & Kraemer WJ (2000). Regional body composition changes in women after 6 months of periodized physical training. *J Appl Physiol* **88,** 2251–2259.

O'Shea P (1966). Effects of selected weight training programs on the development of strength and muscle hypertrophy. *Res Q* **37,** 95–102.

Oliveira E, Gentil P & Bottaro M (2009). O intervalo de recuperação afeta o volume da sessão de exercício resistido em mulheres? *Fisioter Mov* **22,** 239–247.

Ostrowski KJ, Wilson GJ, Weatherby R, Murphy PW & Lyttle AD (1997). The effect of weight training volume on hormonal output and muscular size and function. *J Strength Cond Res* **11,** 148–154.

Paoli A, Gentil P, Moro T, Marcolin G & Bianco A (2017). Resistance training with single vs. multi-joint exercises at equal total load volume: Effects on body composition, cardiorespiratory fitness, and muscle strength. *Front Physiol*; DOI: 10.3389/fphys.2017.01105.

Paoli A, Moro T, Marcolin G, Neri M, Bianco A, Palma A & Grimaldi K (2012). High-Intensity Interval Resistance Training (HIRT) influences resting energy expenditure and respiratory ratio in non-dieting individuals. *J Transl Med* **10,** 237.

Peterson MD, Rhea MR & Alvar BA (2004). Maximizing strength development in athletes: a meta-analysis to determine the dose-response relationship. *J Strength Cond Res* **18,** 377–382.

Phillips SM (2000). Short-term training: when do repeated bouts of resistance exercise become training? *Can J Appl Physiol* **25,** 185–193.

Pollock ML, Graves JE, Bamman MM, Leggett SH, Carpenter DM, Carr C, Cirulli J, Matkozich J & Fulton M (1993). Frequency and volume of resistance training: effect on cervical extension strength. *Arch Phys Med Rehabil* **74,** 1080–1086.

Prior BM, Jayaraman RC, Reid RW, Cooper TG, Foley JM, Dudley GA & Meyer RA (2001). Biarticular and monoarticular muscle activation and injury in human quadriceps muscle. *Eur J Appl Physiol* **85,** 185–190.

Raske A & Norlin R (2002). Injury incidence and prevalence among elite weight and power lifters. *Am J Sport Med* **30,** 248–256.

Rhea MR, Alvar BA, Burkett LN & Ball SD (2003). A meta-analysis to determine the dose response for strength development. *Med Sci Sport Exerc* **35,** 456–464.

Richmond SR & Godard MP (2004). The effects of varied rest periods between sets to failure using the bench press in recreationally trained men. *J Strength Cond Res* **18,** 846–849.

Rogers RA, Newton RU, Mcevoy KP, Popper EM, Doan BK, Shim JK, Bolt LR, Volek JS & Kraemer WJ (2000). The effect of supplemental isolated weight-training exercises on upper-arm size and upper-body strength. *NSCA Conf* **14,** 369.

Ronnestad BR, Egeland W, Kvamme NH, Refsnes PE, Kadi F & Raastad T (2007). Dissimilar effects of one- and three-set strength training on strength and muscle mass gains in upper and lower body in untrained subjects. *J Strength Cond Res* **21,** 157–163.

Sandler RD, Sui X, Church TS, Fritz SL, Beattie PF & Blair SN (2014). Are flexibility and muscle-strengthening activities associated with a higher risk of developing low back pain? *J Sci Med Sport* **17,** 361–365.

Schmidt RA (1993). *Aprendizagem & performance motora*. Editora Movimento, São Paulo.

Schoenfeld BJ, Ratamess NA, Peterson MD, Contreras B, Sonmez GT & Alvar BA (2014). Effects of Different Volume-Equated Resistance Training

Loading Strategies on Muscular Adaptations in Well-Trained Men. *J Strength Cond Res* **28**, 2909–2918.

Schutzer KA & Graves BS (2004). Barriers and motivations to exercise in older adults. *Prev Med* **39**, 1056–1061.

Serour M, Alqhenaei H, Al-Saqabi S, Mustafa AR & Ben-Nakhi A (2007). Cultural factors and patients' adherence to lifestyle measures. *Br J Gen Pr* **57**, 291–295.

Seynnes OR, de Boer M & Narici M V (2007). Early skeletal muscle hypertrophy and architectural changes in response to high-intensity resistance training. *J Appl Physiol* **102**, 368–373.

Siewe J, Rudat J, Rollinghoff M, Schlegel UJ, Eysel P & Michael JW (2011). Injuries and overuse syndromes in powerlifting. *Int J Sport Med* **32**, 703–711.

Signorile JF, Weber B, Roll B, Caruso JF, LOWEN-STEYN I & Perry AC (1994). An electromyographical comparison of the squat and knee extension exercises. *J Strength Cond Res* **8**, 178–183.

Silliman K, Rodas-Fortier K & Neyman M (2004). A survey of dietary and exercise habits and perceived barriers to following a healthy lifestyle in a college population. *Age* **18**, 281.

de Siqueira Mendes Barbalho M, Gentil P, Izquierdo M, Fisher J, Steele J, de Azevedo Raiol R, Barbalho MDSM, Gentil P, Izquierdo M, Fisher J, Steele J & Raiol RDA (2017). There are no no-responders to low or high resistance training volumes among older women. *Exp Gerontol*; DOI: 10.1016/j.exger.2017.09.003.

de Souza D, Santos J, de Jesus D & Gentil P (2018). Biochemical Profile and Body Composition Alteration of Amateur Bodybuilders during the Pre-Contest Period. *J Funct Morphol Kinesiol* **3**, 26.

Spennewyn KC (2008). Strength outcomes in fixed versus free-form resistance equipment. *J Strength Cond Res* **22**, 75–81.

Staron RS, Karapondo DL, Kraemer WJ, Fry AC, Gordon SE, Falkel JE, Hagerman FC & Hikida RS (1994). Skeletal muscle adaptations during early phase of heavy-resistance training in men and women. *J Appl Physiol* **76**, 1247–1255.

Steele J, Endres A, Fisher J, Gentil P & Giessing J (2017*a*). Ability to predict repetitions to momentary failure is not perfectly accurate, though improves with resistance training experience. *PeerJ*; DOI: 10.7717/peerj.4105.

Steele J, Fisher J, Giessing J & Gentil P (2017*b*). Clarity in reporting terminology and definitions of set endpoints in resistance training. *Muscle Nerve* **56,** 368–374.

Steele J, Fisher JP, Assunção AR, Bottaro M & Gentil P (2017*c*). The role of volume-load in strength and absolute endurance adaptations in adolescent's performing high- or low-load resistance training. *Appl Physiol Nutr Metab*; DOI: 10.1139/apnm-2016-0418.

Stone MH & Borden RA (1997). Modes and methods of resistance training. *Strength Cond J* **19,** 18–24.

Takahashi H, Kuno S, Miyamoto T, Yoshioka H, Inaki M, Akima H, Katsuta S, Anno I & Itai Y (1994). Changes in magnetic resonance images in human skeletal muscle after eccentric exercise. *Eur J Appl Physiol Occup Physiol* **69,** 408–413.

Tan B (1999). Manipulating resistance training program variables to optimize maximum strength in men: a review. *J Strength Cond Res* **13,** 289–304.

Trost SG, Owen N, Bauman AE, Sallis JF & Brown W (2002). Correlates of adults' participation in physical activity: review and update. *Med Sci Sport Exerc* **34,** 1996–2001.

Viana R, Gentil P, Brasileiro E, Pimentel G, Vancini R, Andrade M & de Lira C (2017). High Resistance Training Volume and Low Caloric and Protein Intake Are Associated with Detrimental Alterations in Body Composition of an Amateur Bodybuilder Using Anabolic Steroids: A Case Report. *J Funct Morphol Kinesiol* **2,** 37.

Weineck J (2000). *Biologia do esporte*, 2nd edn. Editora Manole, São Paulo.

Weiss LW, Coney HD & Clark FC (1999). Differential functional adaptations to short-term low-, moderate-, and high-repetition weight training. *J Strength Cond Res* **13,** 236–241.

Wilcox S, Richter DL, Henderson KA, Greaney ML & Ainsworth BE (2002). Perceptions of physical activity and personal barriers and enablers in African-American women. *Ethn Dis* **12,** 353–362.

Willardson JM & Burkett LN (2005). A comparison of 3 different rest intervals on the exercise volume completed during a workout. *J Strength Cond Res* **19,** 23–26.

Willardson JM & Burkett LN (2006*a*). The effect of rest interval length on bench press performance with heavy vs. light loads. *J Strength Cond Res* **20,** 396–399.

Willardson JM & Burkett LN (2006*b*). The effect of rest interval length on the sustainability of squat and bench press repetitions. *J Strength Cond Res* **20,** 400–403.

Williams BR, Bezner J, Chesbro SB & Leavitt R (2006). The Effect of a Walking Program on Perceived Benefits and Barriers to Exercise in Postmenopausal African American Women. *J Geriatr Phys Ther* **29,** 43–49.

Wolfe BL, Lemura LM & Cole PJ (2004). Quantitative analysis of single-vs. multiple-set programs in resistance training. *J Strength Cond Res* **18,** 35–47.

Zaroni RS, Brigatto FA, Schoenfeld BJ, Braz T V., Benvenutti JC, Germano MD, Marchetti PH, Aoki MS & Lopes CR (2018). High Resistance-Training Frequency Enhances Muscle Thickness in Resistance-Trained Men. *J Strength Cond Res* **Epub ahead,** 1.

Zatsiorsky VM (1999). *Ciência e prática do treinamento de força.* Phorte Editora, São Paulo.

CAPÍTULO 6
Considerações práticas

6.1 Quantidade de treino a ser mantida

Um dos maiores problemas no treinamento resistido está em estabelecer a quantidade ideal de treino; sempre ouvimos perguntas como: "quantos exercícios devo fazer?" ou "quanto tempo devo passar na academia?". Invariavelmente, a resposta é: "depende". Apesar de ser impossível estabelecer um treino ideal que valha para todas as pessoas em termos quantitativos (volume) e qualitativos (intensidade), as evidências sugerem que o problema com o treino da maioria é que simplesmente exageram na quantidade e pecam na qualidade. A velha máxima "quantidade não é qualidade" também vale para a musculação, mas vem sendo gravemente esquecida.

Deve-se ter em mente que a relação entre a quantidade de treino e os resultados obtidos segue distribuição similar a uma parábola. Os resultados com um volume excessivamente baixo serão baixos e crescerão juntamente com o aumento do treino, no entanto, após alcançar o ápice, agregar mais volume levaria à diminuição dos resultados, conforme mostra a figura abaixo.

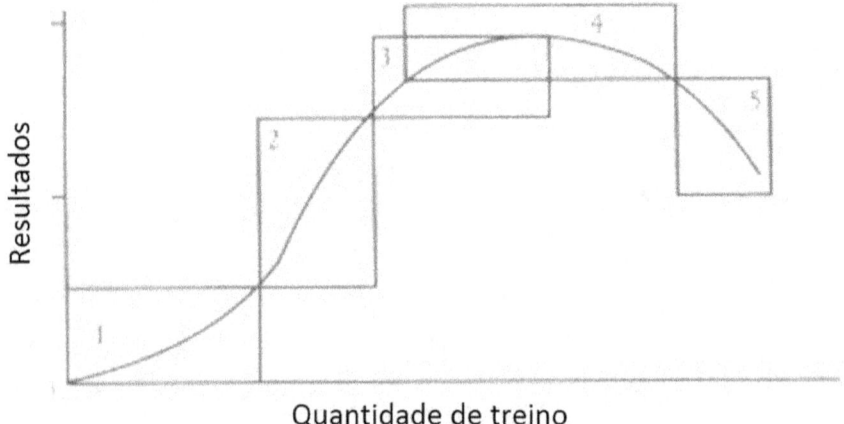

Quantidade de treino

Figura 14: relação entre quantidade de treino e resultados

Adaptando a teoria proposta por Volkov (2002), o primeiro retângulo corresponderia ao estágio inicial de adaptação com baixas respostas; em seguida, haveria evolução da adaptação com o aumento do volume de treino, representada pelo segundo retângulo. No entanto, a partir do terceiro retângulo já se daria a saturação da resposta, de modo que o aumento do volume de treino levaria ao quarto retângulo, o ponto de saturação. A partir daí, haveria redução dos resultados com a elevação da quantidade de treino, que representaria o excesso de treinamento visto no quinto retângulo. Deste modo, devemos manter nossos alunos e atletas no terceiro quadrante ou, no máximo, no quarto. Mas, pelas informações obtidas, nota-se que a maioria dos praticantes de musculação está no quinto quadrante, como será evidenciado adiante.

Há décadas os alemães já falavam em algo como "treino econômico" e, observando o comportamento de alguns ex-soviéticos, pode-se observar o que pode ser denominado "treino racional", porém, estes conceitos foram pouco valorizados mais a oeste, onde a máxima do "quanto mais melhor" parece interferir também na sala de musculação. Devemos ter em mente que, caso seja necessário um grande número de séries para desencadear a resposta adaptativa é porque o estímulo de cada uma destas séries é tão deficiente que torna necessário somar vários estímulos para terem significância.

Atualmente, treinadores mais conscientes e estudiosos manipulam as variáveis de modo que em poucos minutos é fornecido um estímulo eficiente para que a adaptação desejada ocorra. Esta nova tendência, que chamo de "abordagem qualitativa", prega que o aspecto quantitativo (volume) do treino só deverá ser aumentado quando for impossível manipular o aspecto qualitativo (intensidade). Esta abordagem vem substituir o modelo antigo, no qual a primeira atitude do treinador quando tinha que progredir em uma série era acrescentar exercício e isso se repetia até alcançar números absurdos como dez exercícios para cada grupo muscular, com quatro a cinco séries cada.

Ao examinar os treinos atuais verifica-se que normalmente se executam de quatro a cinco exercícios para cada grupo muscular, com três a quatro séries por exercício. Levando em conta que não se adota a visão de cadeias musculares, há redundância de treinamento e normalmente são abrangidos dois grupamentos por dia, podendo-se alcançar quarenta séries diárias!! Treino com volumes tão elevados dificilmente poderá ter intensidade alta, por mais que seja difícil executá-lo. E se houver tentativa de utilizar métodos para intensificá-lo será atingido um quadro de excesso de treinamento.

Alunos iniciantes apresentam excelentes resultados com apenas uma série direcionada para os principais grupamentos musculares repetida duas a três vezes por semana (Carpinelli & Otto, 1998; Kraemer *et al.*, 2002; Rhea *et al.*,

187

2003; Ronnestad *et al.*, 2007; Bottaro *et al.*, 2011). Após este período, acredita-se ser necessário aumentar o volume, todavia, uma revisão sobre aspectos inerentes ao treinamento de força mostra que até o primeiro ano de treinamento os resultados ótimos são obtidos com quatro séries por grupamento muscular em cada treino (Rhea *et al.*, 2003). Após o primeiro ano de treinamento, Rhea *et al.* (2003) afirmam que os resultados serão obtidos com o mesmo número de séries citados acima, no entanto, ocorreria um aumento na intensidade com diminuição na frequência de treinos, passando de três para duas por semana, o que resultaria em um volume semanal de oito séries.

Em revisão publicada por Carpinelli & Otto (1998), procurou-se apresentar dados objetivos de todos os estudos que realizaram comparações entre treinos de diversos volumes até aquele momento, levando os autores a concluírem que volumes elevados não são necessários. Segundo os autores, atletas e entusiastas de *fitness* deveriam tentar obter seus benefícios por meio de volumes mínimos de exercícios e não usar o máximo tolerável. Na revisão, os autores chegaram à seguinte conclusão:

"Há pouca evidência científica e nenhuma base teórica de fisiologia sugerindo que um maior volume de exercício ocasione maiores aumentos de força e hipertrofia. Esta informação pode representar uma importante aplicação prática de treinos de baixo volume e eficientes em relação ao tempo".

De fato, a lógica de aumentar a quantidade de treino conforme se conquista experiência tem pouco amparo na literatura. Em um estudo de Bickel *et al.* (2011), por exemplo, homens jovens e idosos foram treinados por quarenta e oito semanas. Nas primeiras dezesseis, realizaram vinte e sete séries semanais, divididas em três sessões. Após esse período, ao invés do aumento, houve redução do volume, com o intuito de manter os resultados obtidos. Ao contrário do esperado, ao reduzir o volume para nove séries, ou seja, um terço do que vinha sendo praticado, os jovens continuaram a ganhar massa muscular. Se considerarmos as evidências já trazidas anteriormente, de que os resultados costumam cessar após algumas semanas, é impressionante constatar que a diminuição do volume trouxe continuidade dos ganhos.

Além disso, há evidências de que o aumento de volume não seria benéfico, ou de que seria até mesmo prejudicial até certo ponto. Um estudo com mais quarenta pessoas treinadas (média superior a seis anos de treino) comparou os efeitos de se realizar uma ou três séries por exercício em um treino envolvendo mesa extensora, mesa flexora, pullover, cross-over, supino, elevação lateral, desenvolvimento, rosca bíceps e rosca tríceps. As séries foram realizadas com 8-12 repetições máximas e os treinos tinham a frequência de três vezes por semana. Interessante que todos os participantes eram habituados a treinar com apenas uma série há vários anos, ou seja, uma parte manteve o volume habitual e outra triplicou o volume. Os resultados revelaram que as mudanças na performance e na composição corporal não tiveram distinções (Hass *et al.*, 2000). No entanto, é preciso destacar que 25% dos participantes do grupo que triplicou o volume interrompeu o treino, seja por lesão ou por falta de motivação! Mais recentemente, Heaselgrave *et al.* (2018) não encontraram diferenças na hipertrofia de homens treinados fazendo nove, dezoito ou vinte e sete séries por semana!

Em uma das pesquisas mais interessantes sobre o tema, Ostrowski *et al.* (1997) compararam os resultados obtidos com treinos de volume igual a três, seis e doze séries semanais por grupamento muscular em homens treinados (mais de um ano de experiência; realizavam agachamento e supino com, no mínimo, 130% e 100% de seu peso corporal, respectivamente). As avaliações envolviam peso corporal, tamanho muscular (ultrassonografia) e quantidade de gordura (ultrassonografia). O estudo teve a duração de dez semanas, os três grupos realizavam exatamente os mesmos exercícios e todos os treinos foram supervisionados, com encorajamento à realização de esforços máximos. Desta forma, a única variação foi a quantidade de série por exercício, que correspondia a uma, duas ou quatro, dependendo do grupo. Tendo em vista que antes do experimento a amostra treinava com uma média de doze séries para cada grupo muscular, os protocolos de três e seis séries semanais correspondiam, respectivamente, a 33% e 50% do volume realizado antes do experimento. Ao final, todos obtiveram hipertrofia no reto femoral e do tríceps braquial, sem diferenças estatisticamente significativas entre eles (Tabela 5.1).

	Reto femoral*	Tríceps braquial**	Massa corporal
Três séries	6,8%	2,8%	2,0%
Seis séries	5,0%	4,7%	2,6%
Doze séries	13,14%	4,8%	2,2%

*secção transversa, **densidade

Tabela 5.1: Resultados do estudo de Ostrowski *et al.* (Ostrowski *et al.*, 1997).

Além das análises de composição corporal, os pesquisadores realizaram análises hormonais. De acordo com os resultados, os volumes altos (doze séries semanais) tenderam a induzir excesso de treinamento, pois promoveram redução na relação testosterona/cortisol, enquanto a redução de volume a aumentou. Estes resultados levaram os autores a concluírem que, uma vez que o limiar de volume tenha sido atingido, qualquer aumento na quantidade de séries não será vantajoso.

Interessante que um estudo de pesquisadores japoneses feito em ratos comparou as elevações de síntese proteica após a realização de uma, três, cinco, dez e vinte séries de treino resistido e verificou que as elevações não eram evidentes até cinco séries, daí em diante o aumento de volume não promoveu maior reposta anabólica (Ogasawara *et al.*, 2017). Se pensarmos que maior volume não gera maior resposta anabólica, é possível que o volume excedente gere um desequilíbrio na relação anabolismo:catabolismo, com potencial efeito negativo.

De fato, estudos posteriores mostram que parece haver limite para o volume de treino e excedê-lo pode prejudicar os ganhos de força e de massa muscular. Em pesquisa com homens treinados, Amirthalingam *et al.* (Amirthalingam *et al.*, 2017) compararam os resultados de treinos com dois diferentes volumes. Os exercícios realizados eram idênticos para os grupos, no entanto, um deles realizava cinco séries para exercícios multiarticulares, enquanto o outro executava dez. Os grupos treinaram com a mesma carga relativa e a sugestão foi de que apenas a última série fosse realizada até a falha. Ao final de seis semanas, os ganhos de massa magra no tronco foram maiores para o grupo que praticou cinco séries e houve também tendência de maior ganho nos braços. Além disso, quem realizou menor volume alcançou mais força no supino e na puxada, com propensão de vantagem para o leg press.

Nossa equipe também encontrou prejuízos em treinos volumosos ao investigar mulheres treinadas. No estudo, as participantes foram separadas em grupos que realizavam uma sessão semanal envolvendo cinco, dez, quinze ou vinte séries. Antes e após vinte e quatro semanas, foram realizadas avaliações de 10RM no supino, puxada, leg press e stiff e as espessuras do bíceps, tríceps, peitoral, quadríceps e do glúteo foram avaliadas por ultrassonografia. Todas as participantes realizaram os mesmos exercícios e foram orientadas e supervisionadas para treinarem até a falha. Como constata-se nas figuras a seguir, não houve diferença entre adotar cinco ou dez séries por semana na força (figura 15) ou na hipertrofia (figura 16). No entanto, de modo geral, os resultados foram piores à medida que se aumentava o volume, com as menores mudanças para o grupo que realizou vinte séries, conforme pode ser visto nas figuras (Barbalho *et al.*, 2019).

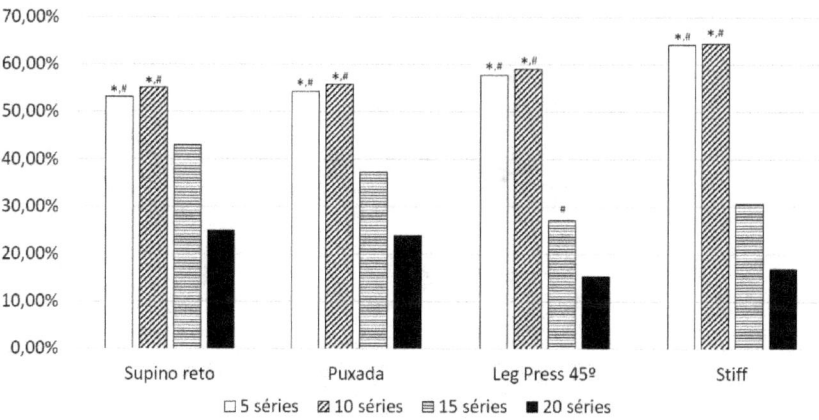

Figura 15 aumentos na força, de acordo com o volume semanal de séries

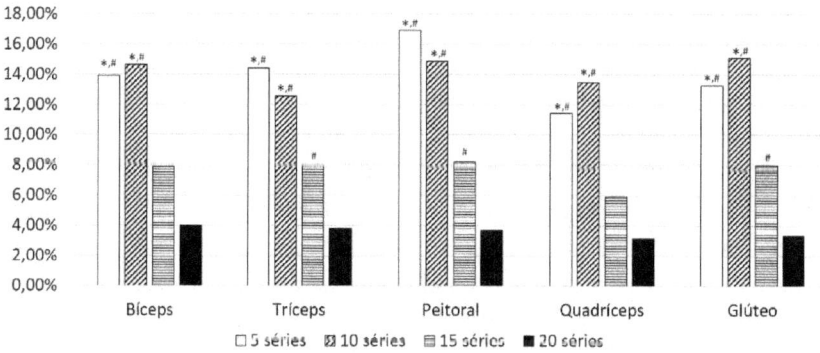

Figura 16 - aumentos na espessura muscular, de acordo com o volume semanal de séries

Posteriormente, repetimos o desenho em homens treinados, no entanto, com diferença de haver avaliações intermediárias, após doze semanas de treino. Nesse estudo, todas as tendências foram muito parecidas, apesar de nem todas apontarem significância. Mesmo assim, o que nos chamou a atenção foi que, de doze para vinte e quatro semanas, os grupos que treinaram com quinze ou vinte séries apresentaram tendência de reduzir a espessura muscular em diversas análises (figura 17), o que sugere que os efeitos do excesso de volume na hipertrofia podem demorar algumas semanas para serem vistos (Barbalho *et al.*, dados não publicados). Esses achados sugerem que realmente parece haver um limite superior e ultrapassá-lo pode comprometer os resultados, conforme já sugerido anteriormente (Wernbom *et al.*, 2007).

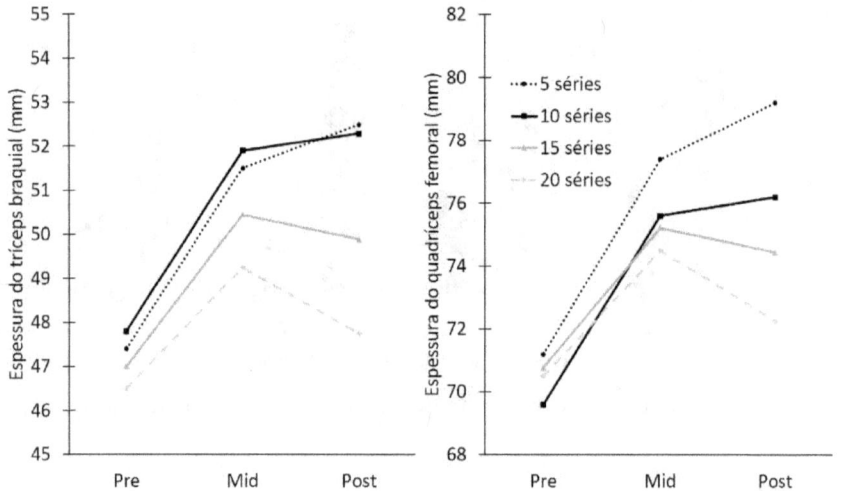

Figura 17 espessura muscular, de acordo com o volume semanal de séries

Com relação aos diferentes grupamentos musculares, apesar de não encontrar distinções significativas, o estudo de Ostrowski *et al.* (1997) verificou forte tendência de volumes maiores produzirem melhores resultados nos membros inferiores, achado corroborado pelo estudo de Paulsen *et al.* (2003), pelo qual constatou-se, após seis semanas de treinamento em iniciantes, que três séries são superiores a uma série para promover ganhos de força nos exercícios de membros inferiores, mas não para membros superiores. Resultados similares foram encontrados pelo nosso grupo em homens não treinados (Bottaro *et al.*, 2011). No entanto, outras análises não confirmaram tais hipóteses (Barbalho *et al.*, 2019). Essa divergência pode estar na intensidade comumente empregada, já que existe tendência de se subestimar o esforço nos treinos de membros inferiores (Gentil & Bottaro, 2010; Steele *et al.*, 2017*a*). Sendo assim, em pessoas que não estão realizando níveis elevados de esforço, maior volume de treino pode ser benéfico, especialmente para membros inferiores.

Atualmente tem havido intensa disputa entre os adeptos de treino com volume alto e os que pregam volume baixo. O volume alto tem defensores ilustres como William Kraemer e Steven Fleck, mas não devemos interpretar mal a expressão "alto", pois os treinos que Fleck & Kraemer (Fleck & Kraemer, 2004) citam como exemplo de séries para fisiculturismo têm até vinte e quatro séries por dia (sendo menos da metade delas destinada a um único grupamento muscular), divididos em duas sessões (*double split*), o que é considerado baixo por muitas pessoas.

No outro extremo estão os adeptos do HIT (high intensity training), que usam volumes de uma a quatro séries por semana; o HIT é defendido por teóricos como Ralph Carpinelli, Robert Spector, Ellington Darden e Matt Brzycki. Um volume tão baixo é compensado com elevação da intensidade. Ainda não há como comparar os dois modelos, pois os resultados de estudos e observações são controversos, ora dando vantagem a um, ora a outro. É interessante ter um profissional capacitado para acompanhar e estruturar o treino, alternando entre as duas propostas.

Com base nas evidências atuais, tem-se verificado que treinos com volume de **até** dez séries semanais parecem ser os mais eficientes para promover ganhos de força e de massa muscular. Isto implica que treinos com duração de cerca de vinte e cinco minutos serão suficientes para obtenção de ótimos resultados se bem organizados.

Mesmo que consideremos os ganhos de força como desfecho, os treinos comumente usados possuem volume excessivamente alto se analisarmos as evidências científicas disponíveis, bem como a realidade prática. Em uma metanálise com trinta e sete estudos constatou-se que, em atletas de alto nível, os melhores resultados foram obtidos com oito séries por sessão de treino, realizadas duas vezes por semana, sendo que os resultados começam a diminuir a partir desse número (Peterson *et al.*, 2004). A aplicação de oito séries deve ser vista com cautela, pois a realidade em academias é bem distinta da encontrada em atletas de alto nível. Fatores como predisposição genética, utilização de recursos ergogênicos e estilo de vida normalmente não são reproduzidos na realidade da maioria das pessoas da mesma forma que no esporte de alto nível.

Os resultados obtidos da metanálise de Rhea *et al.* (2003), que envolveu cento e quarenta estudos, apontam que quatro séries por sessões de treino produzem os melhores ganhos de força em pessoas que treinam há mais de um ano. Portanto, pode-se inferir que, em nossa realidade, a maioria dos alunos obterão suas melhores respostas com até quatro séries por sessão de treino, podendo chegar a menos quando se usarem métodos mais intensos, ou subir um pouco, no caso de baixa intensidade de esforço.

A musculação possui inúmeros métodos e diversas formas de controlar as variáveis, dentre todas elas, a última que deveria ser usada é o aumento do número de séries. Antes disso deve-se sempre tentar melhorar a qualidade do treino. Um profissional qualificado saberá como e quando usar a estratégia correta para potencializar os resultados sem necessidade de aumentar o número de séries totais e/ou acrescentar exercícios indiscriminadamente.

A abordagem proposta para contagem de volume é o total de séries realizadas por grupamento muscular e isso envolve a análise da cadeia muscular, por exemplo, três séries de supino significam três séries para peitorais, extensores de cotovelo e deltoides anterior e médio. Duas séries de puxada e duas séries de remada significam quatro séries para os músculos das costas e flexores do cotovelo. A maneira de se calcular a quantidade de séries realizadas por exercício gera resultados confusos e alguns controversos, pois não daria uma visão geral do volume de treino. A título de exemplo, uma pessoa pode realizar apenas um exercício com quatro séries em uma situação ou dois exercícios com duas séries. Apesar do total de séries para os dois treinos ser o mesmo, a quantidade de séries por exercício seria diferente.

Por fim, não se pode negar que treinos de menor intensidade e maior volume também podem trazer resultados, conforme ilustrado na figura a seguir. Para que um treino gere ganhos de massa muscular, parece ser necessário superar um limiar de resposta. Quando se opta pelo treino com mais carga e menos repetições até a falha, o limiar seria superado conforme a linha 1. Já o treino com menos carga e mais repetições até a falha estaria representado pela linha 2. Por sua vez, a opção de se treinar mais demoradamente com séries submáximas é ilustrada na linha 3. O problema prático dessa última abordagem é ser difícil quantificar um treino submáximo, dadas as limitações do uso de percentuais de carga e percepções subjetivas retrocitadas. Portanto, o praticante poderia parar em qualquer ponto dessa curva, inclusive abaixo do limiar de resposta. Uma proposta que foi apresentada por nós seriam as alterações na velocidade de movimento, pois uma perda significativa (~20%) poderia representar a proximidade da falha voluntária (Gentil *et al.*, 2018). No entanto, ainda são necessários mais estudos para compreender as consequências de longo prazo e a quantificação dessa estratégia.

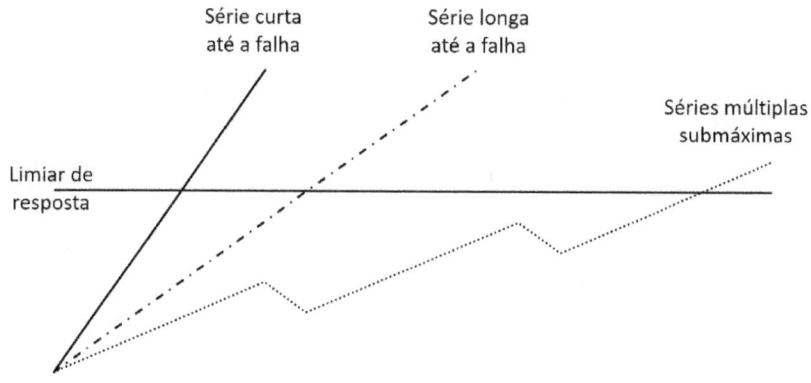

Figura 18: abordagens para treinos de hipertrofia

6.2 Como determinar a carga a ser usada nos treinos?

É comum vermos programas de treinamento relacionando determinados percentuais de carga máxima com margens de repetições em uma relação considerada ideal para produzir hipertrofia. Normalmente a sugestão é realizar oito a doze repetições com 70-80% da carga máxima (Baechle & Groves, 2000), inclusive, há sugestão de que não se obteriam resultados com menos de 66% da força usada em uma contração máxima (McDonagh & Davies, 1984). Todavia, treinos com cargas menores ou iguais a 50% de 1RM podem ser tão eficientes quanto com cargas superiores a 80%, quando o objetivo é ganhar força e massa muscular (Takarada *et al.*, 2000; Mitchell *et al.*, 2012; Morton *et al.*, 2016). Inclusive, existem estudos nos quais a utilização de 20-30% de 1RM produziu os mesmos resultados que 80-90% (Karabulut *et al.*, 2010; Mitchell *et al.*, 2012), e outros em que até mesmo treinos sem carga (Counts *et al.*, 2016) ou caminhadas a 3 km/h podem induzir hipertrofia em jovens saudáveis (Abe *et al.*, 2006). Desta forma, não existe uma carga ideal para se promover hipertrofia, mas sim uma situação favorável, na qual a carga é associada ao método.

Estas combinações rígidas de repetições e percentuais de carga, bem como a necessidade de se estabelecer percentuais da carga máxima tem logrado aos valores de uma repetição máxima um papel fundamental na prescrição de treinos de hipertrofia. No entanto, devemos ser realistas quanto aos aspectos que envolvem a determinação de 1RM (seja diretamente, seja mediante equação de predição) e sua real aplicabilidade.

Hoeger *et al.* (1990) conduziram um estudo para verificar a quantidade de repetições que se conseguiria realizar com 40%, 60% e 80% de 1RM em sete exercícios: flexão de cotovelos, extensão de joelhos, supino, flexão de tronco, flexão de joelhos, puxada, pressão de pernas. A amostra foi dividida em quatro grupos: mulheres não treinadas (n = 40), mulheres treinadas (n = 26), homens não treinados (n = 38), homens treinados (n = 25). Os testes com as diferentes cargas foram realizados de forma randômica e separados, no mínimo, por uma semana de intervalo, para evitar os efeitos da fadiga e da treinabilidade. Os resultados (arredondados para o número inteiro mais próximo) estão representados na Tabela 5.2:

| Exercícios | Homens | | | | | | Mulheres | | | | | |
| | Treinados | | | Não treinados | | | Treinadas | | | Não treinadas | | |
	40%	60%	80%	40%	60%	80%	40%	60%	80%	40%	60%	80%
Pressão de pernas	78	46	19	80	34	15	146	57	22	84	38	12
Flexão de joelhos	24	15	7	19	11	6	23	12	5	16	11	6
Ext. de joelho	33	18	12	23	15	9	29	17	9	19	13	8
Supino	39	23	12	35	20	10	*	28	10	*	20	10
Puxada	43	24	12	41	20	10	81	25	10	46	24	10
Rosca bíceps	35	21	11	24	15	8	33	16	7	25	14	6
Flexão de tronco	27	15	7	21	15	8	36	20	12	20	13	7

*dados não coletados devido a limitações do equipamento
Tabela 5.2: variação na quantidade de repetições executadas em diferentes percentuais de carga máxima (dados obtidos no estudo de Hoeger *et al.* (Hoeger *et al.*, 1990*a*))

Observando esses resultados e outras informações disponíveis, vemos que a utilização do teste de 1RM para prescrições de séries de musculação (visando hipertrofia, força ou qualquer outro resultado) possui diversas limitações, dentre as quais, destacamos:

- Variações ao longo do tempo

A força é uma manifestação de um sistema dinâmico não linear. Significa que não tem valores estáticos totalmente previsíveis, podendo ser afetada por incontáveis situações, desde o estado psicológico até a hora do dia. Obviamente, há uma "janela de previsibilidade", mas não podemos prever precisamente como ela se comportará. Isto significa que sua 1RM hoje pode não ser a mesma de amanhã ou a que foi ontem, ainda que você realizasse o teste daqui a duas horas. Neste sentido, Tan (1999) relata que podem ocorrer variações de 10 a 20% nos níveis de força ao longo de um mesmo dia.

Ademais, a ordem dos exercícios pode influenciar a capacidade de gerar força, por exemplo, aqueles realizados ao final da série terão seu desempenho prejudicado, pois a fadiga induzida pelos exercícios prévios diminuirá a carga e/ou a quantidade de repetições (Sforzo & Touey, 1996; Simao *et al.*, 2005; Gentil *et al.*, 2007). Dessa forma, a estimativa da quantidade de repetições que se realiza com uma carga será diferente se for no começo ou no final da série.

- Variações entre grupamentos musculares.

A massa muscular envolvida no exercício pode ter influência direta no número de repetições realizadas com uma determinada porcentagem de 1RM, pois exercícios envolvendo menos músculos provavelmente oferecem maior obstrução ao fluxo sanguíneo, facilitando a fadiga; além disso, movimentos multiarticulares podem retardar a queda na performance por promoverem maior alternância entre mais unidades motoras, inclusive de outros grupamentos musculares (Augustsson *et al.*, 2003; Gentil *et al.*, 2007).

Ao utilizar 40% da carga máxima, por exemplo, homens treinados conseguiram realizar a média de setenta e sete repetições de pressão de pernas, mas apenas vinte e quatro de flexão de joelhos (Hoeger *et al.*, 1990). Outro exemplo pode ser dado com 80% de 1RM, com esta carga, mulheres treinadas conseguem executar vinte e duas repetições de pressão de pernas, mas a média de flexão de joelhos fica em cinco execuções. Se a relação de doze repetições para 80% da carga fosse seguida, o treino de pressão de pernas ficaria exageradamente leve, enquanto o treino de flexão de joelhos seria impossível de realizar.

- Variação entre sexos

Análises nossas revelaram que as mulheres são mais tolerantes à fadiga que os homens (Gentil *et al.*, 2017*a*). De fato, ao usarem os mesmos 40% da carga máxima na pressão de pernas, as mulheres treinadas realizaram a média de cento e quarenta e seis repetições, quase o dobro da média para homens treinados, que foi de oitenta repetições. Na rosca direta, as mulheres treinadas faziam, em média, seis repetições com 80% de 1RM, enquanto os homens chegaram à média de onze (Hoeger *et al.*, 1990).

Posteriormente, fizemos análises agudas das repostas a treinos de extensão lombar em homens e mulheres com 50 ou 80% da carga. De acordo com os resultados, as mulheres foram capazes de executar mais repetições que os homens (Stuart *et al.*, 2018). Portanto, será que uma mulher e um homem teriam os mesmos resultados ao treinarem com a mesma porcentagem de 1RM?

- Nível e especificidade de treinamento

Fleck & Kraemer (Fleck & Kraemer, 2004) citam estudo feito com pressão de pernas no qual atletas de potência foram capazes de realizar vinte e duas repetições com 80% de 1RM, enquanto o grupo controle teve o resultado médio de doze repetições; o estudo de Hoeger *et al.* (1990) mostrou estes mesmos valores para mulheres treinadas e destreinadas, respectivamente.

Além disso, a quantidade de repetições que se perfaz com determinado percentual de 1RM é diretamente influenciada pelas características específicas do treinamento. Quando se comparam fisiculturistas e levantadores de peso, por exemplo, é comum constatar que os levantadores de peso obtêm melhores resultados para testes de 1RM, já nos testes com repetições mais elevadas (por exemplo, 10RM), os fisiculturistas habitualmente alcançam melhores resultados. Provavelmente, essa constatação advém da especificidade do treinamento, pois enquanto os levantadores de peso treinam com repetições baixas (< 5) e descansos longos (> 3 minutos), os fisiculturistas treinam habitualmente com repetições mais altas (> 10) e descansos curtos entre as séries (< 1 minuto), fazendo com que os últimos sejam mais expostos ao acúmulo de metabólitos e, como adaptação, possuam maior atividade de determinadas enzimas do metabolismo aeróbio e anaeróbio em comparação com os demais atletas de força e potência (Tesch *et al.*, 1989).

Neste sentido, Sale *et al.* (1990) verificaram que o treinamento de força combinado com treino intervalado produzia elevações superiores na capacidade relativa de endurance (quantidade de repetições para 80% de 1RM) e na atividade da enzima citrato sintase em comparação com o treino de força feito isoladamente, apesar de não haver diferenças significativas nos ganhos de 1RM entre os grupos. No estudo de Campos *et al.* (Campos *et al.*, 2002), treinaram com três diferentes margens de repetições (3-5, 9-11 e 20-28 RM) sendo que, ao final do estudo, o grupo que treinou com 3-5RM obteve os maiores ganhos de força. Entretanto, a avaliação da quantidade de repetições que se consegue realizar com 60% da carga máxima revelou que o grupo que treinou com 20-28RM obteve melhoras no resultado, enquanto o que treinou com 9-11RM não alterou o desempenho e o grupo que treinou com 3-5RM passou a realizar menos repetições que antes. Ou seja, um treino levou a aumento de 1RM, enquanto outro levou a aumento da quantidade de repetições realizadas com 60% de 1RM. Apesar de estudos nossos não mostrarem diferenças entre os ganhos de força máxima e resistência entre grupos treinando com diferentes margens de repetições (Assunção *et al.*, 2016), há evidências de que a quantidade de repetições que se realiza com um determinado percentual de 1RM não é rígida e pode sofrer grande variação com o tempo.

Com base no exposto, não se pode assumir que há uma carga ideal para trazer hipertrofia, assim como determinado número de repetições não está associado a certa porcentagem de 1RM, tampouco se pode generalizar testes de predição de 1RM entre indivíduos ou entre exercícios, tudo isso que inviabiliza a utilização dos valores de 1RM como referência para prescrição de exercícios. Dessa forma, utilizar testes de uma repetição máxima ou uma das dezenas de fórmulas de predição pode ser interessante para algumas situações, mas não para prescrever treinos de hipertrofia no dia a dia. Na academia seria mais prático e útil adotar margens de repetições. Por exemplo, no lugar de prescrever dez repetições usando 80% da carga máxima pode-se simplesmente orientar que executem dez repetições de modo a não conseguir realizar a décima primeira, uma tendência que já vem sendo seguida na maioria dos estudos científicos atuais e reforçada por alguns autores (Dankel *et al.*, 2017; Steele *et al.*, 2017*b*). Esta orientação será especialmente útil diante da utilização de métodos intensivos, como os propostos na seção 4-3.

6.3 Qual o número ideal de repetições para treino de hipertrofia?

Infelizmente ainda se acredita que há um número de repetições ideal para hipertrofia, como o famigerado "três de dez" (3 x 10). Tais teorias sugerem a existência de um limite mágico a partir do qual a hipertrofia surge (geralmente oito) e acima do qual ela é interrompida (normalmente doze), como se o músculo fosse dotado de um contador implacável, acionando os sinais de hipertrofia quando se supera a sétima repetição e os interrompendo a partir da décima terceira.

Diversos estudos obtiveram hipertrofia com as mais variadas margens de repetições. Segundo resultados apresentados por Campos *et al.* (Campos *et al.*, 2002), treinos de três a cinco e nove a onze repetições se mostraram igualmente eficientes em promover aumentos na secção transversa das fibras musculares. Em estudo de Chestnut & Docherty, protocolos com quatro e dez repetições promoveram adaptações similares em níveis de força e hipertrofia, sem diferença significativa entre si (Chestnut & Docherty, 1999). Posteriormente, Wilborn *et al.* não encontraram diferenças entre as alterações em fatores miogênicos após treinos com 8-10 (85% de 1RM) e 18-20 (60-55% de 1RM) repetições (Wilborn *et al.*, 2009). Mais recentemente, um estudo de Farup *et al.* superou a casa das cem repetições, com séries que se prolongavam por mais de dez minutos e encontrou ganhos de massa muscular similares ao achados em treinos tradicionais (Farup *et al.*, 2015).

O número de repetições é fator importante para o controle do treino e de sua reposta fisiológica, mas jamais deve ser analisado isoladamente. Para ser preciso, o professor deve analisar outros fatores, como a velocidade de execução, ênfase em determinados ângulos, ações musculares priorizadas, métodos intensivos, etc. Desta forma, o número de repetições não faz sentido na prescrição de treinamento para hipertrofia quando separado de seu contexto geral.

Os resultados obtidos por Takarada *et al.*, por exemplo, podem auxiliar na compreensão dos processos qualitativos. Neste estudo, dois grupos utilizaram a mesma carga (50% de 1RM) e o mesmo número de repetições durante o treinamento, no entanto, os ganhos de força e hipertrofia só ocorreram no grupo que se exercitava com oclusão vascular (Takarada *et al.*, 2000). Ou seja, não importa somente **quantas** vezes o músculo se contrai, mas sim, **como** ele contrai. Mais exemplos disso podem ser encontrados no métodos conhecido como superlento, apresentado no capítulo anterior, por meio dele é possível realizar apenas uma repetição e ainda assim ter ganhos de força (Carlson *et al.*, 2019).

Muitos autores pregam a importância do tempo sob tensão, atribuindo a hipertrofia ao tempo pelo qual o músculo permanece em atividade e não somente à quantidade de repetições realizadas (Mikesky *et al.*, 1989; Burd *et al.*, 2012). Verkhoshanski sugere 40 a 60 segundos (Verkhoshanski, 1998), já Poliquin refere-se a tempos entre 20 e 70 segundos como ideais para ganhos de massa muscular (Poliquin, 1997). Apesar de ser mais preciso que o número de repetições, este fato também é controverso, pois no caso de Takarada *et al.* os grupos permaneceram sob a mesma tensão durante o mesmo tempo, nem por isso tiveram mesmos resultados (Takarada *et al.*, 2000). Ademais, devemos lembrar que o estudo de Farup *et al.* teve tempo sob tensão de vários minutos e também que induziu hipertrofia (Farup *et al.*, 2015). Portanto, a sugestão de um tempo máximo sob tensão vem perdendo sentido e o que parece mais factível é que seja necessário exceder um mínimo de tempo (>15-20 segundos) com um esforço elevado, já que séries muito curtas (como de 1RM) parecem ter uma resposta anabólica reduzida (Hulmi *et al.*, 2012). Isso não significa que não há hipertrofia com tempos curtos, mas sim que ela parece ser menor do que quando se excedem os 15-20 segundos.

Prender-se a aspectos meramente quantitativos, como números de repetições ou tempo sob tensão, prejudicará a elaboração de treinos, aprisionando o treinador a fatores fragmentados que o cercearão de uma visão sistêmica. O segredo não está em encontrar um número ideal de repetições, mas sim em manipular as variáveis de acordo com as características individuais do atleta e o objetivo do treino.

6.4 Qual o intervalo a ser dado entre as sessões de treinos?

A interação entre o estímulo e a recuperação é base do fenômeno da supercompensação (Issurin, 2010), conforme pode ser visto na figura 19. Durante uma sessão de treino, ocorrerão alterações no sistema neuromuscular com instauração da fadiga e ocorrência de microlesões, desse modo, o período que se segue a uma sessão de treino é de catabolismo e de perdas funcionais (fase de fadiga). Nos dias seguintes ao treino, o músculo restaura sua capacidade de trabalho, com recuperação do sistema contrátil e restauração dos tecidos lesionados (fase de recuperação) e há, posteriormente, tendência a superar os níveis anteriores, deixando um pequeno saldo positivo (fase de supercompensação). Em longo prazo, a soma desses pequenos saldos positivos levaria a um aumento mensurável de força e de massa muscular (Yarasheski, 2003). Desse modo, o ideal seria que o treino fosse repetido quando o organismo estivesse na fase de supercompensação, pois a repetição muito precipitada (fase de fadiga e recuperação) somaria estímulos catabólicos e a repetição tardia (fase de retorno aos valores inicias) faria com que se perdesse o período de supercompensação.

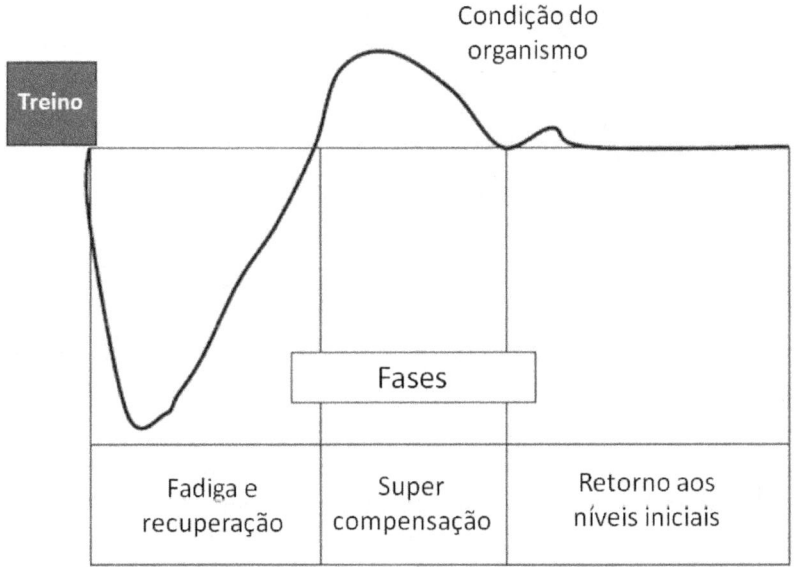

Figura 19: fases de recuperação (adaptado de Issurin, 2010)

Há vários estudos comparando os efeitos de diferentes frequências de treino, no entanto, a maioria analisou ganhos de força e os resultados ainda são controversos. Sendo assim, a análise desses trabalhos anteriores é delicada por não abordar a questão da hipertrofia nem haver clareza na forma como as sessões foram controladas, especialmente no tocante à intensidade e ao volume semanal de treino.

O balanço proteico é o pilar do processo de hipertrofia, portanto, em curto ou longo prazo deve ocorrer aumento no conteúdo de proteínas musculares, quer seja pela diminuição do catabolismo, quer seja pelo aumento da síntese proteica, ou ambos. Os processos que levam ao aumento crônico da síntese proteica podem ser inferidos a partir de todos os fatores e estímulos citados anteriormente (seção 3.1), portanto, seria desnecessário explicitá-los novamente aqui. Deste modo, nos ateremos somente a algumas informações práticas e objetivas para ilustrar o tema.

Muitos treinadores sugeriam intervalos de 48-72 horas entre treinos para o mesmo grupo muscular com base na recuperação das reservas de glicogênio, entretanto, analisando os diversos fatores intervenientes na adaptação morfológica da fibra muscular e as alterações metabólicas promovidas pelo treino de hipertrofia, fica claro que a recuperação das reservas glicolíticas é um fator muito limitado para ser usado como referência. Essencialmente, o que vai determinar o intervalo entre as sessões de treino é a sua consequência fisiológica, a qual vai depender basicamente das características do treino.

Em vários estudos, os picos de síntese proteica são detectados em curto prazo, voltando aos valores normais em cerca de 48 horas (Chesley *et al.*, 1992; MacDougall *et al.*, 1995; Tipton *et al.*, 1999; Burd *et al.*, 2012) o que pode sugerir a realização de um treino a cada dois-três dias. Contudo, dependendo do tipo de estímulo, podem ser necessários vários dias para que os músculos se recuperem de microlesões (Flores *et al.*, 2011; Ferreira *et al.*, 2017), havendo, assim, necessidade de se adequar o intervalo entre as sessões de acordo com suas consequências fisiológicas.

Desta forma, treinos que não produzem quantidade significativa de lesões teciduais provavelmente têm nos aumentos agudos da síntese proteica seu principal mecanismo de hipertrofia, portanto, eles podem ser repetidos após lapso menor (dois a três dias, por exemplo). Em regra, esses treinos seriam os realizados por iniciantes e pessoas em fase de adaptação, mas também são vistos nos estudos que usam oclusão vascular, por exemplo.

Lembrando que o tempo necessário para recuperação é proporcional à intensidade do treino, especialmente do componente excêntrico. Indivíduos não treinados ainda mostram sinais evidentes de microlesões no quinto dia após uma sessão de treino excêntrico, recuperando somente cerca de 80% de sua capacidade de gerar força nesse meio tempo (Nosaka & Sakamoto, 2001), há casos em que, mesmo após oito dias, a força voluntária não está totalmente recuperada, equivalendo a cerca de 90% dos valores normais (Sayers & Clarkson, 2001). De fato, quando o treino produz alto índice de microlesões, há situações em que só será possível realizar nova sessão após dez dias, tendo em vista que um treinamento similar no meio tempo pode prejudicar a capacidade de recuperação do músculo (Sayers *et al.*, 2000; Folland *et al.*, 2001; Sayers & Clarkson, 2001).

É importante destacar que treinos que geram altos índices de microlesões dependem de mecanismos mais "lentos" para promover hipertrofia, tendo menor resposta de síntese proteica em curto prazo (Farrell *et al.*, 1998). Nesse caso, há uma primeira fase da recuperação mais catabólica do que anabólica (Lowe *et al.*, 1995; Ingalls *et al.*, 2004), o que pode estar associado às características dos macrófagos que migram para a região. Em um experimento de Tidball & Wehling-Henricks foi verificado que a primeira onda de macrófagos a migrar para o local da lesão está associada ao processo de fagocitose, sendo que no experimento essa ação teve seu pico no segundo dia (Tidball & Wehling-Henricks, 2007). A segunda onda de macrófagos, que teria as características regenerativas, só se tornaria evidente após o quarto dia. Portanto, a realização de treinos muito frequentes poderá fazer com que haja sobreposição dos estímulos catabólicos sem deixar espaço para que a regeneração ocorra efetivamente. Isso foi comprovado em modelos animais, nos quais a recuperação inadequada levou à ativação de sinalizadores inflamatórios com supressão da resposta anabólica (Coffey *et al.*, 2007).

Informações sobre a recuperação após o treino podem ser obtidas de alguns estudos, incluído um nosso. Em um deles, homens e mulheres fisicamente ativos realizaram treino tradicional com oito séries direcionadas para os flexores de cotovelo e foram avaliados nos quatro dias posteriores ao treino. De acordo com os resultados, tanto em homens quanto em mulheres os músculos ainda não haviam se recuperado completamente após 96 horas (Flores *et al.*, 2011).

Apesar de ser sugerido que pessoas treinadas se recuperariam mais rápido, é possível que isso possa ser compensado pelo fato deles treinarem em maior intensidade de esforço. Nesse sentido, nosso grupo avaliou a restauração de homens altamente treinados após oito séries de supino e encontrou que, da mesma forma que nas pesquisas de Flores *et al.*, eles não haviam se recuperado após 96 horas (Ferreira *et al.*, 2017). Ficaria a questão, então, de quanto tempo seria necessário para se recuperar de um treino de alto volume. Nesse sentido, Ahtiainen *et al.* acompanharam homens treinados por sete dias após um treino de nove séries totais de membros inferiores (cinco de leg press e quatro de agachamento) e verificaram que a prontidão para realizar um novo treino só estava acima dos valores iniciais nos sexto e sétimo dias (Ahtiainen *et al.*, 2011). Assim, parece que treinos volumosos precisariam de uma semana para serem repetidos!

Ainda em homens treinados, a equipe de Morán Navarro comparou a recuperação após treinos de supino feitos com três séries submáximas, seis séries submáximas ou três séries máximas. Os marcadores de danos musculares mostram que após três séries máximas a recuperação levaria três dias, enquanto nos treinos com três ou seis séries máximas, esse lapso seria de um e dois dias, respectivamente (Morán-Navarro *et al.*, 2017).

Montando uma organização de recuperação em relação ao volume com base nas evidências apresentadas, poderíamos chegar ao quadro seguinte:

Quantidade de séries	Dias de recuperação
6-10 séries	6-7 dias
4-5 séries	4-5 dias
2-3 séries	3-4 dias
1 série	2-3 dias

Perceba que o volume total semanal tende a cair à medida que se faz menos séries por dia. Isso se deve ao fato de que, ao realizar menos séries, é provável que o esforço aplicado seja maior e, com isso, haja maior acúmulo de estresse (Finn *et al.*, 2014).

Caso haja impossibilidade de intervalos longos por questões administrativas da academia ou motivacionais do aluno, devem-se promover ajustes na intensidade para adaptá-lo ao descanso reduzido. Por exemplo, pode ser necessário abreviar a utilização de métodos intensivos e até mesmo de séries máximas. Outra solução seria alternar treinos "fortes" (treinos máximos, métodos intensivos, elevado componente excêntrico...) e treinos "fracos" (treinos submáximos, sem ênfase no componente excêntrico...) para possibilitar a recuperação adequada.

Casos à parte também devem ser analisados separadamente, como nas diferenças entre gêneros e idades. Idosos possuem decréscimo significativo na atividade de células satélites e na capacidade de se regenerar após microlesões (Toft *et al.*, 2002), sem possuir queda tão elevada nas respostas agudas da síntese proteica. Assim, pode ser que treinos que não induzem muitas microlesões sejam uma boa opção para este grupo. Mulheres também poderiam se beneficiar da predominância de métodos metabólicos que produzem menos lesões pelo fato de normalmente suportarem melhor a dor provocada pela acidose e terem baixas concentrações de testosterona, hormônio ligado à ativação de células satélites e, consequentemente, à regeneração tecidual (Joubert & Tobin, 1989, 1995; Joubert *et al.*, 1994). Mas isto não significa que devemos usar somente uma abordagem para determinados grupos, tendo em vista os diversos fatores que devem ser avaliados.

O cálculo do intervalo de recuperação entre os treinos e, principalmente, sua implementação estão entre os maiores desafios de treinadores e de atletas. Ao analisarmos as práticas atuais diante das evidências apresentadas chegamos à inevitável conclusão de que se costuma usar intervalos muito curtos, impossibilitando a recuperação adequada dos músculos. Deve-se ter em mente que a supercompensação ocorre durante a recuperação. O treino em si é um estímulo catabólico, pois é em seu decurso que há depleção das reservas energéticas e destruição das proteínas musculares. O anabolismo ocorrerá após, durante a recuperação. Assim, se houver muito treino e pouco descanso, a relação anabolismo:catabolismo ficará desequilibrada.

Deve-se lembrar ainda que a percepção subjetiva da dor não é um critério confiável para controlar a recuperação do músculo, tendo em vista que a sensibilidade volta aos valores normais dias antes de se recuperar a capacidade funcional, pois a percepção de dor é mais relacionada temporalmente às respostas inflamatórias e não necessariamente às lesões estruturais (Enoka, 1996). Em estudo de Sayers *et al.* (2000), por exemplo, a percepção de dor retornou aos valores normais no quarto dia após o treinamento excêntrico, entretanto, no oitavo dia a força máxima isométrica ainda era equivalente a apenas 90% dos valores normais. Portanto, o treinador deve tomar cuidado ao utilizar parâmetros meramente subjetivos para avaliar a necessidade de intervalo entre as sessões de treino.

6.5 Qual intervalo a ser dado entre as séries?

Tendo em vista suas particularidades, os métodos metabólicos e tensionais demandam intervalos diferenciados entre as séries, portanto, os casos serão analisados separadamente.

Treinos tensionais

Os métodos tensionais normalmente oferecem pouco tempo sob tensão e enfatizam as ações excêntricas, consequentemente, promovem discretas alterações metabólicas locais. Nesse sentido, Abernethy & Wehr (1997) compararam os efeitos metabólicos de cinco ou quinze repetições máximas na pressão de pernas e verificaram que o acúmulo de NH_3 durante as 5 RM era insignificante e os níveis de lactato eram expressivamente menores em comparação com as séries de 15RM.

Mesmo que sejam dados intervalos de apenas 1 minuto entre séries com poucas repetições (três a cinco), os níveis de lactato são expressivamente menores que os obtidos em séries de dez repetições (Kraemer *et al.*, 1990; Kang *et al.*, 1996). Portanto, ao utilizar métodos tensionais, não é necessário usar intervalos reduzidos, pois o acúmulo de metabólitos não será o fator determinante para os resultados.

Além de desnecessários, os intervalos reduzidos poderiam ser prejudiciais em treinos tensionais, pois reduziriam a capacidade de suportar cargas altas e, com isso, levariam ao subaproveitamento de uma de suas características essenciais, o estresse mecânico. O intervalo entre estímulos tensionais deve ser suficiente para que se prossiga com cargas elevadas, sem, no entanto, remover completamente possível efeito acumulativo do estresse.

Com base no conceito de potenciação pós-ativação (ver seção 4.3) e no tempo necessário para remoção de metabólitos, vemos que o intervalo entre 2 e 5 minutos parecer ser adequado em treinos tensionais. Diversos estudos encontraram ganhos de força e aumentos na secção transversal dos músculos com estes intervalos (Staron *et al.*, 1994; Hunter *et al.*, 2001; Gentil *et al.*, 2010, 2011).

Pode-se assumir, erradamente, que a utilização de intervalos longos de descanso aproximaria os treinos tensionais dos treinos de força pura e não auxiliaria no ganho de massa muscular, porém, este tempo de intervalo (2 a 5 minutos) ainda é curto se comparado aos treinos de força e potência que chegam facilmente a 8 minutos (Verkhoshanski, 1998). Além disso, os intervalos não são a única diferença entre um treino tensional de hipertrofia e um treino de força pura, pois o primeiro se valerá de artifícios – fadiga, ênfase em ações excêntricas, alterações no padrão motor, reduções na carga... – que induzirão alterações morfológicas específicas, como as microlesões, que são verificadas em menor grau nos treinos de força pura.

Treinos metabólicos

Como o acúmulo de metabólitos parece estar ligado aos resultados destes métodos, supõe-se que duração maior das séries (tempo sob tensão), aliada a descansos mais curtos otimize os resultados. Pois assim como tempos curtos de contração pouco estimulam a produção de metabólitos (Abernethy & Wehr, 1997; Hoffman *et al.*, 2003; Bottaro *et al.*, 2009), os intervalos longos fazem com que eles sejam parcialmente removidos, atenuando seu acúmulo (Kraemer *et al.*, 1990; MacDougall *et al.*, 1999).

MacDougall *et al.* (1999) analisaram as alterações metabólicas ocorridas no bíceps de fisiculturistas durante flexões de cotovelo realizadas com 80% de 1RM. Os pesquisadores removeram biópsias em duas ocasiões: imediatamente após uma série até a fadiga (~12 repetições); e após três séries máximas separadas por intervalos de 3 minutos (~12, ~9 e ~7 repetições, na primeira, segundo e terceira séries). Apesar da queda na performance ao longo das séries múltiplas, os resultados não mostraram diferenças estatisticamente significativas nos níveis de lactato intramuscular nem nas concentrações de ATP e fosfato de creatina entre o grupo que realizou uma ou três séries. Tais resultados sugerem que o intervalo de três minutos tenha propiciado restauração metabólica quase completa, restando apenas uma tendência de aumento nos níveis de lactato após a terceira série.

Dados similares foram obtidos por Kraemer *et al.* em estudo pelo qual se verificou que intervalos de 3 minutos entre séries de 10RM promovem reduzidas alterações nos níveis de lactato. De acordo com os autores, os maiores níveis foram obtidos com a combinação de séries de 10RM e intervalo de 1 minuto (Kraemer *et al.*, 1990).

A partir destes dados e das teorias de Volkov (2002) sobre treinos intervalados, durante os treinos metabólicos é recomendada a utilização de tempos sob tensão de 45 a 90 segundos com intervalos de 45 a 120 segundos entre as séries, dependendo do método e do grupamento muscular treinado.

Deve ficar claro que o acúmulo de metabólitos, refletido aqui pelos níveis de lactato e íons H^+, não deve ser visto como causador do processo de hipertrofia. Estamos usando marcadores específicos como parâmetros de análise correlacionados com os resultados de situações determinadas (treinos de força com carga, cadência e metodologia controlada), e não como fatores determinantes que exercem influência linear na hipertrofia. Não se deve, por exemplo, fazer comparações entre treinos de corrida e séries de musculação com base nesses dados, pois os padrões de contração e sobrecarga são notavelmente diferentes.

Por fim, os intervalos de recuperação também variam de acordo com a característica dos exercícios. Por exemplo, pode ser que 45 segundos de intervalo sejam suficientes após uma série de dez repetições de flexão plantar. No entanto, esse tempo pode tornar inviável que se prossiga treinando após dez repetições máximas de agachamento completo. Assim como o cálculo do intervalo leva em conta fatores fisiológicos específicos, também é necessário que se considere o impacto geral do exercício no organismo.

6.6 Escolha e variação de exercícios

A escolha de exercícios é um grande questionamento de treinadores e atletas. No treinamento desportivo voltado para performance há necessidade de se analisarem critérios como aplicabilidade e transferência para o gesto motor, já no treinamento de hipertrofia não há esta necessidade e a escolha dos exercícios é guiada pela crença de que existem determinados exercícios que são mais eficientes para aumentar o volume de um músculo e até mesmo de partes deste músculo.

Os melhores exercícios para ganhos de força e massa muscular

A qualificação de exercícios como melhores para ganhos de massa muscular normalmente é embasada em resultados obtidos mediante eletromiografia e/ou ressonância magnética. O sinal eletromiográfico reflete os potenciais de ação das unidades motoras em um mesmo instante, servindo para observar o padrão temporal e comparar as atividades elétricas dos músculos em dado movimento (Carmo, 2003). As imagens de ressonância magnética são obtidas antes e após os exercícios e comparadas para verificar a ativação da musculatura, produzindo resultados similares à eletromiografia em alguns casos (Price *et al.*, 2003).

Ou seja, ambos métodos são usados para detectar ativação muscular e não necessariamente os estímulos fisiológicos que causam hipertrofia. Dessa forma, não servem para rotular um exercício como "melhor para ganhos de massa muscular". Diversos estímulos importantes para hipertrofia produzem poucos sinais de ativação, como o alongamento e as contrações excêntricas, portanto, poderíamos subestimar a utilidade de alguns movimentos em gerar hipertrofia quando analisamos apenas a ativação; é o que acontece, por exemplo, quando se compara a mesa flexora com o levantamento terra com pernas estendidas (*stiff*). Ao utilizar eletromiografia, alguns autores colocam a mesa extensora como o melhor exercício para hipertrofia dos posteriores de coxa, enquanto *stiff* fica com o último lugar (Bompa & Cornacchia, 1998). Se formos analisar as microlesões como critério de eficiência, certamente os resultados serão outros, pois as contrações partindo de posições alongadas como as obtidas no *stiff* são comprovadamente mais eficientes em provocar rupturas teciduais (Hunter & Faulkner, 1997; Nosaka & Sakamoto, 2001).

A baixa relação da ativação muscular com a ocorrência de microlesões foi claramente demonstrada em um estudo de Prior *et al.* (2001). Nesta pesquisa, os autores obtiveram imagens de ressonância magnética antes e após a realização de contrações excêntricas de mesa extensora. Apesar da ativação dos quatro componentes do quadríceps (vasto medial, vasto lateral, vasto intermédio e reto femoral) serem iguais entre si, a maior magnitude de lesões ocorreu no reto femoral, levando os autores a concluírem que a ativação não é determinante do grau de lesão. Aliás, se fosse feita uma análise biomecânica superficial, concluiríamos que, dos componentes do quadríceps, o reto femoral teria a menor participação durante a extensão de joelhos, dada sua posição anatômica.

Resultados similares já haviam sido obtidos. Takahashi *et al.* realizaram ressonância magnética antes e após execução de agachamentos excêntricos por homens jovens e verificaram que os vastos e o reto femoral mostravam os mesmos níveis de ativação, entretanto, a maior incidência de microlesões ocorreu nos vastos (Takahashi *et al.*, 1994).

A utilidade dos métodos para verificar ativação é indiscutível, inclusive porque é um dos principais parâmetros para conhecer quais músculos participam dos movimentos. No entanto, nenhum deles tem capacidade de detectar a magnitude das reações fisiológicas e suas influências na hipertrofia.

Trabalho diferenciado para diferentes partes do músculo

A ideia de que é possível obter recrutamento de partes específicas de um músculo está em desacordo com fundamentos básicos da Fisiologia Muscular. Em primeiro lugar, devemos entender que contração muscular é fruto do impulso nervoso conduzido pelos neurônios que se ligam às fibras. O impulso se propaga pela fibra, que se contrairá como um todo. Portanto, não há um impulso para parte proximal ou distal da fibra, há um impulso para promover sua contração. A título de teste, posicione seu dedo sobre a parte proximal, media e distal do bíceps e tente ativar voluntariamente apenas uma dessas partes, notará que é impossível.

Outro ponto discutível é a possibilidade de se direcionar o trabalho para terminadas fibras dentro de um mesmo músculo de modo a gerar diferença relevante para hipertrofia. Nas unidades motoras de músculos como peitoral, bíceps, etc. um neurônio se conecta a milhares de fibras. E essas fibras não necessariamente estão vizinhas, o que serve para evitar tensões irregulares no tendão. Portanto, ao estimular uma unidade motora, milhares de fibras contrairão em diferentes locais, o que tona impossível grande segmentação. Para mais um teste prático, posicione os dedos na parte superior do peitoral e tentar recrutar apenas o local que está tocando.

Provavelmente, a facilidade em ativar ou lesionar determinadas partes do músculo está relacionada a fatores como disposição de sarcômeros e condução de impulso nervoso. Nosaka & Sakamoto (2001) ensinam que as áreas do bíceps que mostram maiores sinais de lesões são as próximas aos tendões, tanto em treinos encurtados quanto em treinos alongados de rosca Scotch, ou seja, o ângulo em que o exercício foi realizado não alterou a região que foi estimulada. Inclusive, deve-se lembrar que as fibras musculares normalmente terão o mesmo comprimento do músculo, portanto, se contrairão de maneira uniforme e não apenas numa determinada região.

Desse modo, apesar de ser comum usar variações de pegadas, rotações de membros, posições do tronco, etc. para trabalhar seletivamente segmentos musculares, não há evidências sobre sua real eficiência. Um exemplo da dificuldade em se isolar uma parte do músculo ou grupamento muscular são as diversas tentativas fracassadas de se isolar o vasto medial oblíquo com variações na mesa extensora e em agachamentos (Mirzabeigi *et al.*, 1999; Earl *et al.*, 2001). Deve-se destacar que, mesmo que se consiga maior atividade elétrica de segmentos musculares, não poderemos afirmar que isto traz benefícios em termos de hipertrofia.

Os estudos que avaliaram a hipertrofia em diferentes partes do músculo trazem informações controversas, por exemplo, há os que compararam o aumento de secção transversa nos músculos do quadríceps após treinos de extensão de joelhos e encontraram maior hipertrofia no reto femoral (Housh *et al.*, 1992; Hisaeda *et al.*, 1996; Narici *et al.*, 1996), enquanto outros encontraram maior hipertrofia no vasto medial e intermédio (Narici *et al.*, 1989; Smith & Rutherford, 1995). No caso dos extensores e flexores de cotovelo, há os estudos que encontraram maior hipertrofia na região medial (Roman *et al.*, 1993; Kawakami *et al.*, 1995) e os que encontraram maior hipertrofia na distal (Chestnut & Docherty, 1999). Portanto, não se pode concluir que existe hipertrofia preferencial em reposta a determinados exercícios.

As únicas possibilidades de serem gerados estímulos diferenciados em partes dos músculos seria por intermédio de mudanças no tipo de ação muscular enfatizada e na velocidade de movimento.

Antonio (2000) sugere que o músculo de adapta de forma regionalizada aos diferentes tipos de exercícios, no entanto, as evidências trazem mais sugestões quanto aos tipos de ação muscular (isocinética, concêntrica, excêntrica...) do que as variações intencionalmente usadas na sala de musculação.

Outra possível forma de alterar o local mais estimulado em um músculo seria por variações na velocidade de movimento. Nesse sentido, Earp *et al.* (2015) sugerem que, por questões mecânicas, movimentos lentos trariam maior tensão na parte proximal da coxa, enquanto movimentos rápidos acarretariam aumento na tensão da parte distal. Para testar, separaram trinta e seis homens jovens em quatro grupos num estudo de oito semanas. Um grupo realizou agachamento paralelo com velocidade lenta, outro, o fez com velocidades altas, o terceiro, com amplitude autosselecionada e velocidade alta e o último grupo foi o controle sem treino. Avaliações de ressonância magnética foram feitas na parte proximal, média e distal da coxa. De acordo com os resultados, houve tendência de maior hipertrofia na parte distal para quem se exercitou em alta velocidade e de maior ganho na parte proximal para quem se exercitou lentamente, mas as disparidades não foram significativas.

O critério de seleção do exercício deve antecipar as alterações metabólicas e as vias de hipertrofia objetivadas, a proposta é analisar os exercícios dentro de sua aplicabilidade em três campos: 1) fornecer estímulos metabólicos ou tensionais, 2) aplicabilidade ao método de treinamento escolhido e 3) possibilidade do praticante.

Se formos usar oclusão vascular adaptada, poderia ser mais interessante usar a mesa flexora que o levantamento terra com pernas estendidas (stiff), por exemplo; para repetições forçadas, o supino pode ser mais indicado que um crucifixo na máquina, e assim por diante. Sobre a possibilidade do praticante, é importante observar limitações que possam agravar ou causar lesões, como no caso de desvios posturais, alterações motoras, etc. Lembrando que a discussão sobre exercício de isolamento está no capítulo anterior, sobre montagem de programas de treino.

6.7 Foco de atenção

O efeito do foco de atenção na realização do exercício é amplamente discutido por estudos e na prática do treinamento resistido. Há uma crença corrente de que é possível promover ativação seletiva de determinado músculo durante o exercício. Em resumo, acredita-se que no decorrer de um exercício multiarticular é possível aumentar ou diminuir a ativação de determina musculatura. No entanto, a literatura é controversa sobre o tema. Snyder & Leech (2009) avaliaram a ativação do bíceps e dorsais em homens e mulheres durante três repetições de puxada pela frente a 30% de 1RM. Foram testadas duas situações: sem comando e com comando para aumentar a ativação do dorsal e diminuir a do bíceps, inclusive com palpação dos músculos para melhor compreensão. Como resultado, o comando promoveu aumento da ativação do dorsal, mas não alterou a do bíceps. Posteriormente, Snyder & Fry (2012) fizeram um estudo similar em jogadores de futebol americano envolvendo supino. Os participantes realizaram três repetições de supino com 50 e 80% de 1RM sem instrução ou com duas instruções diferentes: usar apenas o peitoral ou apenas o tríceps. De acordo com os resultados, a instrução aumentou a ativação com 50%, mas não com 80% de 1RM. Interessante destacar que mesmo com instrução não havia diminuição da ativação de um músculo, apenas aumento do sugerido.

Posteriormente, Calatayud *et al.* (2016) realizaram outro estudo com supino, dessa vez com dezoito homens treinados, e utilizaram três repetições com cargas de 20, 40, 50, 60 e 80% de 1RM. De maneira similar ao estudo citado anteriormente, houve três situações: sem instrução, instruções para ativar o peitoral ou para ativar o tríceps. Os resultados revelaram que a instrução foi capaz de alterar a ativação com cargas até 60%, mas não a 80% do máximo. Esses achados sugerem que só é possível modificar voluntariamente a ativação quando o exercício é realizado com cargas leves e em treinos distantes da fadiga. Tal fato pode ocorrer porque nesses casos há ativação de diminuta quantidade de unidades motoras, portanto, há margem para aumento voluntário. Todavia, quando se utilizam cargas altas, grande parte das unidades motoras são ativadas, portanto, não haveria vantagens em tentar promover ativação intencional. O mesmo parece ser verdade quando o exercício se aproxima da falha, pois há aumento do recrutamento de unidades motoras com o prosseguimento do exercício, independentemente da carga utilizada.

Além disso, há crença de que "pensar" no músculo pode ser vantajoso para os resultados. No entanto, é importante entender conceitos fisiológicos básicos para que não se confunda percepção (ou sentimento) com ativação ou resposta fisiológica. A percepção no músculo envolve vias que levam mensagens ao cérebro e geram estimulação de regiões no lobo parietal, passando pelo tálamo. Já a produção de movimento envolve um comando do córtex frontal enviada ao músculo. Ou seja, são regiões e vias completamente diferentes! Além disso, o direcionamento consciente da percepção para um músculo pode aumentar a percepção de dor e desconforto. Considerando que um importante fator que pode levar à interrupção do exercício é o desconforto (Steele *et al.*, 2017*c*), a busca por "sentir" o músculo pode ser contraproducente, já que poderia causar interrupção precoce do exercício. Tal hipótese foi verifica por Lohse & Sherwood (2011) ao verificar que enfocar no músculo reduz o tempo até a fadiga em comparação com direcionar a atenção externamente.

Com relação ao desempenho, há evidências de que a concentração, com mentalização na realização do exercício, pode aumentar a produção de força (Tod *et al.*, 2003, 2005). Tais evidências reforçam a importância do foco correto de atenção, ao que se somam as questões técnicas que garantem a segurança.

Desse modo, a recomendação é que durante a execução de um exercício o foco de atenção seja direcionado aos aspectos de segurança para que se garanta boa execução da tarefa. Caso já haja domínio da técnica, a atenção deve ser direcionada externamente com o intuito de aumentar o desempenho.

6.8 Em que velocidade executar os exercícios?

A adequação das velocidades deve levar em consideração quatro fatores fundamentais:

- Objetivo (hipertrofia, emagrecimento...);
- Tipo de estímulo (tensional e metabólico);
- Amplitude do movimento;
- Tipos de exercício (isocinéticos, isotônicos...).

A velocidade tem relação direta com as alterações metabólicas promovidas pelo treinamento de força, de modo que, em regra, quanto mais rápidos os movimentos, maiores serão o trabalho realizado, o gasto energético e o acúmulo de metabólitos (LaChance & Hortobagyi, 1994; Hunter *et al.*, 2003).

Lachance & Hortobagyi (1994) compararam os efeitos agudos das cadências 2020, 4020 e livre (escolhida naturalmente pelo executante), nas barras e flexões de braço. A cadência escolhida pelo executante resultou em uma média de 2,6 segundos por repetição nas barras e 1,2 segundos nas flexões. Os resultados mostram que as cadências mais rápidas permitem maior realização de trabalho e maiores gastos energéticos. Nas estimativas dos autores, para se igualar os gastos energéticos obtidos nas velocidades escolhidas pelo executante seria necessário passar 25% e 49% a mais de tempo executando as cadências 2020 e 4020, respectivamente.

Na mesma linha, um estudo de Hunter *et al.* comparou o método superlento (10 segundos na fase concêntrica e 5 na excêntrica) e tradicional (aproximadamente 1010) e verificaram que as velocidades mais altas levam a um gasto energético 48% maior (Hunter *et al.*, 2003).

Entretanto, não devemos negligenciar a importância da carga, dada sua grande importância no gasto energético. A economia de treino (trabalho realizado por unidade de energia gasta) é diminuída à medida que as cargas aumentam. Para uma mesma velocidade de execução no supino reto, por exemplo, ao se utilizar 80% de 1RM a energia gasta por repetição é doze vezes maior que despendida ao se utilizar 20% de 1RM (Hunter *et al.*, 1988), ou seja, para se igualar o gasto calórico de seis repetições com 80% de 1 RM teriam que ser realizadas setenta e duas repetições com 20% de 1RM, com a desvantagem deste último protocolo dificilmente produzir hipertrofia.

Emagrecimento e hipertrofia

Tendo em vista o maior gasto energético, velocidades mais elevadas podem ser adotadas para simular protocolos de treino intervalado e atuar efetivamente no processo de emagrecimento (Gentil, 2014). Ao contrário do que é comum acreditar, não há provas de que movimentos rápidos sejam lesivos, segundo Kraemer (1997), esta afirmação se deve a uma estratégia de marketing criada pelos vendedores de máquinas no início dos anos 70. Detalhes mais específicos sobre a montagem de treinos de musculação com o objetivo de se obter redução da gordura corporal podem ser encontrados no livro "Emagrecimento: Quebrando Mitos e Mudando Paradigmas" (Gentil, 2014).

Por outro lado, para que a hipertrofia ocorra de maneira ótima, é necessária uma relação aceitável entre velocidade, carga e tempo sob tensão. O extremo de um desses fatores dificilmente promoverá aumento da seção transversa do músculo, como visto em treinos de sprint, testes de 1 RM e corridas de fundo, respectivamente.

Métodos metabólicos e tensionais

Tendo em vista o menor estresse metabólico promovido pelas contrações lentas e pela fase excêntrica pode-se supor que, na aplicação de treinos de características mais metabólicas, a relação entre carga e quantidade de estímulos seria mais bem aproveitada com velocidades elevadas e tempos similares entre as fases concêntricas e excêntricas, sem pausas entre as ações musculares, como o 2020, ou até mesmo com ênfase na fase concêntrica, como o 2040. Exceções a esta regra poderiam ser o método superlento e treinos somente (ou prioritariamente) excêntricos, desde que as cargas estejam ajustadas para tal fim.

Tendo em vista a maior capacidade de suportar cargas altas, maior estímulo de mecanotransdução e maior suscetibilidade de sofrer microlesões na ação excêntrica (seção 4.2), é recomendado enfatizar esta fase durante os métodos tensionais, com cadências como 4020 ou 5010.

Amplitude do movimento

É importante que o treinador leve em consideração a amplitude do movimento quando for prescrever a cadência, considerando a distância linear percorrida pelo implemento (que dependerá da distância angular e comprimento dos membros do executante), por exemplo, a cadência 2020 durante a flexão plantar pode ser considerada lenta, enquanto em um agachamento a velocidade seria moderada a alta, dependendo da altura do executante. No estudo de Lachance & Hortobagyi, foi verificado que a cadência escolhida para os exercícios de barra fixa foi além de 100% mais lenta do que as escolhidas para flexões (LaChance & Hortobagyi, 1994).

Treinamento isocinético

Devido ao diferente padrão de sobrecarga, diversos efeitos relatados aqui ocorrem no sentido inverso durante as contrações isocinéticas.

No tocante às alterações metabólicas, as contrações isocinéticas lentas se mostram mais favoráveis, conforme mostrado por Regan & Potteiger, que verificaram maior acúmulo de lactato e maior realização de trabalho em baixas velocidades (Regan & Potteiger, 1999).

Com relação aos estímulos tensionais, exercícios isocinéticos de altas velocidades têm se mostrado mais eficientes em gerar hipertrofia, possivelmente por produzirem maiores índices de lesões (Paddon-Jones *et al.*, 2001; Farthing & Chilibeck, 2003).

Erros comuns

Dentro do treino de hipertrofia, alguns desequilíbrios na prescrição da cadência devem ser evitados, como, a título de exemplo:
- Realizar um grande número de repetições submáximas com ênfase na fase excêntrica (ex: 5010):
  - o Motivo: a carga utilizada seria relativamente baixa. Como consequência, há baixo estresse tensional e metabólico em relação às velocidades mais altas e sem ênfase na fase excêntrica, como o 2020.
- Utilizar altas velocidades (ex: 1010) para cargas elevadas e poucas repetições.
  - o Motivo: estaríamos submetendo as fibras a pouco tempo sob tensão, especialmente na fase excêntrica, e não teríamos tempo suficiente em estimular alteração metabólica.
- Usar pausas (ex: 4210) em movimentos com cargas baixas e muitas repetições.

219

o Motivo: a pausa na transição excêntrica-concêntrica diminuiria o acúmulo de metabólitos, importante para promover hipertrofia nesses casos (Schott *et al.*, 1995). Esta cadência (4210) seria mais bem aproveitada, por exemplo, em um treino tensional como variação de pausa-descanso (Keogh *et al.*, 1999).

6.9 Amplitude, até que ponto exercício deve seguir, em termos de amplitude?

Com o passar do tempo é comum observar alunos afoitos para levantarem maiores cargas na sala de musculação, pois é difícil, para atletas e professores, desvincular o aspecto visível da **quantidade** de peso de um invisível aspecto **qualitativo**, que é o estímulo fisiológico. Além da visão quantitativa, há outro aspecto obscuro: o famoso ângulo de 90°. Esta angulação é usada como limite para praticamente todos os exercícios com sobrecarga, desde agachamento até rosca tríceps, sem que haja evidência científica conclusiva sobre esta prática. Inclusive, em exercícios como leg press e agachamento, os ângulos próximos aos 90° são os que geram as maiores forças compressivas nos joelhos (Escamilla, 2001; Escamilla *et al.*, 2001). Fora casos clínicos pontuais, é questionável até que ponto reduzir a amplitude é seguro. Mesmo quando considerada a extensão de joelhos em isolamento, os ângulos mais encurtados são potencialmente mais lesivos para a articulação (Yang *et al.*, 2007; Ribeiro *et al.*, 2010).

Executar movimentos com amplitude completa parece ser sensato, pensando em funcionalidade. Vamos supor que se façam dez séries semanais de exercícios para determinado grupamento muscular, com cada série durando cerca de um minuto, veríamos então que se passam dez minutos por semana executando os movimentos. Em vez de tentar poupar as articulações durante estes meros dez minutos (o que nem sempre ocorrerá), deveríamos treiná-las para os 6.710 minutos restantes (já descontadas as oito horas diárias de sono). É importante lembrar que os ganhos de força são específicos para os ângulos treinados, ou seja, se você realizar um exercício encurtado, os ganhos em movimentos completos (Pinto *et al.*, 2012; Bloomquist *et al.*, 2013; McMahon *et al.*, 2014) e nas posições alongadas (Graves *et al.*, 1989; Bloomquist *et al.*, 2013) serão minimizados. Nesse sentido, há evidências de que limitar a amplitude para até 60° promove poucos ganhos a 75° e nenhum ganho a 105° (Bloomquist *et al.*, 2013). Se considerarmos que muitos movimentos cotidianos, como pegar objetos do chão, sentar e levantar de cadeiras, cama, sofás, poltronas, etc. envolvem grandes flexões de joelho, a funcionalidade pode ser prejudicada pelos movimentos encurtados. Desse modo, uma pessoa que usa amplitudes muito curtas pode estar mais exposta a lesões em movimentos cotidianos pelo fato de haver se "destreinado" para o dia a dia. Jamais devemos negligenciar as atividades que realizamos fora da academia, a musculação não deve proteger o aluno do mundo externo, mas sim treiná-lo para viver com o máximo de qualidade possível.

O treino com amplitudes completas pode ser importante para a manutenção e até mesmo ganhos de amplitude articular. Em um estudo de Morton *et al.* (2011), quarenta e dois jovens universitários foram divididos em dois grupos, um treinando musculação com amplitude completa e outro fazendo alongamentos estáticos. Antes e após as cinco semanas de intervenção, a flexibilidade de joelho, quadril e ombro foi avaliada e comparada. De acordo com os resultados, o treino de musculação em amplitudes completas promoveu os mesmos ganhos de flexibilidade que o treino específico de alongamento. Posteriormente, também verificamos ganhos de flexibilidade em resposta ao treino de força (Barbalho *et al.*, 2017), confirmando que musculação em amplitudes adequadas por trazer ganhos de flexibilidade.

Sobre o ganho de massa muscular, dentre os estudos que reportaram os maiores resultados de hipertrofia encontram-se vários que utilizam descargas elétricas em fibras alongadas, ou seja, contrações musculares a partir de grandes amplitudes, inclusive o alongamento por si só já é um importante estímulo para hipertrofia (Yang *et al.*, 1996, 1997; James *et al.*, 1997; Goldspink, 1999; Mitchell *et al.*, 1999). Pelo que sugerem os estudos de McCully & Faulkner (1986), Hunter & Faulkner (1997), Lynch & Faulkner (1998) e Armstrong *et al.* (1991), a contração dos músculos a partir da posição alongada causa alongamento irregular dos sarcômeros, aumentando o potencial de ocorrência de estresse mecânico.

Tal sugestão é corroborada por um estudo de 2001, no qual Nosaka & Sakamoto testaram os efeitos da amplitude angular durante a fase excêntrica da flexão do cotovelo (Nosaka & Sakamoto, 2001). Os participantes realizavam o movimento em máquina isocinética, sendo que um dos braços trabalhava entre 50° e 130° e o outro entre 100° e 180°. Os dados revelaram que o membro treinado em encurtamento realizou mais trabalho mecânico (força x deslocamento), porém, houve mais microlesões com o trabalho alongado. Este resultado comprova que devemos ter cuidado com aplicação de conceitos lineares em sistemas complexos, pois, por mais que o trabalho mecânico tenha sido maior em uma situação, as mudanças fisiológicas foram mais evidentes em outra.

Assim, se o objetivo do treino é maior trabalho fisiológico, deve-se esquecer o foco na quantidade de peso utilizada e concentrar-se na qualidade do movimento. Este fato é corroborado por diversos estudos que encontraram relações lineares entre estresse fisiológico e amplitude, mas não com a força exercida (Newham *et al.*, 1988; Hunter & Faulkner, 1997; Talbot & Morgan, 1998). Neste livro, quando se menciona favorecer o uso de cargas altas significa que isto deve ser feito respeitando os demais aspectos qualitativos, como técnica e amplitude.

No entanto, alguns atletas e treinadores acreditam que utilização de amplitudes parciais poderia facilitar os ganhos de força por possibilitar o trabalho com cargas mais altas. Essa hipótese foi testada em alguns estudos. Em 2000, Weiss *et al.* compararam os ganhos de força em um grupo treinando agachamento e leg press com amplitude parcial e outro com amplitude completa; de acordo com os resultados, o que treinou com amplitude completa obteve maiores ganhos de força tanto no movimento completo quanto no parcial (Weiss *et al.*, 2000). Massey *et al.* (2005) dividiram mulheres treinadas em três turmas: uma treinou com amplitudes parciais; outra, com duas séries de amplitudes parciais e a última com amplitude completa; a terceira, com amplitude completa. Os resultados revelaram ganhos de força mais de 50% superiores para o grupo que treinou com amplitudes completas em relação aos demais.

Pinto *et al.* (2012) compararam os ganhos de força e massa muscular em homens fazendo exercícios de bíceps com diferentes amplitudes: completa (0 a 130 graus) ou parcial (50 a 100 graus). Os participantes treinaram duas vezes por semana por dez semanas e foram avaliados para força e hipertrofia. De acordo com resultados, os ganhos de força foram maiores em quem treinou com amplitude completa (25,7 vs. 16%), com tendência de maiores ganhos de espessura muscular (9,65 vs. 7,83%), apesar do volume de treino ter sido 36% maior para quem treinou em menores amplitudes.

Bloomquist *et al.* (2013) compararam treinos de agachamento feitos em amplitudes curtas (0 a 60 graus) ou até a coxa ficar paralela ao solo (0 a 120 graus). No estudo, homens jovens treinaram com a mesma intensidade de esforço, portanto, as cargas usadas eram maiores para o grupo que usou amplitudes curtas. Apesar disso, o que treinou em maiores amplitudes obteve aumentos para o de 4-7% na área de secção transversa do quadríceps, o que foi mais acentuado para o que treinou encurtado. De modo similar, o aumento de massa magra foi maior para o grupo que treinou alongado, bem como os aumentos de força e melhoras na performance do salto.

Posteriormente, McMahon *et al.* (2014) compararam os efeitos de manipular amplitude durante treinos de membros inferiores envolvendo agachamento, leg press e cadeira extensora. Uma turma limitou a amplitude em 0-50 e, outra, em 0-90 graus. Houve controle para que todos tivessem o mesmo tempo sob tensão e realizassem esforços máximos. Apesar da carga usada ter sido maior para os treinos em menores amplitudes (23,75% a mais para o agachamento, 20% para o leg press e 11% para cadeira extensora), o estresse muscular foi 32% maior para as amplitudes maiores, confirmando achados anteriores. Ao final, os ganhos de massa muscular foram 59% para treinos mais alongados contra 16% para os encurtados. A redução da gordura subcutânea foi 22 contra 5%, demonstrando vantagens importantes na composição corporal para uso de maiores amplitudes.

Portanto, o uso de amplitudes completas é recomendável por questões de estética, funcionalidade e performance. Resumindo, a menos que se esteja empregando métodos específicos ou haja limitações funcionais, é recomendável executar os movimentos com a maior amplitude possível, pois será bom para a saúde e para estética. Muitas vezes será necessário diminuir a carga, mas tenha em mente que isto não atrapalhará em nada seu treino, pelo contrário. Quantidade não é qualidade.

6.10 Como assegurar que os resultados sejam mantidos em longo prazo?

No treinamento desportivo, as limitações da periodização tradicional já foram mostradas anteriormente por outros autores (Verkoshanski, 2001; Issurin, 2010) e merecem ser analisadas com atenção. Além disso, o próprio conceito de periodização está sendo questionado e tem se mostrado uma abordagem inadequada na perspectiva sistêmica (Loturco & Nakamura, 2016; Mattocks *et al.*, 2016; Loturco *et al.*, 2016; Buckner *et al.*, 2017), no entanto, este livro não tem o objetivo de aprofundar no tema. Como delimitação aos nossos propósitos, será tratado apenas o problema da periodização no treino de força voltado para o ganho de massa muscular, sendo recomendada cautela em relação a uma possível generalização para as outras áreas.

O modelo de periodização linear é caracterizado por uma fase inicial de alto volume e baixa intensidade, progredindo por meio da queda de volume e aumento na intensidade. As fases de treinamento são programadas para promover adaptação específica, de modo que cada adaptação potencialize os resultados seguintes. Dentre os aspectos dos modelos de periodização tradicional e contemporâneo (Gomes, 2009), podemos citar:

- Combinação sistemática de carga e recuperação no processo contínuo de treinamento.

Não se pode trabalhar continuamente em intensidades muito elevadas, pois, em longo prazo, se atingirá um estado de excesso de treinamento, no lugar de se aumentar a performance.

- Concentração das cargas de treinamento da mesma orientação.

De acordo com o conceito de periodização, os treinos direcionados para determinados objetivos devem estar concentrados em períodos fixos.

- Desenvolvimento consecutivo das capacidades utilizando os efeitos residuais.

A sequência correta das adaptações é muito importante na periodização. Por exemplo, se desejarmos desenvolver a força explosiva das pernas é preferível realizar um período de treino com agachamento com cargas elevadas seguido de um período com saltos profundos, e não a ordem inversa (Verkhoshanski, 1998).

Apesar de ser um conceito antigo, a periodização linear só foi evidenciada recentemente na musculação com objetivos estéticos, com destaque para os livros do romeno Tudor Bompa. A proposta da periodização tradicional na musculação é dividir o treinamento de longo prazo em estruturas rígidas com objetivos previamente definidos, como: adaptação, força máxima, hipertrofia, definição e transição (Bompa & Cornacchia, 1998).

A hipertrofia não é uma capacidade física que se manifesta numa performance específica e sim uma alteração morfológica que não está subordinada de maneira restrita a nenhum tipo de requisito motor. Isto torna os programas de treinamento visando ao ganho de massa muscular bem diferentes dos modelos usados habitualmente no treinamento desportivo. Aqui, não há necessidade de fases específicas nem de promover oscilações na condição morfológica.

A proposta de periodização dentro da musculação com finalidades estéticas realmente foi válida como um mecanismo para racionalizar o processo de planejamento em longo prazo, trazendo um critério técnico onde antes não havia nenhum. No entanto, é recomendável substituir esta abordagem linear por um modelo mais adequado às peculiaridades da situação. Para facilitar o esclarecimento, discutiremos separadamente algumas fases do chamado modelo de periodização para fisiculturismo.

Fase de adaptação

Esta fase pode ser válida em duas ocasiões: alunos iniciantes ou atletas avançados que estão retornando ao treinamento. Em ambos os casos, a suposição é de que as estruturas não contráteis levem mais tempo para se adaptar do que as contráteis. Assim, na etapa inicial de treinamento seria prudente trabalhar com intensidades e volumes baixos até que se consiga alcançar uma base estrutural para suportar os treinos seguintes. Apesar desta hipótese não ser cientificamente comprovada e haver provas de que o treino intenso não promove lesões em curto prazo, é razoável segui-la até que seja comprovada sua (in)eficiência em longo prazo.

Não é necessário submeter quem já vem treinando a períodos de adaptação (doze semanas, por exemplo), até porque isso afastaria dos resultados e poderia até mesmo provocar destreinamento.

Força máxima

Acredita-se que a hipertrofia influencia na força, pois mantidas constantes as demais variáveis, uma maior quantidade de massa muscular envolvida num movimento aumentará a capacidade de gerar força (Kraemer & Hakkinen, 2004). Porém, não podemos afirmar o contrário: que alguém com maior capacidade de gerar força conseguirá maior hipertrofia; o que torna sem sentido a realização de treinos de força máxima como requisito para estimular o desenvolvimento da hipertrofia máxima.

A suposição de que um treino de força máxima aumentaria a capacidade de utilização de carga e assim aumentaria o potencial de ganhos de massa muscular não é razoável. O músculo não "vê" a carga utilizada e sim interpreta a alteração fisiológica proporcionada por ela, ou seja, a carga (medida em unidades de massa) promoverá adaptação de forma relativa às alterações fisiológicas que causa. O que importa é a carga relativa e não a absoluta.

A outra hipótese sobre a qual se deseja sustentar uma fase de força máxima é a suposta hipertrofia miofibrilar, tida como único meio de se induzir um ganho crônico de massa muscular (Bompa & Cornacchia, 1998), fato já discutido anteriormente (seção 3.1.3).

Isto não significa que o treino de hipertrofia não pode ser direcionado secundariamente para ganho de força. Este resultado pode ser alcançado mediante diversos métodos que conciliam as duas adaptações. O que está sendo sugerido aqui é que o prévio ganho de força não será diretamente proporcional à hipertrofia obtida no treino subsequente.

Observe que o termo treino de força máxima refere-se ao tipo de treinamento direcionado a fatores neurais, com aumento mínimo na massa muscular. De fato, um ponto a favor da fase de força máxima utilizada habitualmente é o erro de organização, sendo comum ver prescrições de oito repetições com intervalos de 2 minutos enfatizando a fase excêntrica, algo bem diferente de um treino de força máxima usado por atletas. Isso se aproxima a um treino tensional de hipertrofia, conforme já explanado.

Definição

A distinção entre treino de hipertrofia e de definição é tão antiga quanto inexplicável. Não há comprovações científicas de que determinado tipo de treino promove queima de gordura preferencial em dada região específica, assim como seria absurdo sugerir que um treino voltado para a hipertrofia necessariamente promove maior acúmulo de gordura ou "perda de qualidade muscular". Em verdade, a hipertrofia e a perda de gordura são processos fisiológicos estreitamente relacionados, de modo que uma das formas mais eficientes de se perder gordura é treinar com o objetivo de ganhar massa muscular (Gentil, 2014).

A diferença entre a fase de definição e de hipertrofia está mais relacionada às estratégias farmacológicas e nutricionais (Gentil *et al.*, 2017*b*; de Souza *et al.*, 2018). Como normalmente estas estratégias envolvem restrição calórica ou aumento do gasto energético, torna-se essencial realizar treinos voltados para hipertrofia para, no mínimo, manter a massa muscular adquirida ao longo do ano. Ainda que se deseje aumentar o gasto calórico do treinamento, é possível continuar visando à hipertrofia, utilizando-se de métodos como bi-set, super-set, circuitos e outros (Gentil, 2014).

Talvez esta divisão entre hipertrofia e definição esteja alicerçada em erros de planejamento, pois há pessoas que engordam descontroladamente fora de temporada e depois emagrecem de maneira rápida e perigosa quando se aproxima uma competição. Entretanto, um planejamento racional pode assegurar ganho de massa muscular sem acúmulo exagerado de gordura, o que diminuiria a sobrecarga ao organismo imposta pelas intervenções extremas (Gentil *et al.*, 2017*b*; de Souza *et al.*, 2018). Afinal, de que adianta ganhar vinte quilos fora de temporada se o atleta se apresentará com o mesmo peso de sempre, inclusive com o mesmo percentual de gordura e massa magra? Certamente seria melhor trabalhar continuamente para ganhar menos quilos "limpos" ao longo do ano.

Isto é especialmente válido para pessoas que treinam com finalidades estéticas e desejam "ficar bem" o ano todo e não somente "estar bem" para uma ocasião específica. Como o objetivo é manter-se constantemente em forma, são ainda mais desnecessárias e improdutivas as oscilações no peso e na composição corporal.

Fase de transição

A fase de transição tem como finalidade amenizar o estresse imposto pelo treinamento de longo prazo. Apesar de ser comumente proposto que se aplique o período de transição como algo rígido e pré-determinado no ciclo anual, esta é uma estratégia que deve ser usada diante de qualquer tipo de estresse que ponha o organismo em situações limítrofes, sem a necessidade de estruturação rígida.

Um ponto grave da fase de transição proposta é que normalmente é seguida do período de adaptação (Bompa & Cornacchia, 1998), afastando o praticante do seu objetivo (ganho de massa muscular) por dois períodos consecutivos. Algo contraditório, pois se destreina o atleta na fase de transição para depois adaptá-lo novamente na fase de adaptação.

Periodização não-linear

Substituindo o conceito linear de periodização, dividido em microciclos e macrociclos rígidos, surgiu o modelo ondulatório ou periodização não-linear. Nesta concepção pode-se variar o treino diariamente, trabalhando com diversas margens de repetições na mesma semana (Kraemer *et al.*, 2002). Este treino serviria para tornar ainda mais difícil a acomodação do organismo ao estresse, mostrando-se mais eficiente em promover ganhos de força em longo prazo quando comparado ao modelo linear e aos treinos não periodizados (Rhea *et al.*, 2002; Miranda *et al.*, 2011).

Rhea *et al.* compararam os efeitos de um programa de periodização linear com o modelo ondulatório em indivíduos treinados (mais de dois anos de experiência). Ambos os programas tinham mesmo volume e intensidade, com a única diferença sendo o arranjo dos treinos. No modelo linear se treinou na margem de 8 RM pelas primeiras quatro semanas, mudando para 6 RM entre as semanas cinco a oito e finalizando as três últimas semanas com treinos de 4 RM. O grupo não-linear realizava os treinos de 8 RM, 6 RM e 4 RM, no primeiro, segundo e terceiro treinos da semana, respectivamente, seguindo este procedimento durante doze semanas. Ao final do estudo, os ganhos de força para o grupo que seguiu o modelo ondulatório foram significativamente maiores em comparação com o modelo linear (Rhea *et al.*, 2002).

No entanto, o modelo ondulatório não deve ser tomado como absoluto, pois há limitações em sua aplicação. A tendência à acomodação também pode surgir com este modelo, no estudo de Rhea *et al.* (2002), a superioridade foi evidenciada nas primeiras semanas, decrescendo com o passar do tempo. No estudo de Apel *et al.* (2011), o modelo ondulatório teve prejuízos na décima segunda semana. Outro ponto a ser lembrado é que a constante mudança nos estímulos pode induzir um estado de excesso de treinamento em longo prazo, tanto que após três meses seguindo este modelo o número de reclamações quanto a dores musculares e fadiga aumenta significativamente (Rhea *et al.*, 2002; Apel *et al.*, 2011).

Há autores questionando se o uso da periodização seria realmente eficiente ou se os resultados observados seriam fruto de maior aplicação de volume ou intensidade (Herrick & Stone, 1996). De fato, Baker *et al.* compararam o modelo não periodizado, periodização linear e periodização ondulatória em homens treinados, tendo cuidado de equalizar volume e intensidade de todas as intervenções. De acordo com os resultados, todos os métodos promoveram ganhos de força e hipertrofia ao final das doze semanas sem diferença estatisticamente significativa entre eles (Baker *et al.*, 1994).

Schiotz *et al.* (1998) realizaram estudo nivelando volume e intensidade de um programa de treinamento de dez semanas para comparar treinos de intensidade constante (quatro séries de 6 RM) e periodizado. Verificaram que não houve diferenças significativas entre as alterações na força e na massa corporal magra entre os protocolos, todavia, apenas o grupo periodizado obteve melhoras estatisticamente significativas nos valores de massa magra, comparando pós e pré-treino. Posteriormente, o estudo de Buford *et al.* (2007) confirmou os achados anteriores ao não encontrar diferenças na performance e na composição corporal de homens e mulheres treinados realizando três tipos de periodização: ondulatória diária, ondulatória semanal e periodização linear.

Existem, inclusive, estudos apontando vantagem para periodização linear quando intensidade e volume são mantidos constantes. Apel *et al.* dividiram quarenta e dois homens treinados em dois times, que treinaram três vezes por semana por doze semanas (Apel *et al.*, 2011). Os resultados revelaram que os ganhos de força foram similares após quatro e oito semanas, mas, na décima segunda, os que treinaram com periodização linear obtiveram melhores resultados. De acordo com os autores, pode-se atribuir os achados ao prolongado período de fadiga e às dores musculares da periodização ondulatória.

Uma abordagem que vem ganhando força é a adequação do treino à capacidade do executante, nesse sentido, ganham destaque os estudos com progressão autorregulatória da carga e periodização flexível.

A progressão autorregulatória envolve o ajuste constante da carga de acordo com a capacidade do praticante. Mann *et al.* (2010) compararam os efeitos da periodização autorregulatória com os da periodização linear nos ganhos de força de atletas de futebol americano da NCAA. Os vinte e três atletas realizaram um dos dois protocolos durante seis semanas e, de acordo com os resultados, os ganhos de força no supino e no agachamento, bem como os ganhos de resistência no supino, foram maiores no grupo que utilizou a metodologia autorregulatória.

A periodização flexível também envolve a adaptação da intensidade à capacidade do executante, mas de outra forma. Nesse modelo, o treinador estabelece certa quantidade de treinos a serem cumpridos em dado período e o atleta escolhe qual treino executará naquele dia. McNamara & Stearne compararam os efeitos de doze semanas de uma periodização ondulatória tradicional com uma flexível em iniciantes. Para ambos os grupos foram estabelecidas determinadas quantidades de sessões com dez, quinze e vinte repetições a serem cumpridas a cada quatro semanas. No entanto, no grupo tradicional os treinos foram definidos pelos treinadores, enquanto no de periodização flexível o executante escolhia em que regime trabalharia antes de iniciar a sessão. Os resultados revelaram que o modelo flexível promoveu maiores ganhos de força no leg press, mas não houve diferenças para o supino reto (McNamara & Stearne, 2010).

Existem muitos estudos sobre o tema, mas ainda não se pode chegar a uma conclusão definitiva, principalmente porque a maioria é voltada para a performance e não para efeitos estéticos. A proposta sugerida aqui é a elaboração de um planejamento de longo prazo que permita ao aluno obter ganhos constantes sem prejudicar sua saúde, mas sem se prender a conceitos estáticos e lineares. Para melhor entendimento do tema, propomos o conceito de treino sustentável.

Treinamento sustentável

Acredita-se que manifestações de capacidade física como força, potência ou velocidade não podem ser mantidas em sua performance máxima por muito tempo talvez porque se recorreria com excessiva frequência aos mesmos mecanismos fisiológicos, levando ao desgaste patológico do organismo. Provavelmente isso se deve à limitação fisiológica, pois as maneiras de desenvolver e manifestar tais capacidades são numericamente limitadas.

Conforme explanado, é possível induzir hipertrofia de diversas maneiras, usando diversas variações motoras (exercícios) e fisiológicas (métodos de treinos). Podemos adotar estratégias que asseguram ganho constante de massa muscular sem nos preocupar em atingir um número limitado de "picos", garantindo que haja um progresso contínuo sem prejuízos dos ganhos futuros. Ou seja, um "treinamento sustentável".

Para que o treinamento (e seus resultados) seja sustentável, ele não deve interferir negativamente no sistema. Assim, além de usar métodos para amenizar o estresse nos momentos em que a adaptabilidade esteja comprometida, devemos nos preocupar com as estruturas articulares, sistema imunológico, contexto social...

Por exemplo, há pessoas que não apresentam estrutura capaz de suportar treinos com altas cargas por longo tempo, desta forma, pode-se eventualmente utilizar métodos de hipertrofia que requisitem cargas reduzidas, mas que continuem estimulando de forma eficiente o anabolismo muscular. Além disso, a mudança de métodos pode recrutar diferentes processos de hipertrofia, evitando redução nos resultados devido à acomodação.

O modelo não linear pode ser interessante para ser usado em curto prazo (<12 semanas). Alguns exemplos de aplicação:

- Organizar treinos com métodos metabólicos e tensionais alternadamente.

  Ex: repetições excêntricas em uma semana e oclusão vascular na outra.

- Organizar treinos com o mesmo método, adaptando-o para suas características metabólicas ou tensionais.

  Ex: pausa-descanso tensional em uma sessão e pausa-descanso metabólica na outra.

- Adaptar treinos com características somente metabólicas ou tensionais e variar métodos.

  Ex: repetições forçadas em um treino e drop-set tensional no seguinte.

Em longo prazo parece ser mais interessante ter períodos definidos de treino com determinada característica, mudando periodicamente para evitar adaptação. As evidências sobre o tema sugerem que os ganhos de massa muscular começam a diminuir após quatro a oito semanas (Baroni *et al.*, 2013; Farup *et al.*, 2015), portanto, a recomendação é mudar os treinos dentro desse lapso. Alguns exemplos de variações:

- Alternar a frequência de treino

  Ex: treinar com quatro séries duas vezes por semana por um mês e com oito séries uma vez por semana no mês seguinte;

- Alternar períodos de treinos metabólicos e tensionais em proporções diferentes

  Ex: quatro semanas de treinos metabólicos seguidos de quatro semanas de treinos tensionais;

- Alternar métodos de uma característica

Ex: quatro semanas com drop-set metabólico, quatro semanas com oclusão vascular adaptada, uma semana com pausa-descanso metabólica...

Enfim, há infinitas possibilidades de se planejar um treino para que obter resultados constantes sem sobrecarregar o organismo, até mesmo retornando aos métodos tradicionais eventualmente. O que é importante ao treinador é a definição de estratégias que assegurem os resultados ao mesmo tempo que preservam o organismo.

6.11 A importância da supervisão durante o treinamento

No momento de escolher um local para treinar, diversos fatores são levados em consideração, como a proximidade de casa/trabalho, estrutura física, preço, tipo de público que a frequenta... No entanto, o fator principal muitas vezes é negligenciado: a qualidade do acompanhamento profissional.

No Brasil, é obrigatório que as academias disponham de professores de Educação Física devidamente registrados no CREF (Conselho Regional de Educação Física) para supervisionarem seus alunos. Essa prática não é novidade na área da saúde. Para exercerem suas profissões, médicos, enfermeiros, nutricionistas e fisioterapeutas, por exemplo, devem possuir formação na área específica e registro no respectivo Conselho. No caso da Educação Física, isso é uma forma de proteger o praticante, garantindo sua segurança e resultados. Apesar disso, muitas vezes a supervisão é negligenciada, seja pela má qualidade, seja pela baixa quantidade de profissionais presentes nos locais de treino, mas há diversas evidências comprovando que o bom acompanhamento é essencial.

O primeiro estudo sobre o tema foi publicado por Mazzetti *et al.* (2000). Os autores compararam as mudanças na força máxima e na potência muscular após doze semanas de musculação em homens moderadamente treinados, os quais realizavam os treinos sob supervisão individual ou sem supervisão direta. Os participantes tinham entre um e dois anos de experiência em musculação, mas nunca haviam treinado sob supervisão direta. Os dois grupos realizaram treinamentos idênticos, com mesmas margens de repetições, séries, exercícios, etc. A diferença foi que o grupo supervisionado treinou com acompanhamento de especialista em todas as sessões, enquanto aquele não supervisionado teve acompanhamento apenas em uma sessão de familiarização, na qual o treino foi demonstrado e explanado. Em seguida, os treinos sucederam sem supervisão, havendo apenas auxílio de um colega de treino nos exercícios como supino e agachamento por questões de segurança. Ao final do estudo, os ganhos de força e potência muscular, bem como de massa magra, tal qual a perda de gordura foram maiores para o supervisionado.

Posteriormente, Coutts *et al.* (2004) examinaram o efeito da supervisão durante doze semanas de musculação nos resultados obtidos por jovens jogadores de rúgbi. Novamente, todos realizaram exatamente o mesmo treino, com diferença apenas na supervisão. No não supervisionado havia profissionais na sala para dar informações quando solicitadas, mas o acompanhamento direto dos vinte e um atletas foi dado por um gerente da equipe sem formação na área, cujo papel era apenas controlar a frequência e outros aspectos administrativos. O outro grupo treinou sob supervisão direta de especialistas, com a relação de um professor para cada sete alunos. De acordo com os resultados, os ganhos de força foram maiores para o que treinou sob supervisão.

Com esses dados, fica claro que, mesmo em pessoas treinadas, a supervisão tem papel essencial nos resultados. Neste momento deve-se lembrar que a simples vivência em uma atividade não transforma uma pessoa em especialista. É preocupante ver praticantes de musculação acreditarem serem autossuficientes devido à prática e que não precisam de orientação profissional em seus treinos, quando mesmo atletas profissionais com vasta experiência em suas atividades recorrem ao acompanhamento de um treinador capacitado. Se o acompanhamento não fizesse diferença, certamente os atletas olímpicos ou equipes profissionais de futebol, basquete, vôlei, etc. não despenderiam recursos contratando técnicos e preparadores físicos.

O professor de Educação Física passa anos estudando as diversas ciências envolvidas na prática de atividades físicas, como fisiologia, bioquímica, biomecânica, cinesiologia, anatomia, sem esquecer de outras não menos importantes como as relacionadas à aprendizagem motora, psicologia, etc. Esse conhecimento acadêmico é essencial para abstrair o máximo de proveito de um treino. Por exemplo, um bom profissional saberá controlar a velocidade, intervalos, aproveitar melhor os ângulos de movimento, ajustar cargas, etc., variáveis pouco compreendidas e muito importantes para os resultados. Nos estudos anteriores, por exemplo, os participantes tinham vários meses ou até anos de experiência na prática de musculação e os resultados só vieram com um acompanhamento adequado, ainda que os treinos fossem exatamente os mesmos para os grupos que treinaram com e sem supervisão.

Nesse ponto, pode-se levantar a hipótese de que a supervisão é mais importante para atletas e pessoas treinadas, pois eles precisariam de estímulos diferenciados para se adaptarem em comparação com um aluno comum de academia. A resposta a isso vem de estudo nosso, no qual foram comparados os efeitos da supervisão nos ganhos de força de cento e vinte e quatro homens jovens, não treinados, após onze semanas de musculação (Gentil & Bottaro, 2010). Os participantes foram divididos em turmas de vinte a vinte e cinco alunos, metade com supervisão alta e metade com supervisão baixa. Nas turmas com supervisão alta, havia de quatro a seis professores por turma, o que mantinha uma supervisão média de cinco alunos por professor, já nas turmas com supervisão baixa, apenas um professor cuidava dos vinte a vinte e cinco alunos. Os grupos realizaram idênticos treinos, com mesmos exercícios, margens de repetições e intervalos entre as séries. Os professores não tinham conhecimento do objetivo do estudo e sua instrução, independentemente de estar com supervisão alta ou baixa, foi para manterem os alunos motivados e orientá-los com relação à execução correta e ajuste de intensidade. Ao final do estudo, o grupo que treinou sob supervisão alta obteve aumento de 15,9% na força do supino, o que foi maior que os 10,22% obtidos pelo que treinou sob supervisão baixa. As maiores diferenças, entretanto, ocorreram para o torque dos membros inferiores, no qual o grupo sob supervisão alta ganhou 11,8%, enquanto o aumento de 1,4% daqueles que treinaram sob supervisão baixa não foi significativo.

Em um estudo do qual participei com pesquisadores ingleses e alemães, mulheres idosas foram acompanhas por um ano (Steele *et al.*, 2017*d*). Nos primeiros seis meses, o treino foi realizado com uma série por exercício e supervisão direta de especialista. Ao longo do período, a intensidade do treino aumentou até chegar à realização de esforços máximos. Nos seis meses seguintes, foi dada a opção das participantes permanecerem treinando, mas sem supervisão. Uma parte decidiu interromper os treinos e outra seguiu por conta própria. Ao treinarem sem supervisão, as participantes aumentaram o número de séries de uma para três e passaram a realizar esforços submáximos em vez de máximos. Nos seis meses iniciais, encontramos ganhos significativos de força, massa magra e perda de gordura. Nos seis meses seguintes, houve piora nesses indicadores e, surpreendentemente, as perdas foram similares em quem treinou por conta própria e quem não treinou!!

A explicação dos resultados encontrados dos estudos anteriores está na maior aderência ao treino, maior progressão da carga e utilização de intensidades mais adequadas. No entanto, é importante notar que em muitos desses estudos os treinos foram os mesmos para os dois grupos, algo que não será verdade para uma pessoa sem supervisão. Sem esta, o praticante monta o próprio treino ou o copia de outra pessoa, o que aumentará os riscos à saúde e diminuirá a possibilidade de obter bons resultados.

Desse modo, fica claro que, a despeito do nível de treinamento, a supervisão de um profissional especializado, bem como uma relação adequada professor:aluno são essenciais para garantir a segurança e os resultados. O acompanhamento adequado pode representar a diferença entre ter ou não ter resultados. Portanto, ao procurar um local para treinar, mais do que qualquer outra coisa, deve-se observar principalmente a possibilidade do acompanhamento direto de bons profissionais.

6.12 Efeitos do treino nos tendões

Os tendões são tecidos fibrosos por meio dos quais os músculos se unem aos ossos. É por meio deles que as forças exercidas pelos músculos promovem os movimentos. Assim como os músculos, devem se adaptar ao treinamento, do contrário, haverá desproporção na capacidade do tendão suportar tensão em relação à capacidade do músculo realizar trabalho, o que pode gerar problemas crônicos. No entanto, a adaptação dos tendões ao treinamento ainda é pouco estudada.

Algumas informações importantes podem ser obtidas a partir de estudos anteriores. Sabe-se, por exemplo, que altas concentrações de lactato promovem aumento da produção de colágeno nos tendões (Klein *et al.*, 2001; Yalamanchi *et al.*, 2004). Também há estudos que demonstram que ações musculares lentas (3030) promovem melhor recuperação de tendinopatias em longo prazo do que ações excêntricas (Kongsgaard *et al.*, 2009) e que protocolos com oito repetições a 70% de 1RM produzem maior aumento na secção transversa nos tendões do que treinos com trinta e seis repetições (Kongsgaard *et al.*, 2007).

Sabe-se também que, nas fases iniciais do treinamento, os ganhos de força são mais rápidos que os aumentos na secção transversa dos músculos e tendões, além disso, quando há interrupção dos treinos, sucede redução significativa na secção transversa dos músculos e tendões, mas não há perda de força num primeiro momento (Kubo *et al.*, 2010).

Portanto, é interessante utilizar métodos metabólicos nas fases iniciais de treinamento, bem como quando o praticante retorna após período de afastamento dos treinos. Além disso, tendo em vista o fato de o lactato auxiliar na síntese de colágeno pelos tendões e haver piores resultados em longo prazo com ações excêntricas, é interessante que se alternem períodos de treinos metabólicos com tensionais para garantir adequada adaptação dos tendões em longo prazo.

Estudo recente nosso trouxe informações importantes sobre o efeito do treinamento nos tendões (Martins *et al.*, 2018). Ele envolve o relato de caso de um praticante que sofreu lesão de 90% do tendão do tríceps, com indicação cirúrgica, cuja equipe, composta por professores de Educação Física, fisioterapeutas e médicos, optou por um protocolo que abrangia treinos de musculação. O tratamento consistiu basicamente numa fase inicial de treinos metabólicos com quantidade alta de repetições e intervalos curtos entre as séries com o intuito de enfatizar o estresse metabólico e reduzir o estresse mecânico. Posteriormente, isso foi substituído por uma alternância entre treinos metabólicos e tensionais. As avaliações de funcionalidade e morfologia revelaram que tal abordagem trouxe recuperação rápida e eficiente, deixando o paciente sem limitações de força e sem atrofia em um tempo menor do que ocorreria se houvesse intervenção cirúrgica.

Referências bibliográficas

Abe T, Kearns CF & Sato Y (2006). Muscle size and strength are increased following walk training with restricted venous blood flow from the leg muscle, Kaatsu-walk training. *J Appl Physiol* **100,** 1460–1466.

Abernethy PS & Wehr M (1997). Ammonia and lactate response to leg press work at 5 and 15RM. *J Strength Cond Res* **11,** 40–44.

Ahtiainen JP, Lehti M, Hulmi JJ, Kraemer WJ, Alen M, Nyman K, Selanne H, Pakarinen A, Komulainen J, Kovanen V, Mero AA & Hakkinen K (2011). Recovery after heavy resistance exercise and skeletal muscle androgen receptor and insulin-like growth factor-I isoform expression in strength trained men. *J Strength Cond Res* **25,** 767–777.

Amirthalingam T, Mavros Y, Wilson GC, Clarke JL, Mitchell L & Hackett DA (2017). Effects of a Modified German Volume Training Program on Muscular Hypertrophy and Strength. *J Strength Cond Res* **31,** 3109–3119.

Antonio J (2000). Nonuniform Response of Skeletal Muscle to Heavy Resistance Training: Can Bodybuilders Induce Regional Muscle Hypertrophy? *J Strength Cond Res* **14,** 102–113.

Apel JM, Lacey RM & Kell RT (2011). A comparison of traditional and weekly undulating periodized strength training programs with total volume and intensity equated. *J Strength Cond Res* **25,** 694–703.

Armstrong RB, Warren GL & Warren JA (1991). Mechanisms of exercise-induced muscle fibre injury. *Sport Med* **12,** 184–207.

Assunção AR, Bottaro M, Ferreira-Junior JB, Izquierdo M, Cadore EL & Gentil P (2016). The chronic effects of low- and high-intensity resistance training on muscular fitness in adolescents. *PLoS One*; DOI: 10.1371/journal.pone.0160650.

Augustsson J, Thomee R, Hornstedt P, Lindblom J, Karlsson J & Grimby G (2003). Effect of pre-exhaustion exercise on lower-extremity muscle activation during a leg press exercise. *J Strength Cond Res* **17,** 411–416.

Baechle TR & Groves BR (2000). *Treinamento de força muscular: passos para o sucesso*, 2nd edn. Editora Artmed, Porto Alegre.

Baker D, Wilson G & Carlyon R (1994). Periodization: the effect on strength of manipulating volume and intensity. *J Strength Cond Res* **8,** 235–242.

Barbalho M, Coswig VS, Steele J, Fisher JP, Paoli A & Gentil P (2019). Evidence for an Upper Threshold for Resistance Training Volume in

Trained Women. *Med Sci Sport Exerc* **51**, 515–522.

Barbalho M, Gentil P, Izquierdo M, Fisher J, Steele J, de Azevedo Raiol R, Barbalho MDSM, Gentil P, Izquierdo M, Fisher J, Steele J & Raiol RDA (2017). There are no no-responders to low or high resistance training volumes among older women. *Exp Gerontol*, DOI: 10.1016/j.exger.2017.09.003.

Baroni BM, Geremia JM, Rodrigues R, De Azevedo Franke R, Karamanidis K & Vaz MA (2013). Muscle architecture adaptations to knee extensor eccentric training: rectus femoris vs. vastus lateralis. *Muscle Nerve* **48**, 498–506.

Bickel CS, Cross JM & Bamman MM (2011). Exercise dosing to retain resistance training adaptations in young and older adults. *Med Sci Sport Exerc* **43**, 1177–1187.

Bloomquist K, Langberg H, Karlsen S, Madsgaard S, Boesen M & Raastad T (2013). Effect of range of motion in heavy load squatting on muscle and tendon adaptations. *Eur J Appl Physiol* **113**, 2133–2142.

Bompa T & Cornacchia LJ (1998). *Serious Strength Training*, 3rd edn. Human Kinetics, Champaign.

Bottaro M, Martins B, Gentil P & Wagner D (2009). Effects of rest duration between sets of resistance training on acute hormonal responses in trained women. *J Sci Med Sport* **12**, 73–78.

Bottaro M, Veloso J, Wagner D & Gentil P (2011). Resistance training for strength and muscle thickness: Effect of number of sets and muscle group trained. *Sci Sport* **26**, 259–264.

Buckner SL, Mouser JG, Dankel SJ, Jessee MB, Mattocks KT & Loenneke JP (2017). The General Adaptation Syndrome: Potential misapplications to resistance exercise. *J Sci Med Sport* **20**, 1015–1017.

Buford TW, Rossi SJ, Smith DB & Warren AJ (2007). A comparison of periodization models during nine weeks with equated volume and intensity for strength. *J Strength Cond Res* **21**, 1245–1250.

Burd NA, Andrews RJ, West DW, Little JP, Cochran AJ, Hector AJ, Cashaback JG, Gibala MJ, Potvin JR, Baker SK & Phillips SM (2012). Muscle time under tension during resistance exercise stimulates differential muscle protein sub-fractional synthetic responses in men. *J Physiol* **590**, 351–362.

Calatayud J, Vinstrup J, Jakobsen MD, Sundstrup E, Brandt M, Jay K, Colado JC & Andersen LL (2016). Importance of mind-muscle connection during progressive resistance training. *Eur J Appl Physiol* **116**, 527–533.

Campos GE, Luecke TJ, Wendeln HK, Toma K, Hagerman FC, Murray TF, Ragg KE, Ratamess NA, Kraemer WJ & Staron RS (2002). Muscular adaptations in response to three different resistance-training regimens: specificity of repetition maximum training zones. *Eur J Appl Physiol* **88,** 50–60.

Carlson L, Jonker B, Westcott WL, Steele J & Fisher JP (2019). Neither repetition duration nor number of muscle actions affect strength increases, body composition, muscle size, or fasted blood glucose in trained males and females. *Appl Physiol Nutr Metab* **44,** 200–207.

Carmo J (2003). *Desenvolvimento de instrumentação dedicada e proposta de técnica de análise de fadiga em ciclistas utilizando transformada de Wavelets* (thesis). Universidade de Brasília, Brasília.

Carpinelli RN & Otto RM (1998). Strength training. Single versus multiple sets. *Sport Med* **26,** 73–84.

Chesley A, MacDougall JD, Tarnopolsky MA, Atkinson SA & Smith K (1992). Changes in human muscle protein synthesis after resistance exercise. *J Appl Physiol* **73,** 1383–1388.

Chestnut JL & Docherty D (1999). The Effects of 4 and 10 Repetition Maximum Weight-Training Protocols on Neuromuscular Adaptations in Untrained Men. *J Strength Cond Res* **13,** 353–359.

Coffey VG, Reeder DW, Lancaster GI, Yeo WK, Febbraio MA, Yaspelkis 3rd BB & Hawley JA (2007). Effect of high-frequency resistance exercise on adaptive responses in skeletal muscle. *Med Sci Sport Exerc* **39,** 2135–2144.

Counts BR, Buckner SL, Dankel SJ, Jessee MB, Mattocks KT, Mouser JG, Laurentino GC & Loenneke JP (2016). The acute and chronic effects of "NO LOAD" resistance training. *Physiol Behav* **164,** 345–352.

Coutts AJ, Murphy AJ & Dascombe BJ (2004). Effect of direct supervision of a strength coach on measures of muscular strength and power in young rugby league players. *J Strength Cond Res* **18,** 316–323.

Dankel SJ, Jessee MB, Mattocks KT, Mouser JG, Counts BR, Buckner SL & Loenneke JP (2017). Training to Fatigue: The Answer for Standardization When Assessing Muscle Hypertrophy? *Sports Med* **47,** 1021–1027.

Earl JE, Schmitz RJ & Arnold BL (2001). Activation of the VMO and VL during dynamic mini-squat exercises with and without isometric hip adduction. *J Electromyogr Kinesiol* **11,** 381–386.

Earp JE, Newton RU, Cormie P & Blazevich AJ (2015). Inhomogeneous Quadriceps Femoris Hypertrophy in Response to Strength and Power

Training. *Med Sci Sport Exerc* **47**, 2389–2397.

Enoka RM (1996). Eccentric contractions require unique activation strategies by the nervous system. *J Appl Physiol* **81**, 2339–2346.

Escamilla RF (2001). Knee biomechanics of the dynamic squat exercise. *Med Sci Sport Exerc* **33**, 127–141.

Escamilla RF, Fleisig GS, Zheng N, Lander JE, Barrentine SW, Andrews JR, Bergemann BW & Moorman 3rd CT (2001). Effects of technique variations on knee biomechanics during the squat and leg press. *Med Sci Sport Exerc* **33**, 1552–1566.

Farrell PA, Fedele MJ, Vary TC, Kimball SR & Jefferson LS (1998). Effects of intensity of acute-resistance exercise on rates of protein synthesis in moderately diabetic rats. *J Appl Physiol* **85**, 2291–2297.

Farthing JP & Chilibeck PD (2003). The effects of eccentric and concentric training at different velocities on muscle hypertrophy. *Eur J Appl Physiol* **89**, 578–586.

Farup J, de Paoli F, Bjerg K, Riis S, Ringgard S & Vissing K (2015). Blood flow restricted and traditional resistance training performed to fatigue produce equal muscle hypertrophy. *Scand J Med Sci Sport*; DOI: 10.1111/sms.12396.

Ferreira DV, Gentil P, Soares SRS & Bottaro M (2017). Recovery of pectoralis major and triceps brachii after bench press exercise. *Muscle and Nerve*; DOI: 10.1002/mus.25541.

Finn HT, Brennan SL, Gonano BM, Knox MF, Ryan RC, Siegler JC & Marshall PW (2014). Muscle activation does not increase after a fatigue plateau is reached during 8 sets of resistance exercise in trained individuals. *J Strength Cond Res* **28**, 1226–1234.

Fleck SJ & Kraemer WJ (2004). *Designing Resistance Training Programs*, 4th edn. Human Kinetics, Champaing, IL.

Flores DFDF, Gentil P, Brown LELE, Pinto RSSRS, Carregaro RLRLL, Bottaro M & Bottar M (2011). Dissociated time course of recovery between genders after resistance exercise. *J Strength Cond Res* **25**, 3039–3044.

Folland JP, Chong J, Copeman EM & Jones DA (2001). Acute muscle damage as a stimulus for training-induced gains in strength. *Med Sci Sport Exerc* **33**, 1200–1205.

Gentil P (2014). *Emagrecimento: Quebrando Mitos e Mudando Paradigmas*, 3rd edn. Create Space, Charleston.

Gentil P & Bottaro M (2010). Influence of supervision ratio on muscle adaptations to resistance training in nontrained subjects. *J Strength Cond Res* **24,** 639–643.

Gentil P, Bottaro M, Oliveira E, Veloso J, Amorim N, Saiuri A & Wagner DR (2010). Chronic effects of different between-set rest durations on muscle strength in nonresistance trained young men. *J Strength Cond Res* **24,** 37–42.

Gentil P, Campos MH, Soares S, Conti G De, Costa T, Paoli A, Bianco A & Bottaro M (2017*a*). Comparison of elbow flexor isokinetic peak torque and fatigue index between men and women of different training level. *Eur J Transl Myol* **27,** 246–250.

Gentil P, Lira CAB de, Paoli A, Santos JAB dos, Silva RDT da, Junior JRP, Silva EP da & Magosso RF (2017*b*). Nutrition, pharmacological and training strategies adopted by six bodybuilders: case report and critical review. *Eur J Transl Myol;* DOI: 10.4081/ejtm.2017.6247.

Gentil P, Marques VA, Neto JPP, Santos ACG, Steele J, Fisher JP, Paoli A & Bottaro M (2018). Using velocity loss for monitoring resistance training effort in a real world setting. *Appl Physiol Nutr Metab*apnm-2018-0011.

Gentil P, Oliveira E, De V, Rocha AJ, Nior J, Carmo JDO, Bottaro M, de Araujo Rocha Junior V, do Carmo J, Bottaro M, JÚNIOR VDEAR, Carmo JDO, Bottaro M, De V, Rocha AJ, Nior J, Carmo JDO & Bottaro M (2007). Effects of exercise order on upper-body muscle activation and exercise performance. *J Strength Cond Res* **21,** 1082–1086.

Gentil P, Pereira RW, Leite TKM & Bottaro M (2011). ACTN3 R577X polymorphism and neuromuscular response to resistance training. *J Sport Sci Med* **10,** 393–399.

Goldspink G (1999). Changes in muscle mass and phenotype and the expression of autocrine and systemic growth factors by muscle in response to stretch and overload. *J Anat* **194 (Pt 3,** 323–334.

Gomes AC (2009). *Treinamento desportivo: estruturação e periodização*, 2nd edn. Editora Artmed, Porto Alegre.

Graves JE, Pollock ML, Jones AE, Colvin AB & Leggett SH (1989). Specificity of limited range of motion variable resistance training. *Med Sci Sport Exerc* **21,** 84–89.

Hass CJ, Garzarella L, de Hoyos D & Pollock ML (2000). Single versus multiple sets in long-term recreational weightlifters. *Med Sci Sport Exerc* **32,** 235–242.

Heaselgrave S, Blacker J, Smeuninx B, McKendry J & Breen L (2018). Dose-Response of Weekly Resistance Training Volume and Frequency on Muscular Adaptations in Trained Males. *Int J Sports Physiol Perform* **30**, 1–28.

Herrick AB & Stone WJ (1996). The Effects of Periodization Versus Progressive Resistance Exercise on Upper and Lower Body Strength in Women. *J Strength Cond Res* **10**, 72–76.

Hisaeda H, Miyagawa K, Kuno S, Fukunaga T & Muraoka I (1996). Influence of two different modes of resistance training in female subjects. *Ergonomics* **39**, 842–852.

Hoeger WWK, Hopkins DR, Barette SL & Hale DF (1990). Relashionship between repetitions and selected percentages of one repetition maximum: a comparison between untrained and trained males and females. *J Strength Cond Res* **4**, 47–54.

Hoffman JR, Im J, Rundell KW, Kang J, Nioka S, Spiering BA, Kime R & Chance B (2003). Effect of muscle oxygenation during resistance exercise on anabolic hormone response. *Med Sci Sport Exerc* **35**, 1929–1934.

Housh DJ, Housh TJ, Johnson GO & Chu WK (1992). Hypertrophic response to unilateral concentric isokinetic resistance training. *J Appl Physiol* **73**, 65–70.

Hulmi JJ, Walker S, Ahtiainen JP, Nyman K, Kraemer WJ & Hakkinen K (2012). Molecular signaling in muscle is affected by the specificity of resistance exercise protocol. *Scand J Med Sci Sport* **22**, 240–248.

Hunter G, Blackman L, Dunnam L & Flemming G (1988). Bench press metabolic rate as a function of exercise intensity. *J Strength Cond Res* **2**, 1–16.

Hunter GR, Seelhorst D & Snyder S (2003). Comparison of metabolic and heart rate responses to super slow vs. traditional resistance training. *J Strength Cond Res* **17**, 76–81.

Hunter GR, Wetzstein CJ, McLafferty Jr. CL, Zuckerman PA, Landers KA & Bamman MM (2001). High-resistance versus variable-resistance training in older adults. *Med Sci Sport Exerc* **33**, 1759–1764.

Hunter KD & Faulkner JA (1997). Pliometric contraction induced injury of mouse skeletal muscle: effect of initial length. *J Appl Physiol* **82**, 278–283.

Ingalls CP, Wenke JC, Nofal T & Armstrong RB (2004). Adaptation to lengthening contraction-induced injury in mouse muscle. *J Appl Physiol* **97**, 1067–1076.

Issurin VB (2010). New horizons for the methodology and physiology of training periodization. *Sport Med* **40,** 189–206.

James RS, Cox VM, Young IS, Altringham JD & Goldspink DF (1997). Mechanical properties of rabbit latissimus dorsi muscle after stretch and/or electrical stimulation. *J Appl Physiol* **83,** 398–406.

Joubert Y & Tobin C (1989). Satellite cell proliferation and increase in the number of myonuclei induced by testosterone in the levator ani muscle of the adult female rat. *Dev Biol* **131,** 550–557.

Joubert Y & Tobin C (1995). Testosterone treatment results in quiescent satellite cells being activated and recruited into cell cycle in rat levator ani muscle. *Dev Biol* **169,** 286–294.

Joubert Y, Tobin C & Lebart MC (1994). Testosterone-induced masculinization of the rat levator ani muscle during puberty. *Dev Biol* **162,** 104–110.

Kang H-Y, Martino PF, Russo V, Ryder JW & Craig BW (1996). The influence of repetitions maximum on GH release following the back squat and leg press in trained men: preliminary results. *J Strength Cond Res* **10,** 148–152.

Karabulut M, Abe T, Sato Y & Bemben MG (2010). The effects of low-intensity resistance training with vascular restriction on leg muscle strength in older men. *Eur J Appl Physiol* **108,** 147–155.

Kawakami Y, Abe T, Kuno SY & Fukunaga T (1995). Training-induced changes in muscle architecture and specific tension. *Eur J Appl Physiol Occup Physiol* **72,** 37–43.

Keogh JWL, Wilson GJ & Weatherby RP (1999). A Cross-Sectional Comparison of Different Resistance Training Techniques in the Bench Press. *J Strength Cond Res* **13,** 247–258.

Klein MB, Pham H, Yalamanchi N & Chang J (2001). Flexor tendon wound healing in vitro: the effect of lactate on tendon cell proliferation and collagen production. *J Hand Surg Am* **26,** 847–854.

Kongsgaard M, Kovanen V, Aagaard P, Doessing S, Hansen P, Laursen AH, Kaldau NC, Kjaer M & Magnusson SP (2009). Corticosteroid injections, eccentric decline squat training and heavy slow resistance training in patellar tendinopathy. *Scand J Med Sci Sport* **19,** 790–802.

Kongsgaard M, Reitelseder S, Pedersen TG, Holm L, Aagaard P, Kjaer M & Magnusson SP (2007). Region specific patellar tendon hypertrophy in humans following resistance training. *Acta Physiol* **191,** 111–121.

Kraemer WJ (1997). A series of studies-the physiological basis for strength training in American football: fact over philosophy. *J Strength Cond Res* **11,**

131.

Kraemer WJ, Adams K, Cafarelli E, Dudley GA, Dooly C, Feigenbaum MS, Fleck SJ, Franklin B, Fry AC, Hoffman JR, Newton RU, Potteiger J, Stone MH, Ratamess NA & Triplett-McBride T (2002). American College of Sports Medicine position stand. Progression models in resistance training for healthy adults. *Med Sci Sport Exerc* **34**, 364–380.

Kraemer WJ & Hakkinen K (2004). *Treinamento de força para o esporte.* Artmed Editora, São Paulo.

Kraemer WJ, Marchitelli L, Gordon SE, Harman E, Dziados JE, Mello R, Frykman P, McCurry D & Fleck SJ (1990). Hormonal and growth factor responses to heavy resistance exercise protocols. *J Appl Physiol* **69**, 1442–1450.

Kubo K, Ikebukuro T, Yata H, Tsunoda N & Kanehisa H (2010). Time course of changes in muscle and tendon properties during strength training and detraining. *J Strength Cond Res* **24**, 322–331.

LaChance PF & Hortobagyi T (1994). Influence of Cadence on Muscular Performance During Push-up and Pull-up Exercise. *J Strength Cond Res* **8**, 76–79.

Lohse KR & Sherwood DE (2011). Defining the focus of attention: effects of attention on perceived exertion and fatigue. *Front Psychol* **2**, 332.

Loturco I & Nakamura F (2016). Training Periodisation: an Obsolete Methodology? *Aspetar* **5**, 110–115.

Loturco I, Nakamura F, Kobal R, Gil S, Pivetti B, Pereira L & Roschel H (2016). Traditional Periodization versus Optimum Training Load Applied to Soccer Players: Effects on Neuromuscular Abilities. *Int J Sports Med* **37**, 1051–1059.

Lowe DA, Warren GL, Ingalls CP, Boorstein DB & Armstrong RB (1995). Muscle function and protein metabolism after initiation of eccentric contraction-induced injury. *J Appl Physiol* **79**, 1260–1270.

Lynch GS & Faulkner JA (1998). Contraction-induced injury to single muscle fibers: velocity of stretch does not influence the force deficit. *Am J Physiol - Cell Physiol* **275**, C1548–C1554.

MacDougall JD, Gibala MJ, Tarnopolsky MA, MacDonald JR, Interisano SA & Yarasheski KE (1995). The time course for elevated muscle protein synthesis following heavy resistance exercise. *Can J Appl Physiol* **20**, 480–486.

MacDougall JD, Ray S, Sale DG, McCartney N, Lee P & Garner S (1999).

Muscle substrate utilization and lactate production. *Can J Appl Physiol* **24,** 209–215.

Mann JB, Thyfault JP, Ivey PA & Sayers SP (2010). The effect of autoregulatory progressive resistance exercise vs. linear periodization on strength improvement in college athletes. *J Strength Cond Res* **24,** 1718–1723.

Martins WR, Blasczyk JC, Soares S, de Paula WD, Bottaro M & Gentil P (2018). A novel approach for rehabilitation of a triceps tendon rupture: A case report. *Phys Ther Sport,* DOI: 10.1016/j.ptsp.2018.05.016.

Massey CD, Vincent J, Maneval M & Johnson JT (2005). Influence of range of motion in resistance training in women: early phase adaptations. *J Strength Cond Res* **19,** 409–411.

Mattocks KT, Dankel SJ, Buckner SL, Jessee MB, Counts BR, Mouser JG, Laurentino GC & Loenneke JP (2016). Periodization: What is it good for? *J Trainol* **5,** 6–12.

Mazzetti SA, Kraemer WJ, Volek JS, Duncan ND, Ratamess NA, Gomez AL, Newton RU, Hakkinen K & Fleck SJ (2000). The influence of direct supervision of resistance training on strength performance. *Med Sci Sport Exerc* **32,** 1175–1184.

McCully KK & Faulkner JA (1986). Characteristics of lengthening contractions associated with injury to skeletal muscle fibers. *J Appl Physiol* **61,** 293–299.

McDonagh MJ & Davies CT (1984). Adaptive response of mammalian skeletal muscle to exercise with high loads. *Eur J Appl Physiol Occup Physiol* **52,** 139–155.

McMahon GE, Morse CI, Burden A, Winwood K & Onambele GL (2014). Impact of range of motion during ecologically valid resistance training protocols on muscle size, subcutaneous fat, and strength. *J Strength Cond Res* **28,** 245–255.

McNamara JM & Stearne DJ (2010). Flexible nonlinear periodization in a beginner college weight training class. *J Strength Cond Res* **24,** 2012–2017.

Mikesky AE, Mathews W, Giddings CJ & Goneya WJ (1989). Muscle enlargement and exercise performance in the cat. *J Strength Cond Res* **3,** 85–92.

Miranda F, Simao R, Rhea M, Bunker D, Prestes J, Leite RD, Miranda H, de Salles BF & Novaes J (2011). Effects of linear vs. daily undulatory periodized resistance training on maximal and submaximal strength gains. *J Strength Cond Res* **25,** 1824–1830.

Mirzabeigi E, Jordan C, Gronley JK, Rockowitz NL & Perry J (1999). Isolation of the Vastus Medialis Oblique Muscle During Exercise. *Am J Sport Med* **27**, 50–53.

Mitchell CJ, Churchward-Venne TA, West DWD, Burd NA, Breen L, Baker SK & Phillips SM (2012). Resistance exercise load does not determine training-mediated hypertrophic gains in young men. **113**, 71–77.

Mitchell P, Steenstrup T & Hannon K (1999). Expression of fibroblast growth factor family during postnatal skeletal muscle hypertrophy. *J Appl Physiol* **86**, 313–319.

Morán-Navarro R, Pérez CE, Mora-Rodríguez R, de la Cruz-Sánchez E, González-Badillo JJ, Sánchez-Medina L & Pallarés JG (2017). Time course of recovery following resistance training leading or not to failure. *Eur J Appl Physiol* **117**, 2387–2399.

Morton RW, Oikawa SY, Wavell CG, Mazara N, McGlory C, Quadrilatero J, Baechler BL, Baker SK & Phillips SM (2016). Neither load nor systemic hormones determine resistance training-mediated hypertrophy or strength gains in resistance-trained young men. *J Appl Physiol* **121**, 129–138.

Morton SK, Whitehead JR, Brinkert RH & Caine DJ (2011). Resistance training vs. static stretching: effects on flexibility and strength. *J Strength Cond Res* **25**, 3391–3398.

Narici M V, Hoppeler H, Kayser B, Landoni L, Claassen H, Gavardi C, Conti M & Cerretelli P (1996). Human quadriceps cross-sectional area, torque and neural activation during 6 months strength training. *Acta Physiol Scand* **157**, 175–186.

Narici M V, Roi GS, Landoni L, Minetti AE & Cerretelli P (1989). Changes in force, cross-sectional area and neural activation during strength training and detraining of the human quadriceps. *Eur J Appl Physiol Occup Physiol* **59**, 310–319.

Newham DJ, Jones DA, Ghosh G & Aurora P (1988). Muscle fatigue and pain after eccentric contractions at long and short length. *Clin Sci* **74**, 553–557.

Nosaka K & Sakamoto KEI (2001). Effect of elbow joint angle on the magnitude of muscle damage to the elbow flexors. *Med Sci Sport Exerc* **33**, 22–29.

Ogasawara R, Arihara Y, Takegaki J, Nakazato K & Ishii N (2017). Relationship between exercise volume and muscle protein synthesis in a rat model of resistance exercise. *J Appl Physiol* **6**, jap.01009.2016.

Ostrowski KJ, Wilson GJ, Weatherby R, Murphy PW & Lyttle AD (1997). The

Effect of Weight Training Volume on Hormonal Output and Muscle Size and Function. *J Strength Cond Res* **11,** 148–154.

Paddon-Jones D, Leveritt M, Lonergan A & Abernethy P (2001). Adaptation to chronic eccentric exercise in humans: the influence of contraction velocity. *Eur J Appl Physiol* **85,** 466–471.

Paulsen G, Myklestad D & Raastad T (2003). The influence of volume of exercise on early adaptations to strength training. *J Strength Cond Res* **17,** 115–120.

Peterson MD, Rhea MR & Alvar BA (2004). Maximizing strength development in athletes: a meta-analysis to determine the dose-response relationship. *J Strength Cond Res* **18,** 377–382.

Pinto RS, Gomes N, Radaelli R, Botton CE, Brown LE & Bottaro M (2012). Effect of range of motion on muscle strength and thickness. *J Strength Cond Res* **26,** 2140–2145.

Poliquin C (1997). *The Poliquin Principles.* Dayton Writers Group, California.

Price TB, Kamen G, Damon BM, Knight CA, Applegate B, Gore JC, Eward K & Signorile JF (2003). Comparison of MRI with EMG to study muscle activity associated with dynamic plantar flexion. *Magn Reson Imaging* **21,** 853–861.

Prior BM, Jayaraman RC, Reid RW, Cooper TG, Foley JM, Dudley GA & Meyer RA (2001). Biarticular and monoarticular muscle activation and injury in human quadriceps muscle. *Eur J Appl Physiol* **85,** 185–190.

Regan WF & Potteiger JA (1999). Isokinetic exercise velocities and blood lactate concentrations in strength/power and endurance athletes. *J Strength Cond Res* **13,** 157.

Rhea MR, Alvar BA, Burkett LN & Ball SD (2003). A meta-analysis to determine the dose response for strength development. *Med Sci Sport Exerc* **35,** 456–464.

Rhea MR, Ball SD, Phillips WT & Burkett LN (2002). A comparison of linear and daily undulating periodized programs with equated volume and intensity for strength. *J Strength Cond Res* **16,** 250–255.

Ribeiro ACS, Grossi DB, Foerster B, Candolo C & Monteiro-Pedro V (2010). Avaliação eletromiográfica e ressonância magnética do joelho de indivíduos com síndrome da dor femoropatelar. *Rev Bras Fisioter* **14,** 221–228.

Roman WJ, Fleckenstein J, Stray-Gundersen J, Alway SE, Peshock R & Gonyea WJ (1993). Adaptations in the elbow flexors of elderly males after heavy-resistance training. *J Appl Physiol* **74,** 750–754.

Ronnestad BR, Egeland W, Kvamme NH, Refsnes PE, Kadi F & Raastad T (2007). Dissimilar effects of one- and three-set strength training on strength and muscle mass gains in upper and lower body in untrained subjects. *J Strength Cond Res* **21,** 157–163.

Sale DG, MacDougall JD, Jacobs I & Garner S (1990). Interaction between concurrent strength and endurance training. *J Appl Physiol* **68,** 260–270.

Sayers SP & Clarkson PM (2001). Force recovery after eccentric exercise in males and females. *Eur J Appl Physiol* **84,** 122–126.

Sayers SP, Clarkson PM & Lee J (2000). Activity and immobilization after eccentric exercise: I. Recovery of muscle function. *Med Sci Sport Exerc* **32,** 1587–1592.

Schiotz MK, Potteiger JA, Huntsinger PG & Donald C (1998). The short-term effects of periodized and constant-intensity training on body composition, strength, and performance. *J Strength Cond Res* **12,** 173–178.

Schott J, McCully K & Rutherford OM (1995). The role of metabolites in strength training. II. Short versus long isometric contractions. *Eur J Appl Physiol Occup Physiol* **71,** 337–341.

Sforzo GA & Touey PR (1996). Manipulating exercise order affects muscular performance during a resistance exercise training session. *J Strength Cond Res* **10,** 20–24.

Simao R, Farinatti Pde T, Polito MD, Maior AS & Fleck SJ (2005). Influence of exercise order on the number of repetitions performed and perceived exertion during resistance exercises. *J Strength Cond Res* **19,** 152–156.

Smith RC & Rutherford OM (1995). The role of metabolites in strength training. I. A comparison of eccentric and concentric contractions. *Eur J Appl Physiol Occup Physiol* **71,** 332–336.

Snyder BJ & Fry WR (2012). Effect of Verbal Instruction on Muscle Activity During the Bench Press Exercise. *J Strength Cond Res* **26,** 2394–2400.

Snyder BJ & Leech JR (2009). Voluntary increase in latissimus dorsi muscle activity during the lat pull-down following expert instruction. *J strength Cond Res* **23,** 2204–2209.

de Souza D, Santos J, de Jesus D & Gentil P (2018). Biochemical Profile and Body Composition Alteration of Amateur Bodybuilders during the Pre-Contest Period. *J Funct Morphol Kinesiol* **3,** 26.

Staron RS, Karapondo DL, Kraemer WJ, Fry AC, Gordon SE, Falkel JE, Hagerman FC & Hikida RS (1994). Skeletal muscle adaptations during early phase of heavy-resistance training in men and women. *J Appl Physiol* **76,** 1247–1255.

Steele J, Endres A, Fisher J, Gentil P & Giessing J (2017*a*). Ability to predict repetitions to momentary failure is not perfectly accurate, though improves with resistance training experience. *PeerJ*; DOI: 10.7717/peerj.4105.

Steele J, Fisher J, Giessing J & Gentil P (2017*b*). Clarity in reporting terminology and definitions of set endpoints in resistance training. *Muscle Nerve* **56,** 368–374.

Steele J, Fisher J & McKinnon S (2017*c*). Differentiation between perceived effort and discomfort during resistance training in older adults: Reliability of trainee ratings of effort and discomfort, and reliability and validity of trainer ratings of trainee effort. *J Trainology* **6,** 1–8.

Steele J, Raubold K, Kemmler W, Fisher J, Gentil P & Giessing J (2017*d*). The effects of 6 months of progressive high effort resistance training methods upon strength, body composition, function, and wellbeing of elderly adults. *Biomed Res Int*; DOI: 10.1155/2017/2541090.

Stuart C, Steele J, Gentil P, Giessing J & Fisher JP (2018). Fatigue and perceptual responses of heavier- and lighter-load isolated lumbar extension resistance exercise in males and females. *PeerJ* **6,** e4523.

Takahashi H, Kuno S, Miyamoto T, Yoshioka H, Inaki M, Akima H, Katsuta S, Anno I & Itai Y (1994). Changes in magnetic resonance images in human skeletal muscle after eccentric exercise. *Eur J Appl Physiol Occup Physiol* **69,** 408–413.

Takarada Y, Takazawa H, Sato Y, Takebayashi S, Tanaka Y & Ishii N (2000). Effects of resistance exercise combined with moderate vascular occlusion on muscular function in humans. *J Appl Physiol* **88,** 2097–2106.

Talbot JA & Morgan DL (1998). The effects of stretch parameters on eccentric exercise-induced damage to toad skeletal muscle. *J Muscle Res Cell Motil* **19,** 237–245.

Tan B (1999). Manipulating resistance training program variables to optimize maximum strength in men: a review. *J Strength Cond Res* **13,** 289–304.

Tesch PA, Thorsson A & Essen-Gustavsson B (1989). Enzyme activities of FT and ST muscle fibers in heavy-resistance trained athletes. *J Appl Physiol* **67,** 83–87.

Tidball JG & Wehling-Henricks M (2007). Macrophages promote muscle membrane repair and muscle fibre growth and regeneration during modified muscle loading in mice in vivo. *J Physiol* **578**, 327–336.

Tipton KD, Ferrando AA, Phillips SM, Doyle D & Wolfe RR (1999). Postexercise net protein synthesis in human muscle from orally administered amino acids. *Am J Physiol Endocrinol Metab* **276**, E628–E634.

Tod D, Iredale F & Gill N (2003). "Psyching-up" and muscular force production. *Sport Med* **33**, 47–58.

Tod DA, Iredale KF, McGuigan MR, Strange DE & Gill N (2005). "Psyching-up" enhances force production during the bench press exercise. *J Strength Cond Res* **19**, 599–603.

Toft AD, Jensen LB, Bruunsgaard H, Ibfelt T, Halkjaer-Kristensen J, Febbraio M & Pedersen BK (2002). Cytokine response to eccentric exercise in young and elderly humans. *Am J Physiol Cell Physiol* **283**, C289-95.

Verkhoshanski Y V (1998). *Força: Treinamento de potencia muscular – Método de choque.* CID, Londrina.

Verkoshanski Y V (2001). Para uma teoria e metodologia científica do treinamento esportivo. A crise da concepção da periodização do treinamento no esporte de alto nível. *Lect Educ Física y Deport.* Available at: http://www.efdeportes.com/efd32/treinam1.htm.

Volkov NI (2002). *Teoria e prática do treinamento intervalado no esporte.* Editora Multiesportes, Campinas.

Weiss LW, Frx AC, Wood LE, Relyea GE & Melton C (2000). Comparative Effects of Deep Versus Shallow Squat and Leg-Press Training on Vertical Jumping Ability and Related Factors. *J Strength Cond Res* **14**, 241–247.

Wernbom M, Augustsson J & Thomee R (2007). The influence of frequency, intensity, volume and mode of strength training on whole muscle cross-sectional area in humans. *Sport Med* **37**, 225–264.

Wilborn CD, Taylor LW, Greenwood M, Kreider RB & Willoughby DS (2009). Effects of different intensities of resistance exercise on regulators of myogenesis. *J Strength Cond Res* **23**, 2179–2187.

Yalamanchi N, Klein MB, Pham HM, Longaker MT & Chang J (2004). Flexor tendon wound healing in vitro: lactate up-regulation of TGF-beta expression and functional activity. *Plast Reconstr Surg* **113**, 625–632.

Yang H, Alnaqeeb M, Simpson H & Goldspink G (1997). Changes in muscle fibre type, muscle mass and IGF-I gene expression in rabbit skeletal muscle subjected to stretch. *J Anat* **190 (Pt 4**, 613–622.

Yang JH, Demarchi GTS, Garms E, Juliano Y, Mestriner LA, Cohen M, Navarro RD & Fernandes A da RC (2007). Avaliação quantitativa das forças laterais da patela: ressonância magnética estática e cinemática. *Radiol Bras* **40,** 223–229.

Yang S, Alnaqeeb M, Simpson H & Goldspink G (1996). Cloning and characterization of an IGF-1 isoform expressed in skeletal muscle subjected to stretch. *J Muscle Res Cell Motil* **17,** 487–495.

Yarasheski KE (2003). Exercise, aging, and muscle protein metabolism. *J Gerontol A Biol Sci Med Sci* **58,** M918-22.